循環器治療薬ファイル 第3版

薬物治療のセンスを身につける

著／村川 裕二　帝京大学医学部附属溝口病院第4内科 教授

Cardiovascular Drug File
Making Sense of Medical Therapy

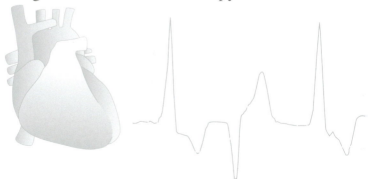

メディカル・サイエンス・インターナショナル

Cardiovascular Drug File :
Making Sense of Medical Therapy
Third Edition
by Yuji Murakawa

© 2019 by Medical Sciences International, Ltd., Tokyo
All rights reserved.
ISBN 978-4-8157-0151-2

Printed and Bound in Japan

はじめに

A．誰のために
「循環器疾患の薬物治療の基本」を学ぶための本です。対象は研修医，循環器科医，そして看護と，薬剤にたずさわる方すべて。
「現場で使えること」を目指しました。
● 本当に使われている薬
● 使われている量
できるだけ「なぜそうなのか」も書きました。
ガイドラインには敬意を払っていますが，こだわってはいません。

B．これまでの事情
20年前……薬の使い方について，理論も経験も心もとなかったので，「指導医としての自分に必要なマニュアル」が欲しくなりました。
3年経って……2002年1月に初版「循環器治療薬ファイル」を世に出しました。共感していただける読者のおかげで，2012年に第2版。
さらに7年経って……第3版をお届けします。

若い医師やメディカルプロフェッショナルに語りかける気分で書きました。個人的な思い込みや好みも入っています。この数十年の薬の浮き沈みや，考え方の変遷も書きました。
著者は，長年にわたって動物実験で薬剤の作用を観察してきましたが，自慢できるほど臨床現場の経験が多いわけではありません。
しかし，困ったり，不安になった回数は多いです。やたらと，首をかしげ，頭をひねってきました。そんなささやかな経験とたくさんの迷いを下地に，すぐれたエキスパートの知恵を借りて，この本はできています。

C．構成と考え方
前半の「病態編」と後半の「薬剤編」に分かれています。
病態編では，臨床像に沿って薬の使い方をシミュレーションしています。自分なりの判断ができるようになるのは簡単ではありません。最初は「まねをする」ので十分。
きちんと選択肢が決まっているのではなく，微妙であやふやなところがあるのが「臨床」です。「そんなものだ」とわかることが壁を越えること。薬物治

療に名人芸はありません。

今日と明日は違う薬を選んでも構いません。薬剤の量など，半分でも2倍でも，徐々に加減するのなら結果は同じことが多いでしょう。核心さえわかればもう大丈夫。例えば，「脱水がある患者さんには利尿薬を避ける」とか，「冠動脈疾患には抗血小板薬」という基本的なことが大事です。

病棟の習慣や皆さんの指導医の考え方は，この本とは異なっているかもしれません。添付文書の用量，ガイドラインの用量，頻用されている用量が食い違うことはよくあります。ご自分のいる場所のやり方を尊重されればいいでしょう。

ともあれ，1人で書いた本ですから，思い違いや時代遅れのところもあるかもしれません。気づいたら，ご教示いただければ幸いです。
楽しんで読んでいただけると嬉しいです。

2019年春

村川　裕二

薬剤の用量などについて次の書籍を参照しました……
「循環器診療レジデント・ザ・ベーシック」（心臓血管研究所付属病院 編，メジカルビュー社 2015）
「総合内科病棟マニュアル」（筒泉貴彦他 編，MEDSi 2017）
「CCU グリーンノート」第2版（安田聡 監，中外医学社 2018）
「循環器内科ゴールデンハンドブック」第4版（半田俊之介 他監，南江堂 2018）
「循環器診療スマートブック」（池田隆徳 編，文光堂 2018）

コメントや講演，あるいは立ち話を参考にさせていただいた先生に感謝……
石光俊彦先生，猪又孝元先生，長田太助先生，佐々木達哉先生，樋口義治先生，望月泰秀先生，出口順夫先生，安田聡先生，木村健二郎先生，伊苅裕二先生，速水紀幸先生，鈴木伸明先生，山下武志先生(順不同)。

目 次

薬剤の初期投与量……………………………………………… viii

Part I 病態からのアプローチ

1　AMI と ACS ……………………………………………… 3
2　不安定狭心症……………………………………………… 29
3　安定(労作性)狭心症……………………………………… 36
4　異型狭心症………………………………………………… 45
5　徐脈性不整脈—洞不全症候群…………………………… 51
6　高度あるいは完全房室ブロック………………………… 55
7　心房期外収縮と心室期外収縮…………………………… 59
8　心房粗動…………………………………………………… 66
9　発作性心房細動…………………………………………… 73
10　慢性心房細動のレートコントロール…………………… 97
11　発作性上室頻拍…………………………………………… 103
12　心室頻拍および wide QRS tachycardia ………………… 113
13　電気的除細動／カルディオバージョン………………… 129
14　急性心不全………………………………………………… 133
15　慢性心不全………………………………………………… 171
16　肥大型心筋症……………………………………………… 190
17　急性心膜炎………………………………………………… 196
18　感染性心内膜炎…………………………………………… 199
19　弁膜症……………………………………………………… 206
20　大動脈解離………………………………………………… 212
21　肺血栓塞栓症……………………………………………… 218
22　閉塞性動脈硬化症………………………………………… 225
23　高血圧……………………………………………………… 228

Part II　薬物からのアプローチ

1. 静注カテコラミン　240
2. 静注PDE Ⅲ阻害薬　248
3. ジギタリス製剤　252
4. 経口強心薬　259
5. カルペリチド(hANP)　264
6. β遮断薬　267
7. カルシウム拮抗薬　274
8. レニン阻害薬　281
9. ACE阻害薬とARB　283
10. 硝酸薬　291
11. カリウムチャネル開口薬　296
12. Ⅰa群抗不整脈薬　299
13. Ⅰb群抗不整脈薬　306
14. Ⅰc群抗不整脈薬　311
15. Ⅱ群抗不整脈薬(β遮断薬)　316
16. Ⅲ群抗不整脈薬　320
17. Ⅳ群抗不整脈薬(カルシウム拮抗薬)　327
18. 水利尿薬―選択的バソプレシンV_2受容体拮抗薬　331
19. ナトリウム利尿薬　334
20. ヘパリン　341
21. 経口抗凝固薬　347
22. アスピリン　358
23. アスピリン以外の抗血小板薬　362
24. モルヒネ　370

索引　373

Memo

electrical storm（VT/VF の頻発）	19
メキシレチンが有効なケース	19
心筋梗塞後の硝酸薬	28
胸痛発作時の ST 上昇が確認されていなくてもカルシウム拮抗薬を投与してよいか？	48
異型狭心症で突然死はあるか？	50
CAST study は抗不整脈薬治療の基本	65
アテノロールを使いにくくなった理由	102
抗不整脈薬の効果の差	112
肺動脈楔入圧でなぜ左室拡張末期圧（LVEDP）がわかるのか？	142
心不全治療の新しい光―トルバプタン（サムスカ®）	148
いつまでも Starling の法則	156
血管内ボリューム不足への対応	161
イソプロテレノールはなぜ心不全に使えないのか？	169
収縮期血圧と血管作動薬の関係の概略	170
心拍数を薬剤で下げて意味があるか？	178
J-CHF 試験：カルベジロールは用量依存的に予後を改善するか？	181
カルシウム拮抗薬のトライアル	182
アンジオテンシン受容体ネプリライシン阻害薬（ARNI/エンレスト®）の臨床試験	189
心不全改善薬としてのアミオダロンはありか？	325
低分子ヘパリン	346

薬剤の初期投与量

□ 病態別に使用する各薬剤の開始量あるいは少なめの量を挙げた。各施設の考え方や病態に応じて，加減されたい。

A．虚血性心疾患

● モルヒネ

> 塩酸モルヒネ® 1アンプル（10 mg/1 ml）を5％ブドウ糖か生理食塩水で10 mlに希釈，側管から2〜5 mlを投与

● ブプレノルフィン

> レペタン® 1/2アンプル（0.1 mg）を静注

● ニトログリセリン

> ミリスロール® 原液（0.05％）を3 ml/hrで開始＝0.5 μg/kg/min（体重50 kg）

目安として，不安定狭心症：0.01〜2 μg/kg/min，急性心不全：0.05〜10 μg/kg/min，緊急降圧：0.5〜5 μg/kg/min。

● 二硝酸イソソルビド

> ニトロール® 原液（0.05％）を6 ml/hrで開始

血圧正常かやや低め（例えば収縮期血圧100〜120 mmHg）のとき，治療量は1.5〜8 mg/hr（心不全），2〜5 mg/hr（不安定狭心症）。

● ニコランジル

> シグマート®（12 mg）2アンプルを5％ブドウ糖で24 mlに希釈（1 mg/ml）。2 ml/hrで開始

治療量：2〜6 mg/hr。

● ジルチアゼム

冠攣縮を念頭に，

> ヘルベッサー® 1アンプル（50 mg/アンプル）を5％ブドウ糖に溶解して17 mlとし，3 ml/hrで開始

この量で3 μg/kg/min，不安定狭心症の治療量は1〜5 μg/kg/min。高血圧緊急症のときは5〜15 μg/kg/min。

- ヘパリン
  > ヘパリン 3,000〜5,000 U を側管より静注

  > ソリタ®-T3号(500 ml)にヘパリン 1〜1.5 万 U を入れ，20 ml/hr で点滴

  維持量は 8〜12 U/kg/hr(最大で 1,000 U/hr)。aPTT により増減。

B．不整脈

- リドカイン
  > キシロカイン® 1 アンプル 100 mg(5 ml，2％)の半分の 2.5 ml を生理食塩水か 5％ブドウ糖で 5 ml に希釈して，側管から 2 分以上かけて投与

  50 mg のワンショット。体重に関係なく。

  > キシロカイン® 1,000 mg の 1 アンプルをブドウ糖で 100 ml に希釈して，6 ml/hr で維持投与(1 mg/min)

  維持量：1〜3 mg/min。

- ベラパミル
  > ワソラン® 1 アンプル(5 mg)を生理食塩水 10 ml に溶解し 5 分かけて投与

- ATP 製剤
  > アデホス®L(1 アンプル：10 mg，20 mg，40 mg) 10 mg を生理食塩水で 10 ml に希釈して，側管から 1 秒で投与

  PSVT が停止しないときは投与速度が遅いかもしれない。より少量で停止する頻拍もある。

- プロカインアミド
  > アミサリン® 1 アンプル(400 mg)を生理食塩水で 10 ml に溶解し，側管より 1〜2 ml/min の速さで投与

- ジソピラミド
  > リスモダン®P 1 アンプル(50 mg)を生理食塩水で 10 ml に混和して 5 分以上で投与

- ニフェカラント
  > シンビット® 単回投与(体重 50 kg)：1 バイアル(50 mg)を生理食塩水か 5％ブドウ糖で 20 ml に溶解。このうち，3〜6 ml(0.15〜0.3 mg/kg)を 5 分かけて静注

  持続投与：0.1〜0.4 mg/kg/hr から QT 時間などにより増減

- アミオダロン/静注
  > 投与方法(48時間までとその後)
  > 1) 初期急速投与:10分
  >   アンカロン® 5/6アンプル(2.5 ml)+5%ブドウ糖100 ml(持続注入ポンプにて10 ml/minで全量投与)
  > 2) 負荷投与:6時間
  >   アンカロン® 5アンプル(15 ml)+5%ブドウ糖500 ml(持続注入ポンプで33 ml/hr)

- アトロピン
  > 硫酸アトロピン®(0.5 mg/1 ml) 1/2アンプルあるいは1アンプルを静注

- イソプロテレノール
  > プロタノール®L注(0.2 mg) 1アンプルをブドウ糖500 mlに希釈して,5 ml/minで開始(50 kgなら0.04 μg/kg/min)

  プロタノールは用量調節を容易にするために低濃度に設定する。心拍数の反応に応じて増減。維持量は0.01〜0.03 μg/kg/min。

- ランジオロール
  > 心機能低下のある心房細動/粗動:1 μg/kg/minで開始。1〜10 μg/kg/minで適宜調節

  > 冠動脈CTの心拍数低下:0.125 mg/kgを1分で投与

- ジゴキシン
  > ジゴシン® 1アンプル(0.25 mg)を3分で静注

  投与速度のルールはない。1日目は2アンプル以上も可。2日目からはなんとなく1アンプル。

- 硫酸マグネシウム
  > マグネゾール® 1アンプル(2 g, 20 ml)を2分で静注

  torsades de pointesに遭遇したら大事な選択肢。

C．心不全

- ドブタミン

  > ドブトレックス® 1 アンプル〔5 ml, 100 mg（2％）〕＋5％ブドウ糖 28 ml 持続注入器で 3〜5 ml/hr から開始（3〜5 μg/kg/min）

  > ドブタミン点滴静注液 200 mg キット　体重 50 kg で 9〜15 ml/hr（3〜5 μg/kg/min）

- ドパミン

  > イノバン® 1 アンプル〔5 ml, 100 mg（2％）〕＋5％ブドウ糖 28 ml（0.3％）持続注入器で 1〜5 ml/hr から開始（1〜5 μg/kg/min）

  > 塩酸ドパミン®注キット 200　体重 50 kg で 3〜15 ml/hr（1〜5 μg/kg/min）

- ノルアドレナリン

  > ノルアドレナリン® 5 アンプル（0.1％, 1 ml/A）を 45 ml の 5％ブドウ糖か生理食塩水で希釈, 3 ml/hr で開始

  体重 50 kg ならこれで 0.1 μg/kg/min。治療量は 0.03〜0.3 μg/kg/min。

- ミルリノン

  > ミルリーラ®（10 mg/10 ml）を 5％ブドウ糖か生理食塩水で 50 ml に希釈, 0.75〜3.8 ml/hr で開始

  > ミルリーラ®K（22.5 ml/150 ml）なら 1〜5 ml/hr で開始

  体重 50 kg で JCS 2018 の開始量の 0.05〜0.25 μg/kg/min にあたる。
  維持投与は 0.05〜0.75 μg/kg/min（JCS 2017），0.2〜0.3 μg/kg/min（AHA），0.25〜0.75 μg/kg/min（添付文書）。

- オルプリノン

  > コアテック® 1 アンプル（5 mg/5 ml）を 5％ブドウ糖で 50 ml に希釈し, 1.5〜6 ml/hr で開始

  これで 0.05〜0.2 μg/kg/min（50 kg）。維持量は 0.05〜0.5 μg/kg/min（JCS 2017）。

- hANP/カルペリチド
  > ハンプ® 1 バイアル(1,000 μg)を 5%ブドウ糖で 50 ml とし，3.8 ml/hr で開始(体重 50 kg で 0.025 μg/kg/min)

  0.0125〜0.05 μg/kg/min で開始，0.2 μg/kg/min 以下で維持(JCS 2017)。ブドウ糖を用いないなら，注射用水で溶解後に生理食塩水で薄める。

- フロセミド
  > ラシックス®(20 mg) 1/2 アンプルあるいは 1 アンプルを静注

  利尿の程度により増量，あるいは他剤を考慮。

D. 高血圧緊急症，解離性大動脈瘤
- ニカルジピン
  > ペルジピン® 原液 6 ml/hr で開始

  維持投与量：2〜10 μg/kg/min(6〜30 ml/hr)。

- 硝酸薬
  > ミリスロール® 原液(0.05%)を 3〜6 ml/hr で開始

  この量は 0.5〜1.0 μg/kg/min(体重 50 kg)にあたる。
  目安として緊急降圧：0.5〜5 μg/kg/min，急性心不全：0.05〜10 μg/kg/min，不安定狭心症：0.01〜2 μg/kg/min。

- ジルチアゼム
  冠攣縮を念頭に，
  > ヘルベッサー® 1 アンプル(10 mg/アンプル)を 5%ブドウ糖か生理食塩水に混ぜて 5 分で投与

- プロプラノロール
  > インデラル® 1 アンプル(2 mg)を 3 分で静注

  投与速度や投与量に厳格なルールはない。2 mg では影響が少ない可能性が大きい。添付文書上の単回投与は 5 アンプル(10 mg)まで。
  > インデラル® 3 アンプルを 5%ブドウ糖で 20 ml とし，持続注入器にて 2 ml/hr で開始(体重 50 kg で 0.2 μg/kg/min)

  持続投与量：0.2〜0.4 μg/kg/min が目安。

E．アナフィラキシーとショック

- アドレナリン

  > ボスミン®（1 mg/アンプル）0.3〜0.5 mg を皮下注か筋注

- ヒドロコルチゾン

  > 水溶性ハイドロコートン® 250〜1,000 mg の緩徐静注，点滴静注

F．肺塞栓症

- tPA/モンテプラーゼ

  > クリアクター®（40万U，80万U，および160万U）をそれぞれ生理食塩水5 ml，10 ml，あるいは20 ml に溶解。17 ml を2分間で投与

  この量で 27,500 U/kg が治療量。体重 50 kg で 137万 5,000 IU。

- ヘパリン

  > ヘパリン 80 U/kg あるいは 5,000 U をワンショットで静注

  血栓が形成されているので多めの投与。

  > 18 U/kg/hr，あるいは 1,300 U/hr の持続静注

  aPTT を 1.5〜2.5 倍に持続点滴。

G．鎮静麻酔

- チオペンタール

  > ラボナール® 1 アンプル 300 mg なら生理食塩水で 12 ml，1 アンプル 500 mg なら 20 ml に希釈（2.5％）し，2〜3 ml を 10〜15 秒で投与。30 秒待って呼吸状態や意識レベルにより追加

- ミダゾラム/ICU，CCU における人工呼吸中の鎮静

  > ドルミカム® 1 アンプル（10 mg/2 ml）を生理食塩水で 10 ml に希釈。初回 0.03 mg/kg（体重 50 kg で 1.5 ml）を 1 分以上かけて投与。初回は 0.06 mg/kg まで。5 分以上の間隔で 0.03 mg/kg を追加

  総量 0.3 mg/kg まで。体重 50 kg で 1.5 アンプル。

  > ドルミカム®の維持量は 0.03〜0.06 mg/kg/hr で開始。治療量は 0.03〜0.18 mg/kg/hr

- プロポフォール

  > ディプリバン® 0.3 mg/kg/hr（0.03 ml/kg/hr）で開始
  > 持続投与 0.3〜3 mg/kg/hr

注　意

　本書に記載した情報に関しては，正確を期し，一般臨床で広く受け入れられている方法を記載するよう注意を払った。しかしながら，著者ならびに出版社は，本書の情報を用いた結果生じたいかなる不都合に対しても責任を負うものではない。本書の内容の特定な状況への適用に関しての責任は，医師各自のうちにある。

　著者ならびに出版社は，本書に記載した薬物の選択，用量については，出版時の最新の推奨，および臨床状況に基づいていることを確認するよう努力を払っている。しかし，医学は日進月歩で進んでおり，政府の規制は変わり，薬物療法や薬物反応に関する情報は常に変化している。読者は，薬物の使用にあたっては個々の薬物の添付文書を参照し，適応，用量，付加された注意・警告に関する変化を常に確認することを怠ってはならない。これは，推奨された薬物が新しいものであったり，汎用されるものではない場合に，特に重要である。

Part I

病態からのアプローチ

1 AMI と ACS

> 経皮的冠動脈形成術(PCI)により虚血が解除される例が多いが,全例でタイミングが合うわけではない。非 ST 上昇型心筋梗塞でひと呼吸様子を見るとき,あるいは血行再建が不十分なときは,薬物治療の役割も大きい。

- □ ST 上昇型心筋梗塞(STEMI)は「ステミ」と略される。非 ST 上昇型心筋梗塞(NSTEMI)は「ノンステミ」「エヌステミ」どちらの読み方もある。
- □ 国外の急性冠症候群(ACS:エーシーエス)の頻度は,
  - ● ST 上昇型心筋梗塞:非 ST 上昇型心筋梗塞:不安定狭心症=1:1:1
- □ 本邦では,
  - ● ST 上昇型心筋梗塞:非 ST 上昇型心筋梗塞:不安定狭心症=6:1:3
    と,非 ST 上昇型が少ない(PACIFIC 2002)。
- □ これらの差は何か。
  - ● ST 上昇型 → 冠動脈の完全閉塞
  - ● 非 ST 上昇型と不安定狭心症 → 冠動脈の不完全閉塞
- □ 急性期の薬物治療の基本は……

  1) 抗血小板薬:アスピリン+プラスグレルまたはアスピリン+クロピドグレル,あるいはこの 3 つのうちどれか 1 つの単独投与
  2) 症状や虚血の緩和:硝酸薬,モルヒネ
  3) 合併する心不全などの治療:カテコラミンなど
  4) 不整脈に:リドカイン? アミオダロン?
  5) 落ち着いたら,予後を念頭において:ACE 阻害薬,β 遮断薬

- □ 薬物の選択,量,投与のタイミングにわかりにくいところもある。細かく考えても結果に大きな差はないのではないか。

病態・診断・対処

● 病態

- ACSは，
  - ● 不安定狭心症
  - ● AMI(acute myocardial infarction)
  - ● 心臓突然死

  ……を含む。
- 今でも，「プラーク(粥腫)被膜の破綻 → 血管壁の脂質プラーク成分が血液凝固のカスケードを動かす → 血栓形成 → AMIか不安定狭心症」という1990年代の考え方が基本であり，大筋は変わらない。
- 「脂質豊富で不安定なプラークの破綻」が8割以上だが，「脂質や炎症細胞の少ない安定プラークの表層内皮にできたびらん」が引き金となる血栓もACSを引き起こす。
- 胸痛を繰り返していたのが数日後には無症状となるのはなぜか？ 症状が揺れるのはなぜか？「血流を妨げる血栓形成，線溶と基質化，狭窄の程度が変動する」と説明されている。
- 定義は曖昧だが，
  - ● 赤色血栓
  - ● 白色血栓

  という用語がある。
- 高圧系の冠動脈にできる血栓は血小板の多い白色血栓が原則。ときに赤血球やフィブリンが多い血栓もある。
- 数十年前にワルファリンが虚血性心疾患に有効か否か検討されたが，否定的な結果を得たため，ACSにワルファリンは用いられなかった。
- ところが最近，ACSの二次予防に直接経口抗凝固薬(DOAC)のリバーロキサバンが有効と報告された(ATLAS ACS 2-TIMI 51 2012, COMPASS 2017)。「DOACによる冠動脈疾患への再チャレンジ」が始まっている。
- とはいえ，DOACがACS急性期の標準治療になるかどうかは流動的であり，経口薬として今のところACSには抗血小板薬を使う。
- ACSは，病理像ではなく臨床像で診断する。スパズムや動脈硬化によらない内皮の剝離によるものも含まれる。

● 診断

- STの上昇のみでなく，「STが下がっている誘導」があれば，虚血の可能

性が高い。ST低下の多くは対側性変化（reciprocal change）。

> ***In principle***
> ST上昇＋ST低下＝急性虚血

□ 冠動脈の灌流領域に合致した心電図変化
- 前壁（中隔）梗塞 → (V_1)，V_2，V_3，V_4〜のST上昇
- 下壁梗塞 → Ⅱ，Ⅲ，aV_F
- 高位側壁梗塞 → Ⅰ，aV_L

……の3つがわかればいい。

□ 右冠動脈の閉塞では興味深い心電図所見を認める。
 それは冠動脈遠位側の閉塞ではV_1〜V_3のST低下は目立つのに，虚血領域の広いはずの近位側閉塞ではむしろ対側性ST低下が少ない。右室の虚血に伴うV_1〜V_3のST上昇によって対側性ST低下が相殺される（Kosuge M. Am J Cardiol 1998）。

□ 目立つST-T変化のほうが重症に思えるが，こういう「例外」もある。
□ 気をつけたい心電図は……
- 広範なST上昇と軽い胸部不快 → 心膜炎，心筋炎？
- ST上昇はあるが症状がない → 早期再分極？ 内科医なら診断できることが必要

□ 若年者の早期再分極であれこれ検査してはならない。高齢者や冠危険因子があれば，あえて冠動脈の評価をすることも悪くない。
□ 「典型的な"典型的症状のないAMI"」がある。
- 高齢者と糖尿病
- 下壁梗塞の心窩部痛：下壁梗塞は消化器症状を伴いやすい。救急受診した中高年患者では胸痛がなくても，心電図を記録する。

薬物治療の実際

● はじめにすること

■ AMI患者への対応……

□ まず，2つのことから……

> 1）インターベンションを行えそうなら，PCI担当医に連絡
> 2）抗血小板薬を投与

□ 具体的な動きは……

- 酸素1〜5 L/minで開始：呼吸困難感や酸素飽和度＜94%なら酸素投与。高濃度酸素投与はデメリットも示唆されているが，ERで1 L/minの酸素投与も行わないのは，サービス精神に欠ける。

> アスピリン160〜325 mg（多くはバイアスピリン®2錠）を噛み砕いて服用

- バイアスピリンは腸溶錠。そのまま服用しては効果出現まで時間がかかる。噛み砕けば，血小板のシクロオキシゲナーゼ（COX）は30分以内に不可逆的に障害され，抗血小板作用が発揮される。
- 継続的に非観血的血圧モニター。収縮期血圧≧100 mmHgならニトロペン®1錠を舌下させるか，ミオコールスプレー®を使う。虚血軽減だけでなく，肺うっ血の緩和も期待される。100 mmHgという数字にたいした根拠はない。
- 血管確保
- ヘパリンの投与：いつ，どの用量で開始するか，PCIとのタイミングに左右される。
- 心電図：貼り付け電極を用いる。
- SpO_2モニター
- 採血：血算/生化学（GOT，LDH，CK-MB，CRP），血糖などできるだけたくさん。高感度トロポニン（T/I）で「心筋特異的な早期検出」が可能になった。小さな梗塞でも，数日を経た梗塞でも陽性になる。
凝固系，感染症（HBs抗原，HCV抗体，STS，TPHA）と血液型も至急で。
- 事情があれば血液ガス
- 簡単な心エコー：心室壁が動いているか，心膜液の貯留がないか。
- 胸部X線写真
- 胸部の聴診：のちのち僧帽弁逆流や心室中隔穿孔に伴う心雑音が出現しうる。
- 頸部・腹部・下肢を観察

● 抗血小板薬……必ず

■ PCIの前に……

> □ 90%以上でPCIが行われる。ほぼすべての症例でアスピリンに加えて
>   - プラスグレル20 mg 1錠を経口服用，あるいは
>   - クロピドグレル75 mg 4錠

- □ インターベンションを行うときは，アスピリンに加えてチエノピリジン誘導体のチクロピジンやクロピドグレルを投与してきた。
- □ アスピリンとは異なるメカニズムで抗血小板作用を発揮する。メカニズムの異なる薬剤の併用が，相乗的な力でステント内血栓閉塞を予防する。抗血小板薬2剤併用はDAPT(dual antiplatelet therapy：ダプト)と言う。
- □ チクロピジンは血栓性血小板減少性紫斑病(TTP)，無顆粒球症，肝障害など副作用が多いので，虚血性心疾患の治療薬としての役目は終わった。
- □ クロピドグレルは副作用が少ない。「クロピドグレルの時代」がずっと続くと思われた。
- □ ところが，クロピドグレルの限界が指摘され始めて，後発のプラスグレルに陽が当たるようになった。
- □ 図1にDAPTの変遷を示す。

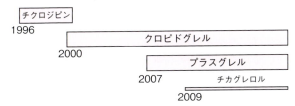

図1　DAPTの変遷

■ クロピドグレルの限界とは……

1) 代謝の個体差が大きい
　　薬物代謝酵素CYP2C19の遺伝子多型により，効果が左右される。この酵素欠損は欧米人3％。日本人では20％にものぼるので，少なからぬ日本人には効かないことが危惧された。
2) 比較試験でやや不利な結果
　　「クロピドグレル(プラビックス®) vs. プラスグレル(エフィエント®)」の試験(PRASFIT-ACS 2014)で，PCI後の心血管イベントはプラスグレルで少ない傾向があった。
3) 効果の遅さ
　　プラスグレルは2～3時間でmaxの抗血小板作用が得られるが，クロピ

ドグレルは数日を要する（Isshiki T. Circ J 2014）。発症早期のPCIにはプラスグレルが有利に見える。
☐ ここまでプラスグレルのメリットを強調したが，クロピドグレルを優先する虚血性心疾患のエキスパートもいる。その意見は以下のようなものである。
　1）プラスグレルは出血イベントが多いという情報がある。国内の用量は海外の1/3と控えめだが，個人的経験では出血が多いと感じる。出血イベントが少ない印象があるクロピドグレルを好む。
　2）代謝酵素欠損が効果発現遅延や効果減少につながるのは理解できるが，抗血小板作用がゼロという印象はない。1カ月も経てばそれなりの抗血小板作用は得られている。
　3）薬価が低い。
　4）コンプラビン® というアスピリンとの配合錠が使える。
☐ ガイドライン（JCS 2020）では，プラスグレル20 mgの負荷投与が勧められている。

■ DAPTとは……

☐ 旧式のBMS（ベアメタルステント）植込み後は，新生内膜増殖による再狭窄が多かった。2000年代初頭に開発されたDES（薬剤溶出ステント）により，このタイプの再狭窄は少なくなった。
☐ ところが，2004年以降，DES留置1年以上経過後の超遅発性ステント血栓症の報告が相次いだ。BMSの再狭窄が留置後1〜2カ月に集中することとは対照的である。
☐ BMSは1カ月でステントが内皮で覆われる。DESは薬剤により内皮増殖が抑えられるため，半年経っても内皮による被覆が十分ではない。それゆえ，DESはBMSより強力な抗血小板薬療法を要する。
☐ DES留置後少なくとも12カ月のDAPTが勧められてきた。さらに長期のDAPTの継続を推す意見もあった。
☐ しかし，最近になってDESのクオリティが向上し，超遅発性ステント血栓症が現在では少なくなったことから，「DAPT期間はほどほどでいい」という風潮になってきた。
☐ DAPT Clinical Trials 1では，12カ月の併用期間の後，DAPT継続群とアスピリン単独群に分けて18カ月間追跡された。12〜30カ月のステント血栓症は0.4% vs. 1.4%とDAPT群が低かった。しかし，出血イベントは2.5% vs. 1.6%とDAPT群で多く，長期的にはDAPTの優越性は支持されなかった（Mauri L. N Engl J Med 2014）。
☐ ガイドライン（JCS 2020）では……

- 慢性冠動脈疾患のPCI後 → 1～3カ月のDAPT
- ACSのPCI後 → 3～12カ月のDAPT

を基本にして，出血傾向と冠動脈リスクを天秤にかけて期間を加減する。近年，心房細動と冠動脈疾患合併例での「DOAC＋DAPT＝3剤併用の至適期間」について議論が重ねられてきたが，「2週間以内，原則として入院期間のみ」となっている。
□ 数年前の情報になるが，日本ではプラスグレルがACSで90％以上，待機的PCIでは50％ほどに用いられていた。現在はさらにプラスグレルの割合が増えているだろう。

● 胸痛への対処……必要なら

◎選択1 ◎塩酸モルヒネ
□ 胸痛に対して，
▶ 1アンプルの塩酸モルヒネ（10 mg/1 ml）をブドウ糖か生理食塩水で10 mlに希釈して，点滴ラインの途中から側管で2 mlを投与
□ この量（2 mgのモルヒネ）での鎮痛はもの足りない。呼吸抑制はめったに起きないが，慣れていないなら少なめから投与。5分後に上記のモルヒネ2 ml（2 mg）を追加。その後は症状と呼吸状態をみながら漸増。
□ モルヒネは……
- 単に鎮痛と鎮静をねらうだけではない。気持ちが落ち着くと，荒い呼吸や余計な体動が減って心臓の酸素需要も軽減する。
- 心血管系への作用としては肺うっ血が緩和する。静脈拡張によるらしい。

□ 側管から送り込むには，あまり量が少ないとやりにくい。1アンプルを10 mlにする。
□ モルヒネの筋注は行わない。効果の出現が不安定となるし，CK値に影響する。
□ モルヒネで注意することは，
- 呼吸抑制（胸痛があるときには起きにくい）
- 麻痺性腸管イレウス

……高齢者に注意。
□ さらにモルヒネは，悪心・嘔吐・血圧の低下・徐脈をもたらす。そのため，下壁梗塞ですでに徐脈がみられるときは，意識的にレペタン®という選択もある。
□ どのくらいまでモルヒネを投与してよいかのルールはない。

* * *

◎選択2◎ブプレノルフィン塩酸塩(レペタン®)
- □ モルヒネの代わりになる非麻薬性の鎮痛薬はレペタン。
- □ レペタンの中枢の受容体刺激はモルヒネより選択的。心血管系への影響が少ない点で"ミニ"モルヒネとして使える。
  - ▶ レペタン®1アンプル(0.2 mg)を側管から投与
- □ 血圧と呼吸状態をみながら,必要に応じ20分以上の間隔をあけて同量を追加してよい。

● 硝酸薬……虚血や肺うっ血があるなら

- □ 経口硝酸薬しかない時代,血圧の著しい低下が恐れられて,ACSでは硝酸薬は使いにくいと考えられていた。
- □ しかし,静注のニトログリセリンや硝酸イソソルビドなどが登場し,
  - ● 細かい用量調節が可能となり,
  - ● 心筋保護という概念が浸透してきた

  ……ので,AMIにも硝酸薬を使うようになった。
- □ PCIが施行され,心筋虚血がないのなら不要。虚血が残存し,心不全があれば活かす余地はある。
- □ 1981年,静注ニトログリセリンの投与の有無がCKやCK-MBにどう影響するかが報告された。ニトログリセリンはCKを平均58%減少させ,CK-MBから推測した梗塞サイズは68 gから43 gに減少していた(Bussmann WD. Circulation 1981)。
- □ ほかにも臨床試験で硝酸薬の利益が検討されてきたが,生存率の向上までは観察されていない。
- □ 薬理学的には,
  - ● デメリット:心拍数と心拍出量上昇に伴う心仕事量の増加。
  - ● メリット:
    1) 静脈拡張を介した前負荷軽減(心臓への還流血量減少)による心筋酸素需要の低下。
    2) 拡張期の心室サイズが減少,拡張終期圧は低下。拡張期の冠動脈へのプレッシャーが少なくなる→局所灌流の改善。
    3) 一時的にでも冠動脈が拡張し,ことにスパズムがあれば軽快する。
- □ それぞれの症例で「このメカニズムをねらって硝酸薬を使う」のは難しいが,「虚血の軽減,梗塞サイズ縮小が得られるのではないか」との期待をもって使う。
- □ 留意すべきことは……

- 急性期のメリットは否定されないが，長期の経口投与による予後改善は証明されてはいない。
- 血行動態が不安定なときには無理できない。右室梗塞では特に危険。「低心拍出量で血圧 90 mmHg」では使えない。
- PDE-5 阻害薬は ED 治療薬〔シルデナフィル（バイアグラ®）〕や排尿障害改善薬〔タダラフィル（ザルティア®）〕のこと。PDEⅢは cAMP を分解し，PDE-5 は cGMP を分解する。「硝酸薬投与 → NO 生成増加 → セカンドメッセンジャーの cGMP が血管を拡張 → すでに PDE-5 阻害薬で cGMP 増加している → 血管の過剰拡張 → ショックになるかもしれない」という事情もあり，「既往歴，常用薬を確認する」のは意味がある。

□ 硝酸薬は種類と濃度に応じて，静脈のみ，あるいは静脈と動脈を開く。濃度によっては冠動脈も開く。そのほか，血小板凝集の抑制などのメカニズムもあるが，血管拡張以外は期待するほどではない。

□ ニトログリセリンと硝酸イソソルビド（ISDN）の違いは……
- ニトログリセリンは低用量で静脈も動脈もそれなりに開く → 血圧が下がる。
- 低用量の ISDN は静脈のみ。濃くなれば少しだけ動脈も開く → 血圧が下がりすぎる不安が相対的には少ない。

□ 一硝酸イソソルビドと二硝酸イソソルビドの両方とも用いられており，前者はアイトロール® という商品名で知られてきた。硝酸イソソルビドというときは一般に二硝酸イソソルビドを指すことが多い。肝臓での代謝機転や効果の持続時間の差があるが，現在では区別する意味はない。

* * *

◎選択 1 ◎ニトログリセリン（ミリスロール®，ミオコール®）

□ 血圧が高めなら（例えば，収縮期血圧＞160 mmHg）
▶ ニトログリセリン原液（0.05％）を 3 ml/hr で開始

□ 上記のニトログリセリンの量は 0.5γ（$\mu g/kg/min$）。血圧，頭痛などの副作用により段階的に調節する。ニトログリセリンのアンプルは 2 ml から 100 ml まで 4 種類（1 mg, 5 mg, 25 mg, 50 mg），血中濃度は同じ。

□ 添付文書上は，
1）手術時の異常高血圧の救急処置
　　$0.5〜5\ \mu g/kg/min$ で投与を開始。
2）急性心不全
　　$0.05〜0.1\ \mu g/kg/min$ で開始 → 5〜15 分ごとに $0.1〜0.2\ \mu g/kg/min$ ずつ増量。

3）不安定狭心症

　　0.1〜0.2 μg/kg/min で開始 → 5 分ごとに 0.1〜0.2 μg/kg/min ずつ増量 → 1〜2 μg/kg/min で維持。効果がみられない場合には 20〜40 μg/kg の静注を 1 時間ごとに追加（1〜3 分かけて緩徐に）。

- □「血圧が低いなら 0.05 μg/kg/min，普通なら 0.1 μg/kg/min，高いなら 0.5 μg/kg/min」という並び方を見てわかることは，
  - ● 普通の血圧なら 0.1 μg/kg/min
  ということだ。
- □ 1 つだけ覚えておけばよい。患者の血行動態を知れば，「増やすか減らすか」は直感が教えてくれる。経験があれば，「0.1 μg/kg/min は少なすぎる」と思うかもしれない。その経験や周囲の助言により，自分なりのスタート量を作る。
- □ 最近は 25 mg，50 mg はバッグ製剤（ミオコール® など）も使用される。
- □ 血圧が低くても，慎重に 10 倍に薄めて 0.05 μg/kg/min での開始もありそうだが，それなら ISDN を使う。
- □ ニトログリセリンの血圧に対する作用は数分で現れる。血行動態の急激な変動を避けるために，最初からワンショット投与を行うのは一般的ではない。
- □ かつては，ニトログリセリンを使用するときは侵襲的な血行動態のモニター（動脈圧ラインと Swan-Ganz カテーテル）が必須という意見もあった。添付文書上は，
  - ● 開始　0.1〜0.2 μg/kg/min
  - ● 維持　1〜2 μg/kg/min
- □ 血圧がまだ安定していれば……
  ▶ 5 分後にニトログリセリン 5 ml/hr に増量
- □ どれだけニトログリセリンを増量するかというルールはない。さしあたり，収縮期血圧を 10 mmHg 以上は下げたいが，投与量に応じて梗塞サイズが小さくなるという確信はない。
- □ 収縮期血圧が 100 mmHg を下回ることは，冠灌流の面でも都合が悪い。あえて言うなら，収縮期血圧 110 mmHg くらいか。
- □ 得かどうかはわからないが，狭窄が残っていれば継続したくなる。

* * *

◎選択 2 ◎硝酸イソソルビド（ISDN）

- □ 血圧に余裕がないなら，硝酸イソソルビド。動脈を一気に開かないので，血行動態の破綻のリスクが低い。
- □ 硝酸イソソルビドの作用の発現・消退はニトログリセリンよりも遅い。血圧降下作用もマイルドだが，cGMP を介する血管拡張作用は同じ。

- □ 硝酸イソソルビド静注は，アンプル(10 ml)，点滴静注バッグ(10 ml と 200 ml)，注シリンジ(10 ml)，持続注シリンジ(50 ml)の 4 種類。すべて 0.05%(0.5 mg/ml)。ジェネリックには 0.1% のものもある。
  - ● アンプル：心カテ時のスパズムの解消にはアンプルが使われる。
  - ● 持続静注 25 mg シリンジ：ICU や周術期，および循環器内科における急性心不全・不安定狭心症に使用される。
  - ● 点滴静注 50 mg バッグ，100 mg バッグ：急性心不全・不安定狭心症に使われる。
- □ 血圧正常か，やや低め(例えば，収縮期血圧 100〜120 mmHg)のとき
  - ▶ 硝酸イソソルビド原液(0.05%)を 6 ml/hr で開始
- □ 添付文書には 2〜5 mg(4〜10 ml)/hr とある。
- □ ニトログリセリンか硝酸イソソルビドかをベースラインの血圧に応じて使い分けても結果は左右されないかもしれないが，細かい配慮をしているようには見える。慎重に観察できるのなら，「絶対この量で始める」というルールはない。

◉ ヘパリン……普通は使う

- □ 心筋梗塞の進展には凝固系が関与していそうだから，禁忌がない限りヘパリンが使用される。
- □ 未分画ヘパリンの意義については古くから検討されてきた。アスピリンが投与されていない 73,000 人を母集団とした 26 トライアルをまとめると(Collins R. N Engl J Med 1997)，

ヘパリン	あり		なし
死亡率	11.4%	vs.	14.9%
脳血管障害	1.1%	vs.	2.1%
肺塞栓症	2.0%	vs.	3.9%
出血イベント	2.3%	vs.	1.1%

……ヘパリンの有用性を支持する結果が得られている。
- □ アスピリンが併用されている症例に限ると，死亡率 8.6% vs. 9.1%，再梗塞 3.0% vs. 3.3%，出血 1.0% vs. 0.7% と，ヘパリンの意義は小さくなる。
- □ ヘパリンの価値は患者背景によって左右されるだろう。虚血軽減作用のみならず，壁運動低下や心室瘤の形成に伴う血栓の予防や，肺塞栓予防という意味があるかもしれない。
- □ PCI がすぐ行われるなら，穿刺時の血腫回避を意識してシースが入ってからの開始を好む術者が多い。一方では，手技の向上により速やかな穿刺が可能になっているので，ヘパリンが先でも気にしないという術者もわずか

- にいる。
- PCIで狭窄が解除され，血栓形成の気配がないなら，ヘパリンはすぐ中止して抗血小板薬に任せる施設もある。ヘパリンを1〜3日は継続する状況もある。
- 広範囲の貫壁性前壁梗塞などのように壁運動が低下している領域が広ければ，心室内の血栓形成の恐れがある。心エコーで壁在血栓が確認されたら，多めのヘパリン投与を行う。

> *In principle*
> できている血栓を消すには，予防的投与のときよりも多くのヘパリンを要する。

- 体重50 kgなら，
  - ▶ ヘパリン3,000〜5,000 Uを側管より静注
- ヘパリンの維持投与を開始し，経時的にaPTT(1.5〜2.5倍)やACTをモニターする。
- PCIのみなら，途中でヘパリン5,000 U + αがボーラスで投与され，帰室後に維持投与12 U前後(5〜15 U)/kg/hrが継続されていることが多い。カテ室での投与は10,000 Uあたり。
- 維持投与を要する状況なら，
  - ▶ ソリタ®-T3号(500 ml)にヘパリン10,000〜15,000 Uを入れ，20 ml/hrで点滴
- 維持量は8〜12 U/kg/hr(最大で1,000 U/hr)。この量で400〜600 U(12 U×50)/hr，9,600〜14,400 U/日。

● 不整脈の予防と治療……問題が起きてから考える

- いわゆるwarning arrhythmia(重篤な不整脈が出現する恐れがあると思われている不整脈)とは，
  - ● 多発性のPVC
  - ● R on T(あまり遭遇することはない)
  - ● 多形性PVC
  - ● 3連発以上のPVC
- warning arrhythmiaは，それを認めないなら大丈夫というわけではない。
- AMIのときに選択される抗不整脈薬は……
  - ● アミオダロン(アミオダロン®)
  - ● ニフェカラント(シンビット®)

● リドカイン（キシロカイン®）

■ リドカインをまだ使うのか？
□ 「リドカインの時代はもう終わった」ような風潮がある。たしかに「予防的にリドカインを投与すべき」という証拠はない。かといって、「リドカインで不都合な目にあった」という話も多くはない。リドカインはアミオダロンやニフェカラントよりしきいが低い。
□ リドカイン予防投与の損得についての議論は1960年代にさかのぼる。ちょうどCCUができ始めた頃、リドカインが心室不整脈を減少させるとの報告が続いた。しかし、症例数が少なく、無作為化されていない問題があった。
□ 1970～1990年は「とりあえずリドカイン」の時代。しかし、メタアナリシスでは生存率の改善は示されなかった（MacMahon S. JAMA 1988）。
□ 1990年代になって予防的リドカイン投与に否定的な風潮となった。37のRCTのレビューでは、予防的リドカイン投与は全死亡率にも心室細動の頻度にも影響はなかった（Martí-Carvajal AJ. Cochrane Database Syst Rev 2015）。
□ しかし、リドカインに好意的な論文もある。Wymanらの4,254症例の後ろ向き研究では、リドカインの有無によりVFの頻度は0.5% vs. 10%と大差があった（Am J Cardiol 2004）。さらに、VFの有無は院内死亡率を高めていた（25% vs. 10.5%）。
□ また、1990年代の臨床試験を再評価した結果、AMIでVT/VFが発生した後にリドカインを投与すると大幅に生存率が向上していたという報告もある（Piccini JP. Crit Care Med 2011）。驚くべきことに、アミオダロンは目立って生存率を低下させている。
□ 19,190人のAMIに1,126人（5.9%）のVT/VFを認めた。リドカイン664人（59.0%）、アミオダロン50人（4.4%）、両薬剤が110人（9.8%）に投与され、抗不整脈薬なしは302人（26.8%）であった。生存率はリドカインで向上しているように見えたが、アミオダロンでは悪化している。
□ この観察がどのくらい普遍性があるかはわからないが、少なくともリドカインの有効性を支持する報告が皆無ではない。まとめると……

> 1）AMIで予防的な抗不整脈薬投与は支持されない。
> 2）VT/VFが生じた後のリドカインも一部では用いられる。
> 3）VT/VFが生じた後、静注アミオダロンを用いる施設が多くなった。
> 4）β遮断薬ランジオロールの静注もガイドラインに載っている。

□ 背景はACSだけではないが、最近の重症不整脈に用いられる静注抗不整

脈薬の傾向はPart 1の12章(図3)に示した。厳密な症例数や販売額ではなく，薬剤使用量についての風聞に基づく推測である。アミオダロンの使用例が増えており，リドカインは減少しているが，もともとが多かったので今でもかなり使用されている。

□ まず，リドカインなら……体重に関係なく，
▶ リドカイン1アンプル100 mg(5 ml，2％)なら半分の2.5 mlを生理食塩水かブドウ糖で5 mlに希釈して，側管から2分以上かけて投与(50 mgのワンショット)

□ リドカインは急速投与しても血行動態的なリスクはないが，患者の頭が白くなるという苦痛を与える。

> ***In principle***
> ほかの医師に投与をまかせるときは，「ゆっくり静注」と指示してはいけない。

□ 曖昧な指示は事故を生む。「2分で」とか「5分で」と数字を入れて指示する。他人はしばしば「常識がない」か「異なる常識」をもっている。
□ 維持投与としては，
▶ リドカイン1,000 mgの1アンプルをブドウ糖で100 mlに希釈して，6 ml/hrで維持投与(10 mg/ml×0.1 ml/min＝1 mg/min)

□ この投与量はややもの足りない。しかし，リドカインの副作用である"せん妄"は生じにくい。
□ リドカインが効いている雰囲気はあるが，warning arrhythmiaを認めたり，VT/VFを生じたら……直流除細動の後に，かつて行われることの多かった選択肢は，
▶ リドカイン50 mgのワンショットを追加し，その後に維持投与の量を倍増(12 ml/hr)する

□ 増量するときには，単に維持量を増やすだけでは不十分。血中濃度の増加は期待よりも鈍い。速やかに治療効果を高めたいときには，ワンショットを追加。
□ 高齢者はICUや個室に閉じ込められるだけで精神症状を呈する。リドカインで追い打ちをかければ，せん妄は出やすい。

＊　＊　＊

□ 通電を要するイベントが多くなると，薬物治療の強化が必要となる。しかし，プロカインアミドやジソピラミドなどのI群抗不整脈薬は損得のバランスが悪く，勧められない。
□ 血行動態や電解質の補正，あるいはβ遮断薬など，I群薬以外の対処を考慮。

> *In principle*
> AMI では Ia 群も Ic 群も使わない。

- □ 静注Ⅲ群薬のニフェカラントとアミオダロンにより，重症心室不整脈の薬物治療の幅が広がった。
- □ ニフェカラントは直流除細動困難例において，除細動を容易にする。VF の除細動が難しいときの緊急避難的対策になる。

■ 困ったらニフェカラント
- □ 静注アミオダロンでもよいが，国産のニフェカラントはよい選択である。実質的に1つのイオンチャネル(I_{Kr})のみ遮断する。作用の方向が予想できる。アミオダロンよりシンプル。
- □ ニフェカラントもアンカロンも，いずれも最初から選んでよい。
- □ ニフェカラントを使える理由は……
  - ● I_{Kr} チャネル遮断薬には陰性変力作用がない。
  - ● VF になったときに直流通電の有効性が高まる。
  - ● リドカインが無効な状況なら，薬理作用が異なる薬剤を使うのは合理性がある。
- □ 体重 50 kg なら，
  - ▶ 単回投与：ニフェカラント 1 バイアル(50 mg) を 5％ブドウ糖で 50 ml に溶解。このうち 0.1〜0.3 mg(5〜15 ml)/kg を 5 分かけて静注
  - ▶ 持続投与：0.1〜0.2 mg(5〜10 ml)/kg/hr を投与
- □ 臨床試験で用いられたのは単回投与 0.2 mg/kg，維持投与 0.2 mg/kg/hr (Yusu S. Circ J 2009)。この投与量で 41 人中 1 人で torsade de pointes を生じた。
- □ 少なめから始めることが多い。QT 500 ms，あるいは QTc 550 ms をもって減量中止の目安とする(志賀剛 監. トーアエイヨー安全使用実践マニュアル，2016 年 4 月より)。
- □ QT 延長に伴う心室不整脈は低カリウム血症により悪化する。4.5 mEq/L 前後が勧められている。

■ 静注アミオダロン
- □ 1 アンプルは 3 ml で 150 mg を含有する。はじめてなら，ひたすら添付文書に沿った投与法にする。
- □ 注射部位反応を避けるため，可能な限り本剤は中心静脈から点滴により投与する。持続注入ポンプを用いる。添付文書を翻訳した表を示す(表 1)。
- □ このメニューは 1 つの目安。抗不整脈薬のみでは VT/VF の回避には限界

表1　アミオダロン静注の方法(48時間までとその後)

1）初期急速投与：10分
- 5/6アンプル(2.5 ml)＋5%ブドウ糖100 ml
- 持続注入ポンプにて10 ml/minで全量投与

2）負荷投与：6時間
- 5アンプル(15 ml)＋5%ブドウ糖500 ml
- 持続注入ポンプで33 ml/hrで投与

3）維持投与：42時間
- 負荷投与後の残液を17 ml/hrで18時間投与
- 残り少なくなったら，5アンプル(15 ml)＋5%ブドウ糖500 mlのセットを新たに作り，
- 17 ml/hr投与を24時間続けると，やがて48時間となる

4）追加投与
- 不整脈の出方によっては，初期急速投与に準じた追加投与を行う

5）48時間以降
- 3日目からは，それまでに得た経験と勘により対処する

が多い．可及的に虚血を解除し，さらに……
- 電解質の補正
- 心不全の治療
- β遮断薬
- 全身麻酔による鎮静

……という対策を重ねたい．

■ ランジオロールという選択肢の出現

□ 国外では最近でも，静注プロプラノロールはelectrical stormなど難治な不整脈に有用な治療選択とみなされている．しかし，半減期の長い静注プロプラノロールは気軽に使えない．一方，半減期4分の短時間作用型β遮断薬ランジオロール(オノアクト®)は使いやすい．

□ ランジオロールの多面的なメリットを示唆する報告がある(Kiyokuni M. Int J Cardiol 2016)．そのほかの知見も合わせて推測すると，
- AF/AFLの頻度が低下，レートコントロール
- 虚血領域の減少，ST上昇の緩和
- 非持続性VTの減少
- 低血圧のイベントの減少，重篤な心不全の回避

などが期待できる．

□ ただし，心房細動のレートコントロール以外の使い方が確立されているわけではなく，使い手の思惑と好みによる．

Memo ■ electrical storm(VT/VF の頻発)

- □ electrical storm とは,原因疾患はなんであれ,VT/VF を繰り返す病態を指す。
- □ 交感神経活動の遮断により electrical storm の抑制が可能か否かが検討された(Nademanee K. Circulation 2000)。心筋梗塞発症後 72 時間以降に electrical storm を発症した 49 例を「ACLS のガイドラインに従って治療する 22 人」と「交感神経活動の抑制に重点をおいて治療する 27 人」に分けた。治療開始 1 週間までの死亡率は「ACLS 群 82% vs. 交感神経遮断群 22%」。
  - ● ACLS 群の死亡はすべて VF だったが,交感神経遮断群の死亡は半数(3/6)のみが VF。
  - ● 1 年後の生存率も,「ACLS 群 5% vs. 交感神経遮断群 67%」と大きな差があった。
- □ 欧米のガイドラインでは,早期の β 遮断薬投与が勧められている。わが国では冠攣縮の関与,投与量と心機能とのバランスの取り方,潜在的気管支喘息,そしていわく言いがたい習慣のゆえに,急性期を過ぎるまでなかなか β 遮断薬は開始されない。
- □ 除細動を要するイベントを認めたなら,早くからの β 遮断薬は悪くない。ランジオロールはこの目的に使いやすいだろう。
- □ 100 回の DC を要したアミオダロン無効の VT/VF の報告がある(Kanamori K. Int Heart J 2015)。AMI 間もない高齢者で,血圧 74/32 mmHg だったが,ランジオロールで electrical storm を沈静させている。

Memo ■ メキシレチンが有効なケース

- □ electrical storm に関する最近の報告(Murata H. Circ J 2015)によれば,30 症例中 21 例はアミオダロンが有効であった。アミオダロン抵抗性の 7 例のうち 5 例は AMI であり,アミオダロンが有効な患者群 21 人中 1 例のみが AMI であった。
- □ アミオダロン無効群は,VT/VF のトリガーになる PVC も,頻拍中の QRS 幅が正常に近く,刺激伝導系を介した興奮伝播と Purkinje 線維が頻拍起源であることが示唆された。
- □ アミオダロン抵抗性の electrical storm は,メキシレチン投与や Purkinje 線維を念頭においた心内膜のカテーテルアブレーションにより治療しえた。

■ 下壁心筋梗塞の房室ブロック

- □ 下壁梗塞では房室ブロックを生じやすい。下壁は迷走神経の求心性線維が豊富で，虚血による刺激で洞徐脈や房室ブロックをまねく。
- □ 288人の下壁梗塞のレポートでは，37人(14%)に2度以上の房室ブロックが現れている(Feigh D. J Am Coll Cardiol 1984)。3人は死亡し，生存した34人は房室ブロックの出現する時期によって特徴づけられた。
  - ● 早期型(<6時間)は15人 → 1度房室ブロックの先行なし → 24時間以内にブロック消失 → アトロピン有効 → 迷走神経の関与が大
  - ● 遅延型(>6時間)は14人 → 1度房室ブロックの先行 → 遷延 → アトロピン無効 → 迷走神経の関与は小
  - ● 早期型＋遅延型の両方 → 5人
- □ 下壁梗塞の房室ブロックの少なからぬものが，自律神経を介した可逆性の房室ブロック。アトロピンを使う。
  - ▶ アトロピン硫酸塩 1/2 アンプルを側管からワンショットで静注
- □ アトロピンの効果は1〜2分で現れる。房室ブロックの改善がもの足りなければ，
  - ▶ アトロピン硫酸塩の残り 1/2 アンプルあるいは1アンプルを側管から追加静注
- □ 「アトロピンに反応が鈍い房室ブロック」，あるいは「広範前壁梗塞の房室ブロック」は手強い。自律神経を介したものでなければペーシングを要し，予後も不安がある。
- □ アトロピンが無効のとき，虚血代謝産物のアデノシンに拮抗するアミノフィリン静注が有効との報告がある。海外の報告では400 mgあるいは7 mg/kgが投与されている。1アンプルが250 mgなので，1アンプルを希釈して15分以上かけてゆっくり投与する。伝導が回復してきたら全量を投与する必要はない。
- □ His束や右脚・左脚は，左前下行枝の近位部で分かれる中隔枝から灌流される。もともと近位部の閉塞という事情もあるし，機能的というより器質的な伝導障害ゆえに可逆性が乏しい。予後にも関係しそうに思えるが，ブロックが独立した予後予測因子か否かについては，議論が分かれる。

● 心不全の治療……必要になってから考える

- □ 血圧の低下や心不全症状にはカテコラミンも選択される。しかし，カテコラミンはしばしば催不整脈作用を有し，PVCやVT/VFの発生を促す。
- □ ニトログリセリンのような硝酸薬とカテコラミンとを併用することは，「血管を開いて，血管を締めて」いるので，辻褄が合わないのではないだろ

うか？ カテコラミンを使うくらいなら，その前に硝酸薬を中止すべきではないか。考え方としては……
  A. 硝酸薬の役割
    - 「静脈拡張による前負荷軽減」と「多少の動脈拡張による後負荷軽減」を介した心筋保護
    - 冠動脈の側副血行路の開大
    - あるいは梗塞の原因となっている狭窄の緩和 → 梗塞部と周囲心筋の血流改善
  B. カテコラミンの役割
    - 硝酸薬が上記の仕事を達成するのを，心拍出量を維持/増加してバックアップする。血管収縮はマイルドな範囲でないと，後負荷がきつくなって目的を達しにくい。
☐ 互いに補完し合うところがあり，一緒に使うのは不自然ではない。硝酸薬が静脈をおもな対象にし，カテコラミンはおもに心臓での仕事を受け持つ。
☐ かつては「低血圧にはまずドパミン」だった。尿量が維持できなければ，これもドパミン。ドパミンで血圧を保てなくなったら，「やむを得ずノルアドレナリン」の順番だった。最近はドパミン一辺倒とも言いがたく，ノルアドレナリンもやや前面に出る風潮になっている。心収縮力については，昔も今も基本はドブタミンにまかせる。

＊　＊　＊

◎選択 1 ◎ ドパミンあるいはドブタミンを使うなら
◉状況 1 ◉ 軽度の血圧低下（収縮期血圧＜100 mmHg）と心収縮力低下の改善—
☐ 体重 50 kg なら，
  ▶ ドブタミン 1 アンプル〔5 ml, 100 mg（2%）〕＋5% ブドウ糖 28 ml 持続注入器で 3 ml/hr から開始（3 μg/kg/min）
  ▶ キット点滴静注用なら 200 ml で 200 mg（3 ml/hr で 1 μg/kg/min）と 200 ml で 600 mg（3 ml/hr で 3 μg/kg/min）
☐ 開始量は 1 μg/kg/min でもよい。
☐ なぜ最初にドパミンではなく，ドブタミンを使うのか？
☐ ドブタミンは見かけ上 β_1 受容体を選択的に刺激する。ドブタミンとドパミンを比べると……
  - ドブタミンはドパミンより心拍数を上げない → 心仕事量の増加が相対的に小さい
  - ドブタミンは末梢血管抵抗の上昇が少ない。低用量ではむしろ，わずかながら血管拡張傾向，これには肺毛細管も含まれる → 後負荷を増やさない
  - ドブタミンは用量依存性に心筋収縮力を増す → ストレート

- ドブタミンのほうが催不整脈作用が少ない → 安心感
☐ ドブタミンでも心筋に無理をさせるが，心拍出量の増大で末梢循環を維持しながら血圧を維持してしのぎたい。
☐ ドパミンを使って末梢血管を締めて血圧を維持するのでは，仕事量の増加から心筋障害を進展させる。
☐ ドブタミンでうまくいかないとき，言い換えれば「末梢循環の改善がなく，尿量も増えない，肺うっ血症状が続く」なら，PDEⅢ阻害薬や hANP を考慮する。緩める治療にシフトする。
☐ ドブタミンは長期に使用する薬剤ではない。たくさん使っても，予後は改善しない。

・・・

●状況2● 厳しい血圧低下（収縮期血圧＜80 mmHg）─
☐ 体重 50 kg で，
  ▶ ドパミン 1 アンプル〔5 ml，100 mg（2%）〕＋5% ブドウ糖 28 ml
    持続注入器で 3 ml/hr で開始（3 μg/kg/min）
  ▶ 注シリンジなら，0.1%（50 ml），0.3%（50 ml），0.6%（50 ml）。0.3% 液で 1 ml/hr＝1 μg/kg/min

  あるいは，
  ▶ ドパミン塩酸塩点滴静注液 200 mg（600 mg）キットははじめから 0.3%
☐ 収縮期血圧が 80 mmHg を下回れば，多臓器の循環不全が不可逆的障害をもたらす。血圧維持を優先し，催不整脈作用や心筋障害の不利益に目をつぶってドパミンを使ってきた。
☐ 最近はドパミンではなく，ノルアドレナリンを優先する医師が増えたかもしれない。

・・・

●状況3● 厳しい血圧低下（収縮期血圧＜80 mmHg）と心収縮力低下─
☐ はじめからドブタミンとノルアドレナリンを併用して
  ▶ ドブタミン 1 アンプル〔5 ml，100 mg（2%）〕＋5% ブドウ糖 28 ml
    持続注入器で 3 ml/hr から開始（3 μg/kg/min）
  併用して…
  ▶ ノルアドレナリン 5 アンプル（0.1%，1 ml/A）＋5% ブドウ糖 45 ml または生理食塩水 45 ml
    持続注入器で 3 ml/hr で開始（0.1 μg/kg/min），開始量は 0.03～0.3 μg/kg/min

  維持量がどのくらいか，よくわからない。必要なだけということだが，換算表には 0.3 や 0.5 μg/kg/min までしかない。ドブタミンやドパミンよりひと桁小さい数値で使われる。

- □ ノルアドレナリンを使い慣れていなければ，ノルアドレナリンの代わりに，
  - ▶ ドパミン 1 アンプル〔5 ml，100 mg（2％）〕＋5％ブドウ糖 28 ml 持続注入器で 3 ml/hr から開始（3 μg/kg/min）
- □ ドブタミンのバッグ製剤キット（0.1％と 0.3％）やシリンジ製剤（0.1％，0.3％，0.6％）は使いやすい。
- □ ドパミンが第一選択でない理由は催不整脈作用が多いことによる。さらに敗血症を対象にした試験でノルアドレナリンよりも生存率が劣ったため，優先順位が下がった。「敗血症ではノルアドレナリン」は知っておきたい。
- □ ところで，ノルアドレナリンの血管収縮作用は荒っぽいところがある。用量調節の機微をわかっている専門医は使いこなせても，そうでないと手に馴染まないかもしれない。使い慣れているという理由でドパミンを優先する医師はまだ多い。

＊　＊　＊

◎選択 2 ◎ PDE Ⅲ 阻害薬

- □ 急性心不全の治療薬である PDE Ⅲ 阻害薬の使用も考慮される。強心作用ならドブタミンがある。なぜ PDE Ⅲ 阻害薬の出る幕があるかといえば……
  - ● ドブタミン：$β_1$ 受容体を経由した強心作用
    PDE Ⅲ 阻害薬：$β_1$ 受容体を介さない強心作用
    → 異なる薬理作用で攻めることになる。
  - ● $β$ 遮断薬投与中でも効果が減殺されない。
  - ● 血管拡張により後負荷が減る。静脈拡張がメインの硝酸薬より動脈拡張メインの PDE Ⅲ 阻害薬のほうが後負荷減少は大きい。
- □ ホスホジエステラーゼ（phosphodiesterase：PDE）は，cAMP や cGMP を分解する酵素。PDE Ⅲ 阻害薬で cAMP の処理が低下すると，局所の濃度が上昇する。心筋収縮は増し，末梢血管は拡張する。ただし，投与量が少ないと血管拡張作用は少ない。
- □ PDE Ⅲ 阻害薬は末梢血管抵抗を増やさず，心筋酸素需要の増加は少ない。利尿薬やカテコラミンの投与量を抑えられる期待もある。
- □ 「血圧低下傾向＋低心拍出量＋末梢血管収縮」があり，カテコラミンへの反応が悪いとき，
  - ▶ カテコラミンに併用してミルリノン（ミルリーラ®，22.5 mg/150 ml）を原液で 1〜5 ml/hr
- □ 体重 50 kg で 0.05〜0.25 μg/kg/min。ガイドライン（JCS 2017）では，
  - ● 開始　0.05〜0.25 μg/kg/min
  - ● 維持　0.05〜0.75 μg/kg/min
- □ PDE Ⅲ 阻害薬では cAMP が「蓄積されてくるのを待つ」。カテコラミンとは異なり，速やかな効果は期待できず，タイミングが遅れた強い作用もあ

りうる。それゆえ，添付文書にある「50 µg/kg を 10 分間かけて静脈内投与」という初期投与は，「行きすぎ」のリスクがある。
- □ 半減期が長い（1.5〜2 時間）。すぐには消えない。PDE Ⅲ 阻害薬の弱点は，小回りが利かないこと。PDE Ⅲ 阻害薬は少なくとも安全に AMI による心不全の治療に用いることは可能だが，予後にどう影響するかはわからない（Tang X. Basic Clin Pharmacol Toxicol 2015）。
- □ あるいは，
    - ▶ オルプリノン（コアテック®）1 アンプル（5 mg/5 ml）を 5％ ブドウ糖で 50 ml に希釈し，3 ml/hr で開始

    これで 0.1 µg/kg/min。
    開始　0.05〜0.2 µg/kg/min
    維持　0.05〜0.5 µg/kg/min
- □ PDE Ⅲ 阻害薬の使用頻度は低い。本邦の急性心不全の入院症例のレジストリー（ATTEND Registry 2013）では，4,842 人中ミルリノンは 161 人（3.3％），オルプリノンは 37 人（0.8％）に投与されている。ACS での使用頻度は，この数字よりさらに低いだろう。

＊　＊　＊

◎その他の選択◎
- □ hANP（カルペリチド）の併用。肺うっ血が取れないとき hANP を使用した報告がある（Kikuchi M. Jpn Heart J 2001）。心拍数や心拍出量に影響することなく肺うっ血が軽減する可能性がある。

＊　　　＊　　　＊

■ 右心不全
- □ 右室梗塞は下壁梗塞に合併するが，血行動態的に困ることはそれほど多くない。
- □ 右胸部誘導（V3R と V4R）の ST 上昇で右室梗塞の診断をするという話になっているが，電位が全体に小さくて ST 上昇といってもそれほどのものではない。
- □ 右心不全があっても，なんとなく乗り切れるのが右室梗塞。経験の乏しさゆえにそう思うのかもしれないが。ともかく輸液を行うらしいが，これが難しい。詳細は Part Ⅰ-14 章「急性心不全」を参照。

● 利尿薬……心不全という理由だけでは使わない

- □ AMI の心不全は虚血由来の収縮障害と拡張障害によって生じ，通常は血管内ボリューム過剰を伴わない。循環血液量としては正常か，しばしば脱水を伴う。

> *In principle*
> 脱水は AMI 発症の誘因 → 利尿薬の出番は少ない。

- 患者の身体所見のみから脱水の有無を推測することは難しい。心エコーで下大静脈径を見るのはわかりやすい。
- 循環血液量の低下が否定的で，かつ利尿が不十分なら，
  ▶ フロセミド（1 アンプル 20 mg）を 1/2 アンプル，側管から静注
- 利尿がいまひとつのときは，ラシックスが足りないのではなく，循環血液量が見かけ以上に少なくなっている可能性がある。
- 冠動脈疾患患者では腎機能障害の合併が多い。冠動脈疾患の背景にある糖尿病や高血圧は，糖尿病性腎症や腎硬化症を促進する因子になる。腎機能低下を伴えば，より利尿はつきにくくなる。
- 慢性心不全ではフロセミドにサイアザイド系利尿薬（トリクロルメチアジド）やカリウム保持性利尿薬（スピロノラクトン）を併用して利尿効果を高める試みが行われるが，AMI では素早い対処を要する。機械的除水（持続的血液濾過透析 continuous hemodiafiltration：CHDF など）も選択肢に入る。

● β遮断薬，ACE 阻害薬/ARB，スタチン……たぶん使う

- β遮断薬と ACE 阻害薬は心筋梗塞の急性期にも価値はある。最近，心不全のない AMI における β遮断薬の意義が検討されている（Puymirat E. BMJ 2016）。
  1) 入院後 48 時間以内に β遮断薬開始 → 30 日後の死亡率は低下（HR 0.44）
  2) 退院時に β遮断薬投与 → 1 年後の死亡率低下ははっきりしない（HR 0.77）
  3) 退院 1 年後に β遮断薬継続 → 5 年後の死亡率の低下は認めない（HR 1.19）
- この観察から，心筋梗塞の早期に β遮断薬を開始したほうが良さそうだが，ずっと続ける意味はなさそうだ。心筋梗塞の再発予防に β遮断薬は有用と思い込んでいたのに，わからなくなった。
- 冠動脈攣縮の頻度が高いと信じられている日本では，欧米より心筋梗塞急性期の β遮断薬使用率は低い。
- ともあれ，β遮断薬も ACE 阻害薬も「使わない理由がなければ，早くから使ったほうがいい」。β遮断薬を使えないのは心不全・伝導障害などで，わかりにくい禁忌はない。言うまでもなく，カルベジロールかビソプロ

ロールを選ぶ。気管支喘息があってもビソプロロールは使える。
- □ 約10万のAMI症例の解析（ACE Inhibitor Myocardial Infarction Collaborative Group. Circulation 1998）では，発症30日以内の死亡率はACE阻害薬投与の有無で7.1％ vs. 7.6％（p＜0.004）。全体としての差は小さいが，心不全，高めの心拍数，あるいは前壁梗塞を認めるときは差が大きかった。
- □ 心不全の発症も抑えた（14.6％ vs. 15.2％）が，低血圧（17.6％ vs. 9.3％）や腎不全（1.3％ vs. 0.6％）は増加していた。
- □ ACE阻害薬が良いのなら，ARBも良さそうだが，AMIに関してはどうもすんなりいかない。VALIANT（2003）では心不全傾向のあるAMIに，古典的ACE阻害薬であるカプトプリル群とARBのバルサルタン群，および両剤併用群が設定され，2年ほどの経過が比べられた。
- □ 投与開始は発症5日ほど。どの群も19％台の死亡率だったが，併用群で有害事象が多かった。バルサルタンは平均で240 mg/日とかなりの投与量。ほとんど引退しているカプトプリルが相手で五分五分なので，ACE阻害薬の捨てがたさが強調された。
- □ JCSガイドライン（2013）のクラス1は……
  - ● 左室機能低下（EF≦40％），心不全があれば発症24時間以内のACE阻害薬投与，不耐性ならARB
  - ● それ以外は，落ち着いてからACE阻害薬
- □ エナラプリル10 mg分1を選ぶ専門医が多い。
- □ スタチンは，服用できるなら早くから始めることが勧められる。「禁忌でなければ，LDLコレステロール値にかかわらずスタチンを早めに開始する」のはクラス1。

> ***In principle***
> AMIではARBよりACE阻害薬の旗色がいい。

● 低アルブミンの補正……必要があれば

- □ 血清アルブミン値が低いと血管外へ水分が移行し血管内脱水が進行するので，浮腫や肺うっ血が消えにくくなる。
- □ 心筋梗塞のときにどのくらい有用か，明確な情報は得られなかった。よほど事情があれば，例えば血清アルブミンが2.5 g/dl以下なら，
  - ▶ ヒト血清アルブミン25％（12.5 g/50 ml）を1日1回20 ml/hrで点滴静注

● 感染と抗菌薬……ときに必要

□ AMIはときに感染症が遠因となる。
□ AMIの胸部X線では，どう見ても肺炎に見えることが稀でない。細菌感染を示唆する所見を欠くにもかかわらず「別に肺炎などなくても，いろいろラインがつながっているので，抗菌薬投与はやむを得ない」というのは，心情的にはありだが，感染症学的には不適切だろう。

● 抗潰瘍薬……ルーチンとなっている施設が多い

□ AMIのような重篤な疾患では，患者のストレスも多い。
□ もともと消化器疾患もあるかもしれない。抗凝固薬や抗血小板薬を使用するリスクを考えて，
▶ ファモチジン（静注用ガスター®）1アンプル（20 mg）を側管から1日2回投与
□ PCI後は高齢者で消化管出血が多い。ACSのときも，年齢は抗血小板薬による出血の頻度への影響が大きい。

● 悪心・嘔吐・不穏への対処

□ AMIの悪心・嘔吐は貫壁性梗塞に多く，非貫壁性梗塞や不安定狭心症では稀（43% vs. 4%：Ingram DA. BMJ 1980）。43%という数字は過大評価の印象がある。
□ 下壁梗塞は迷走神経反射を生じ，悪心・嘔吐は多い。
□ モルヒネも悪心・嘔吐と徐脈をまねく。

* * *

◎選択1◎**アトロピン硫酸塩**
▶ アトロピン硫酸塩1/2アンプルをワンショットで静注
□ 症状の改善がなければ，
▶ アトロピン硫酸塩残りの1/2アンプルをワンショットで静注

* * *

◎選択2◎**メトクロプラミド（プリンペラン®）**
□ あるいは，
▶ メトクロプラミド1アンプルをワンショットで静注
□ アトロピンに併用してもよい。

● 下剤の投与

□ 便秘になると，患者のみならずケアする側も困る。
　▶ 酸化マグネシウム 3 g/日 分 3（1 回 1 g）
□ どの下剤を使ってもよい。

> **Memo ■ 心筋梗塞後の硝酸薬**
>
> □ 大規模臨床試験の GISSI-3（1994）でも，硝酸薬は AMI 後の死亡率を下げなかった。フォローアップでの死亡率のことで，発症 1 日での死亡率は硝酸薬を使っているほうが低く，急性期に使うことは否定されてはいない。
> □ 国内でも陳旧性心筋梗塞での硝酸薬の意義について検討され（Ishikawa K. Circ J 1996），1 年半の心血管イベントは，硝酸薬投与群で 6.5％と非投与群の 3.1％よりも高かった。
> □ JACSS（2007）も日本で行われた臨床試験であり，「臨床像を厳密にマッチング」させると，硝酸薬があってもなくてもイベントは同じ頻度になった。
> □ こうした解析から，AMI 後に長期に積極的に硝酸薬を使うという発想にはならない。
> □ 海外の GRACE（2010）では 52,693 人もの ACS 症例の治療を解析しており，このうち 10,555 人，つまり 1/5 に硝酸薬を投与されていた。どのタイプの ACS だったかというと，典型的な STEMI は，硝酸薬投与群 16％，非投与群 39％と後者に多かった。不安定狭心症は硝酸薬群に多い。
> □ 硝酸薬は ACS を大幅に回避させ得ないとしても，STEMI への進行を阻止できるという解釈もありうる。
> □ 心筋梗塞後に硝酸薬を長期に投与することのメリットが症例ごとにまちまちであるとしても，「基本的に使わない」専門医が多い。さらに，「すでに処方されていれば，あえて中止はしない」という傾向もある。「よくわからないこと」は「とりあえずどちらにも動かない」のも 1 つの「臨床的判断」である。

2 不安定狭心症

不安定狭心症はPCIによる血行再建を試みることが多い。薬物治療はおまけといえばおまけだが，これなしでは非薬物治療のメリットも活かせない。

病態・診断・対処

● 病 態

- □ 不安定狭心症(UA)は急性冠症候群(ACS)に含まれる。ACSには不安定狭心症のほかに，AMIや虚血性心臓突然死が含まれる。不安定狭心症はこれら2つと共通した病態をもつ。
- □ 不安定狭心症とは，冠動脈内のプラークが破綻して，さしあたり心筋梗塞や死には至らないものの，心筋虚血進展と心筋梗塞が危惧される流動的な状況。
- □ 本邦のガイドラインでも国外のガイドライン(AHA/ACCとESC)でも，非ST上昇型ACSとST上昇型ACSは別々になっている。似たような中身なのに，なぜ2つに分けるのか疑問に思っていた。
- □ 国外では，ST上昇型に血栓溶解療法が行われることが稀ならずあり，血栓溶解療法の対象とならない非ST上昇型とは治療選択が異なることが1つの理由かとも思える。
- □ また，いずれのガイドラインでも非ST上昇型ACSは，
  - ● 早期にPCIを行うのか
  - ● 診断を確信できないからちょっと様子を見るのか

  ……が悩みどころである。以前よりはPCIが選ばれやすいトレンドではあるが，ひと呼吸置いてからCAGかPCIという経過もある。あるいは，様子を見ているうちに虚血性心疾患が否定される可能性もある。
- □ マーカーが陽性の非ST上昇型の心筋梗塞では，すぐに血行再建に向かう。

あえて待つのは「マーカーからは心筋障害がはっきりしないケース」。

● 診　断

■ 症状と心電図
□ 胸部症状があり，ST低下や陰性T波があればACSを疑う．胸部症状がそれらしければ，心電図変化が乏しくてもACSを疑う．
□ ACSは「過剰に診断する」のがよい．心電図の波形がどうのこうのと難しく考える時代は過ぎた．そんな暇があればマーカーを調べる．マーカーからAMIと断定できないなら，不安定狭心症と呼ぶのは悪くない．
□ 固定した心電図変化は局所の心室肥厚によるものが多い．心室壁の厚さが不均一なほど"顕著なST-T変化"を生じる．

● 治療の考え方

□ プラークの破綻と閉塞機転について次第に明らかになってきた．不安定プラークは，被膜が不完全な部位があり，炎症細胞が寄り集まって脆弱となる．
□ この不安定な組織が血栓を形成する過程で，交感神経活動や線溶系の機能を抑制するプラスミノーゲン活性化因子インヒビター1（plasminogen activator inhibitor 1：PAI-1）など複数の因子が関わる．
□ プラーク破綻が起きても，しばらくしのげば固まってくる可能性がある．

■ なぜ不安定狭心症では血栓溶解療法を行わないか？
□ 冠動脈内血栓の構成要素のうち，治療の対象となるのは3つ．
　　● 血小板
　　● 血液凝固因子のうちトロンビン
　　● フィブリン
□ 血管内視鏡の観察によれば，血栓形成が背景にある点はAMIも不安定狭心症も同じだが，前者は赤色血栓や混合血栓，後者は白色血栓が多い．
□ 本邦ではほぼ皆無だが，ST上昇型AMIでtPAによる血栓溶解療法を行えば，赤色や混合血栓は溶解し，残った白色血栓が目立つようになる．
□ さらに，白色血栓が剝離することもある．血栓の組成は症例ごとにばらつきがあるが，一般に不安定狭心症では血栓溶解療法の対象になる赤色血栓や混合血栓が乏しい．この点で，不安定狭心症はST上昇型ACSとは異なる閉塞機転が想定されている．
□ 不安定狭心症に赤色血栓が少ないということは，赤色血栓の構成要素であ

るフィブリンが存在しないことになる。フィブリンという血栓溶解療法のターゲットがないので，この治療を選択することが理屈に合わない。
□ 残るは血小板とトロンビンの2つに絞られる。これら2つの標的には，抗血小板薬とヘパリンで対抗する。
□ その意義は，
　● 抗血小板薬 → 血小板の活性化の抑制（血栓形成のトリガーが引かれないようにする）。まず，アスピリン。ステントの使用が予想されるなら，クロピドグレルかプラスグレル。
　● ヘパリン → アンチトロンビンⅢと結合して抗凝固作用を発揮（血栓の成長の抑制）
□ 昔は血行再建術の前に薬物治療による病態の安定化が試みられた。しかし今では，早期の血行再建が好まれる。少なくともACSなら不安定狭心症も含め，血行再建術が優先されている。
□ 医療コストの差，ACSの臨床像の差を考慮すると，海外のACSのガイドラインを本邦にあてはめるのはやや難しいように感じる。本邦では，「ST上昇型」と「不安定狭心症/非ST上昇型」を分けてガイドラインを作るメリットは海外よりも少ないのではないか。

＊　＊　＊

□ リスクを示唆する臨床像は，
　● 安静時胸痛の持続が長い
　● 硝酸薬が無効
　● 心不全症状
　● 冷汗，消化器症状
　● 徐脈や頻脈，心雑音
　● 顕著なST低下
　● T波の陰転
　● CK-MBやトロポニンTが著増
□ 定量的なリスク評価の表もあるが，「重症そうに見えたら重症だ」という以上の意味はない。
□ 48時間以内に出現した安静時狭心症は，AMIや虚血性心臓突然死のリスクが高い。これは当然のことだ。「ものごとが起きたばかりなら，どう転ぶかわからない」という話でしかない。
□ 「医学のメッセージは，当たり前のことを深淵な意義があるかのように語る」からつまらないと思われるかもしれない。しかし「注意喚起のメッセージ」とみなせば，プリミティブなものも捨てがたい。

薬物治療の実際

● はじめにすること

☐ 静注薬の開始前に……
▶ バファリン®(81 mg) 2 錠を噛み砕いて服用
☐ PCI が早めに行われそうなら……
▶ プラスグレル
☐ 胸痛があれば，血圧を確認してから……
▶ ニトロペン® 1 錠を舌下，あるいはミオコール® スプレーを使用
☐ ニトログリセリンは数分の間隔で繰り返し投与してよい。
☐ 症状がなく血圧が低めなら，ニトログリセリンは使わない。
☐ 「低めなら」とはどのくらいの血圧値を指すのだろうか？ 正直，わからない。若干の虚血の緩和により 1 回拍出量が増えて，かえって血圧が回復することもありうる。
☐ STEMI とほぼ同じことを行う。
 ● 床上安静とする。座位のほうが楽なら，上半身を起こす
 ● 酸素 2 L/min で開始
 ● 血管確保
 ● 血圧モニター＋SpO_2＋心電図
 ● 一般採血：心筋梗塞に準じた生化学検査，血算，凝固系の採血
 ● 動脈血ガス：必要そうなら
 ● 心エコー
 ● 胸部 X 線写真
☐ 来院して，そのままカテ室に行くのなら，一部は省略。ここでは，カテ室に送るまで，あるいは近隣施設に転送するまでの治療を念頭に置く。

● 硝酸薬の使用……必要そうで，血行動態が安定しているとき

☐ 多少胸部症状があるとか，肺うっ血傾向があれば，血圧が低くない（＞120 mmHg）ことを確認して……
▶ ニトログリセリン原液(0.05％) を 3 ml/hr で開始
適宜，希釈して投与。
☐ 前章でも 3 ml/hr で開始と書いたが，これは血圧が高めのときの初期投与量にあたる。血圧によっては，最初にワンショットで 2 ml ほどを投与することもある。
☐ ニトログリセリンにより，冠動脈の拡張，末梢静脈の拡張による前負荷の

軽減，細動脈拡張による後負荷の軽減をねらう。
□ ニトログリセリンの代わりに，
  ▶ 硝酸イソソルビド（ISDN：ニトロール®）0.1％なら原液 3 ml/hr で開始

  を使うのもよい。血圧が高め（収縮期血圧＞150 mmHg）ならニトログリセリン，そうでなければISDNという考え方もあるが，少量から始めるなら血圧が高めでなくてもニトログリセリンを使える。
□ ニトログリセリンのほうが頭痛を生じやすい。頭痛が強ければ，ニトログリセリンの代わりに，
  ▶ ニコランジル（シグマート®，12 mg）2 アンプルをブドウ糖で 24 ml に希釈（1 mg/ml）。2 ml/hr から開始

● ヘパリンの使用……一般的に使う

□ Oslerらのメタアナリシスでは，死亡と心筋梗塞の合計はアスピリン単独治療群で 10.4%（68/655），アスピリン＋ヘパリン群は 7.9%（55/698）であった（JAMA 1996）。アスピリンのみより，ヘパリンを加えることが勧められている。
□ 大きな出血の相対リスクは報告ごとにばらつきが大きい。アスピリンにヘパリンを追加すれば，出血はおよそ2倍。
  ▶ ワンショットなしに輸液 500 ml ＋ ヘパリン 10,000 U とし，20 ml/hr で投与。体重 50 kg で 8 U/kg/hr となる
□ AMIに比べ，ワンショットがないところが異なるが，これはPCIがなされないときのこと。カテ室でシースが入ってから投与するなら，AMIと同じく，3,000～5,000 U のワンショットが行われる。
□ 「ワンショットを行わない」のは，まだ大量の赤色血栓や混合血栓が冠動脈内に存在せず，ヘパリンの役割が「予防的な抗凝固療法」と位置づけられるからだろう。
□ ヘパリンの投与量にそれほどのルールはない。2014年の非ST上昇型ACSに関するAHA/ACCのガイドラインでは，最初に60 U/kg（4,000 U を上限として）を静注し，維持量は12 U/kg/hr（上限は1,000 U/hr）となっている。
  ▶ ヘパリン 60 U/kg を静注し，維持投与 12 U/kg/hr を開始
□ ST上昇型AMIだろうが不安定狭心症だろうが，PCIという操作がからめば，おのずとヘパリンが使われるので，冠動脈内の血栓の差を考慮する意味は小さい。
□ aPTT（目標値＝正常値の1.5～2.0倍/50～70秒）あるいはACT（目標値＝200～250秒）を6時間後に測定して調節。同じ投与量で2回続けて安定したaPTT値が得られたら，その後は24時間ごとの測定。

□ ヘパリンによる若干の血小板減少が10～20％の頻度で生じる。血小板が10万/μl以下になるのは1～2％，治療開始後4～14日で出現。

● カルシウム拮抗薬の使用……冠攣縮が疑われるとき

□ 個々の症例でスパズムの関与があるかないかはわからない。診断的治療の意図をもってカルシウム拮抗薬の選択はある。静注薬は匙加減が可能。
□ 冠攣縮を疑うとき，
▶ ジルチアゼム（ヘルベッサー®）1アンプル（50 mg/アンプル）を5％ブドウ糖に溶解して17 ml とし，3 ml/hr で開始
□ この量で3 μg/kg/min となる。不安定狭心症の治療量は1～5 μg/kg/min。高血圧緊急症のときはもっと多めで5～15 μg/kg/min。
□ 経口薬を使用してもよい。後負荷をとるという意味もある。ニフェジピン（アダラート®CR），ベニジピン（コニール®），ジルチアゼム（ヘルベッサーR®）のどれでもよい。アムロジピン（アムロジン®）も冠攣縮に有効であることが1990年代にいくつか報告されたが，冠動脈の平滑筋細胞への結合が淡白であり，選択肢に入れるほどではない。

● β遮断薬の使用

□ 不安定狭心症への薬物治療で心筋梗塞への進展をどのくらい回避できるかは，古い情報しかない（Yusuf S. JAMA 1988）。このメタ解析の数値をそのまま現在にあてはめられないとしても，各薬剤の役割の大きさは知りうるだろう（図1）。アスピリンとヘパリンは不安定狭心症から心筋梗塞への移行を40％ほど減少させている。

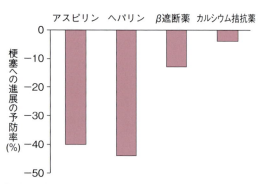

図1 薬剤の梗塞予防率の比較（Yusuf S. JAMA 1988 のデータから作図）

- □ 経口のβ遮断薬は−13％だが，カルシウム拮抗薬は−4％となっている。この2薬剤群の数値はそれぞれ5つの報告をまとめたものだが，β遮断薬は−1％から−23％，カルシウム拮抗薬は＋32％から−30％とばらつきがある。
- □ 少なくとも，心筋梗塞への移行を防ぐ力はβ遮断薬のほうが大きそうだ。どのくらいの用量がいいのか，確固たる根拠がどこにあるかは探し出せなかった。ビソプロロールかカルベジロールを普通量か半分量か，その場の雰囲気で選ぶのではないか。
- □ こうした使い方には貼付剤のビソノテープ®が有用。都合が悪くなったら取り除ける。
- □ AMI早期のβ遮断薬投与は短期予後を改善していたが，長期的投与の予後改善効果は疑問がもたれている(Puymirat E. BMJ 201)。
- □ 不安定狭心症でどうなのか確信はないが，この報告から推し量れば，心機能が正常なら長期のβ遮断薬には太鼓判は押せない。

● スタチン

- □ 冠動脈疾患の急性期からスタチンの導入が勧められるようになった。メタ解析で短期的にも長期的にも治療意義が確認されている。
- □ MIRACLE(2001)では，アトルバスタチンにより短期的に死亡率や心筋梗塞の再発までは減少させられなかったが，脳卒中を明らかに減少させている。そのため，イベント全体では比較的短い観察期間でもアトルバスタチンの意義が認められた。

3 安定(労作性)狭心症

日常的に再現性をもって狭心痛を訴える患者はめったに見なくなった。PCI でクリティカルな狭窄を解除した後は，脂質異常症・高血圧・糖尿病など冠危険因子への対処と抗血小板薬投与が行われる。

病態・診断・対処

● 病 態

□ 安定狭心症といえば安定労作性狭心症のこと。器質的冠動脈狭窄に由来する症状が，労作に応じて出現する。時間帯によって虚血が生じる運動量や心拍数が異なり，午前中に閾値が低くなることが知られている。
□ $α_1$ 遮断薬で虚血閾値の日内変動は消失するので，この交感神経活動の日内変動が影響しているという説がある。あるいはエンドセリン-1 の血中濃度の変化への依存も指摘されているが，冠攣縮に関わるほかの因子も関係しているだろう。

● 診 断

■ 標準 12 誘導心電図
□ 外来受診時の心電図に虚血らしい ST-T 変化を認めるなら，それは「安定していない心筋虚血」か，なんらかの心筋変性によるもの。
□ ST-T 変化が虚血によるものかどうかを判断するポイントは，
  ● 「有病率を考慮しない判断」が誤認をまねく。「冠動脈疾患は冠危険因子をもつ人に発症する」というルールは常に正しい。
  ● 心房の再分極を反映した振れ，つまり Ta 波を考慮しないと損をする(図1)。
□ 心拍数が上昇すると，洞結節のペースメーカの位置が頭側にシフトする。

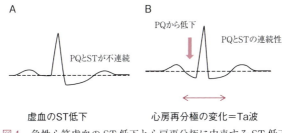

図1 急性心筋虚血のST低下と心房再分極に由来するST低下

P波は高く，Ta波は深くなる。このTa波がST低下をまねく。PQ部分が下方に下がっているときは，陰性のTa波によるST低下を疑わせる。

■ 運動負荷
- [ ] マスターの2階段は，虚血がありそうなら行わない。せめてトレッドミルあるいはエルゴメータによる運動負荷を行う。
- [ ] 連続した心電図モニターを行わないマスターは，虚血のルールアウトのための検査であり，「なさそうな人」だけが対象となる。
- [ ] 虚血を見つけるつもりなら，負荷量はもの足りないレベルにとどめる。本物なら，負荷中止後にそれらしいST変化が現れる。
- [ ] 心拍数110/min以下で虚血性のST低下（比較的水平のST低下）があれば，重症。130/minでST低下が出るなら，ほどほどの冠狭窄。
- [ ] 負荷試験そのものが大雑把な検査であり，定量的なことを論じる時代ではない。
- [ ] 信頼性のある情報とは，労作量に依存した再現性のある胸部症状。以下の場合は要注意。
  - はじめから高電位（high voltage）やST-T変化がある → 運動により非特異的なST-T変化を生じる可能性。
  - ジギタリス服用中 → 本物と区別できないST低下が生じる。

■ 冠動脈造影
- [ ] 以前は，むやみに冠動脈造影を施行することは避けなければならないと思っていた。しかし，有意狭窄があふれているこの時代，それなりの年齢でしかるべきリスクがあれば，とりあえず冠動脈を見るのも悪くない。CTによる冠動脈造影は，除外診断にはほぼ100％の精度がある。

■ その他の検査

- □ ホルター心電図：必須ではない。虚血を否定する目的で使う。
- □ 負荷心筋シンチグラフィ：必須ではない。手間とコストに見合う情報は得られない。
- □ 硝酸薬(ニトロペン®)舌下の効果から，虚血性心疾患を診断するのは難しい。立ち止まるから，薬がなくてもしばらくすれば胸痛は消える。せめて口が乾いていても吸収されるミオコールスプレーを処方する。

● 治療の考え方

- □ 過去の薬物治療と非薬物療法とを比較した大規模臨床試験では，一律にPCIを選ぶことは適切でないという報告もあった。
- □ COURAGE試験(2007)では有意狭窄と狭心症状のある2,287人を「薬物治療群」「PCI＋薬物治療群」に分け，5年弱の観察を行った。死亡とAMIは，薬物治療群18.5％ vs.「PCI＋薬物治療群」19.0％と差はなかった。狭心症状は，当初は「PCI＋薬物治療群」で改善したが，5年後には差はなくなった。
- □ MASSⅡ試験は心不全のない多枝病変症例を「薬物治療」「PCI」「CABG」の3群に分けて5年間観察している(Hueb W. Circulation 2007)。結果は，CABGがイベントフリーの割合が高く，薬物治療とPCIはほぼ同じ頻度でイベントを経験している。イベントにはPCIの追加が多く含まれる。しかし，生存率は3群で差はなかった(図2，図3)。

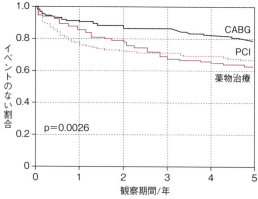

図2　3群間での主要心血管イベントのない生存率の比較

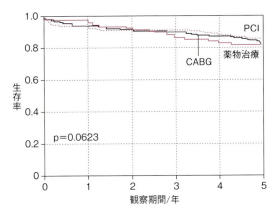

図3 3群間での生存率の比較

□ つまり，安定狭心症への積極的なPCIは大幅な予後改善をもたらしてはいない。
□ しかし，わが国では事情は異なり，JSAP Study(2008)では積極的PCIが支持されている。「PCI＋薬物治療群」と「薬物治療のみの群」で全死亡率はほぼ同じ。しかし，当初認めた病変部位に関連したACSは「PCI＋薬物治療群」のほうが少なかった(3.2% vs. 8.8%)。
□ さまざまな研究は intention to treat のデザインである。薬物治療だけでPCIと同等のQOLが得られるわけではないし，CABGと同等の生存率が確保できるわけでもない。「本人が血行再建に乗り気でないなら，しばらくは薬物治療のみという選択も考慮できる」とはいえる。
□ 症状のある有意狭窄を血行再建なしでいるのは心もとない。以下の治療は狭心症状への対処のみでなく，ACSの予防も兼ねたものである。

■ 単剤の抗血小板療法
□ PCI後のDAPT期間終了後は，アスピリンの単剤による抗血小板薬単剤療法への移行が一般的だった。
□ しかし，最近はアスピリンの消化管への副作用や頭蓋内出血のリスクを考慮して，クロピドグレルかプラスグレルを有利とみなす流れがある。ならばチエノピリジン系の単独療法で決まりかというと，そうでもない気配も残る。
□ 安定狭心症で各抗血小板薬単剤の優劣に焦点を当てた検討は乏しい。「単独ならアスピリンでなく，絶対チエノピリジン系」とは，まだ耳にしていない。

□ 心筋梗塞・脳梗塞など動脈硬化性疾患の既往のあるハイリスク患者でのクロピドグレルとアスピリン 325 mg の長期比較（CAPRIE 1996）では，クロピドグレル群のアスピリン群に対する相対リスク低下は 8.7％だった（観察期間 1.6 年，p＝0.043）。
□ この 8.7％とは，「クロピドグレル群 5.32％とアスピリン群 5.83％の差＝0.51％」をアスピリン群の 5.83％で除したものである。それほど大きくない。NNT（number needed to treat＝エンドポイントに達する患者を 1 人減らすのに，何人に治療を必要とするか）で見ると，200 に近い。

薬物治療の実際

● 薬物治療の目的

□ 安定狭心症の薬物治療の目的は以下の 2 つ。
  ● 症状のコントロール
  ● 病態の進行抑制，心筋梗塞の予防
□ 安定狭心症の症状と予後の改善が期待をされるものは……
  ● 抗血小板薬
  ● β遮断薬
  ● 脂質異常症治療薬
  ● レニン-アンジオテンシ系（RAS）抑制薬
□ 予後改善のエビデンスは完璧ではないが，症状のコントロールに使用するものは……
  ▲ 硝酸薬（ニコランジルを含む）
  ▲ カルシウム拮抗薬
□ スタチンは動脈硬化の進展抑制と不安定プラークの安定化に貢献する。さらに安定プラークを退縮させる可能性もある（COSMOS 2009）。LDL コレステロールを大幅に低下させるストロングスタチンの働きは大きい。
□ COSMOS 試験では IVUS（血管内超音波法）を用いて PCI 後の動脈硬化病変を追跡した。ロスバスタチン 2.5〜20 mg により LDL コレステロールを 80 mg/dl 未満に低下させ，前後のプラークの容積が比較された。試験前から脂質異常症の治療がなされていた症例が 2/3 を超えていたので，常識的には有意な退縮を期待するのは難しい。それでも，冠動脈プラーク体積は 6 年で 5％退縮していた。進行しないだけでも価値がある。
□ ACS ではスタチンとコレステロール吸収阻害薬エゼチミブ併用の有用性も報告されており（IMPROV-FIT 2015），血管内視鏡で見た冠動脈内プラークの退縮はスタチン単独より大きかった（PRECISE-IVUS 2015）。二

次予防としては，薬剤併用による脂質管理は得をする可能性がある。
□ 脂質異常症の治療開始の目安や目標値はいっそう低い値に向かっている。少なくとも二次予防ならLDLは低いほどよい。

■ RAS抑制薬は得か？

□ 冠動脈疾患におけるACE阻害薬の役割について，
- HOPEトライアル（2000）：「心血管疾患の既往」か「糖尿病＋冠危険因子」
- EUROPAトライアル（2003）：心不全なしの低リスク安定冠動脈心疾患

これら2つの試験で，ACE阻害薬は一次エンドポイントをいずれも20%ほど減少させた。

□ ACE阻害薬は虚血性心疾患に有用だと結論したくなるが，臨床像が変われば予後改善を確認できないこともある。

□ PEACE試験（2004）では，心機能が多少維持された安定冠動脈疾患患者でのACE阻害薬の効果が検討された。前述の2試験より安定した患者が対象であり，「心不全が起きるずっと前からのACE阻害薬投与は意味があるか」を知ろうとしている。結局，ACE阻害薬（トランドラプリル）は一次エンドポイントを減少させられなかった。

その理由として，
- 血行再建術施行後が多い（PEACE 72%，HOPE 44%，EUROPA 55%）
- スタチン投与例が多い（PEACE 70%，HOPE 29%，EUROPA 58%）
- プラセボ群でもイベント発生率が低い

……などが挙げられている。

□ 最近のレビューでも，「しかるべき治療がなされている心不全のない冠動脈疾患」ではRAS抑制薬のメリットは乏しいと結論されている（Bangalore S. BMJ 2017）。心不全のない冠動脈疾患では，RAS抑制薬は必須ではないらしい。

ちょっとした疑問……

Q: β遮断薬は糖尿病がある患者にも使ってよいか？

□ 得られる利益が大きいので使ってよい。β1選択性なら糖尿病の新規発症や悪化の恐れは小さい。

□ 冠動脈疾患におけるACE阻害薬の意義を検討したPEACEのサブ解析（Vardeny O. ADA 2010）で，以下のような観察がなされた。
- 糖尿病のない6,910人中の4,147人（60%）にβ遮断薬が用いられ

ていたが，新規の糖尿病発症は733人(8.8%)に認められた。
- β遮断薬はリスク因子としてハザード比(HR) 1.4で，有意であった。ただし，ACE阻害薬非使用群のHRは1.6だったが，ACE阻害薬投与群では有意ではなかった。ACE阻害薬が併用されていれば，β遮断薬による糖尿病の発症や悪化は緩和されることが示唆された。

症例からのアプローチ

Case 1

70歳，女性。安定狭心症。冠動脈CTAで左前下行枝 #7 に狭窄がありそうだが，冠動脈造影とPCIは拒否。運動負荷のBruce II度2分(心拍数120/min)から軽い胸部症状を認める。III度1分まで負荷をかけ，STはV_4〜V_6で2 mm低下。日頃の心拍数80/min。HDL-Chol 46 mg/dl, LDL-Chol 150 mg/dl, 収縮期血圧150〜160 mmHg。

▶ バイアスピリン®(100 mg) 1錠 分1
  ＋硝酸イソソルビド(ニトロール®R) 2カプセル 分2
  ＋ビソプロロール(メインテート®) 5 mg 分1
  ＋カンデサルタン(ブロプレス®) 20 mg 分1
  ＋アトルバスタチン(リピトール®) 10 mg 分1
☐ 硝酸薬で頭痛があれば，カリウムチャネル開口薬のニコランジルを使う。降圧が不十分なら，カルシウム拮抗薬を加える。LDLコレステロールの値によっては，エゼチミブ(ゼチーア®)を追加。
☐ 低リスク群，例えば血行再建も完璧で，心不全もなく，心室不整脈も実質的に認めないなら，β遮断薬は積極的なメリットがないかもしれない。冠動脈狭窄が残存し，心拍数が高めで，血小板凝集能が交感神経に影響されることを考えると，β遮断薬は「悪くはない」だろう。
☐ RAS抑制薬は心不全がないなら意義は小さいと述べたが，高血圧には使う。
☐ その後，降圧が不十分だったため，アトルバスタチン10 mgに代わって，
  ▶ カデュエット®配合錠4番(アムロジピン5 mg＋アトルバスタチン10 mg)

* * *

Case 2

60歳,男性。高血圧と安定狭心症。冠動脈造影で多枝病変が確認されている。PCIには不向きでCABGしかないが,手術は拒否。症状は朝の通勤時に少し認めるが,胸痛というより心不全に伴うものかもしれない。午後は同じ運動量でも狭心痛は軽い。脂質はLDL-Chol 177 mg/dl, HDL-Chol 31 mg/dl。血圧 120/80 mmHg。

▶ バイアスピリン®(100 mg) 1錠 分1
＋硝酸イソソルビド(20 mg) 2錠 分2
＋ビソプロロール 5 mg 分1
＋ニフェジピン徐放剤(20 mg) 1錠 分1 就寝前
＋ロスバスタチン(5 mg) 2錠 分1
＋エゼチミブ(10 mg) 1錠 分1

□ 冠攣縮(スパズム)も考えられる。短時間作用型のジヒドロピリジン系カルシウム拮抗薬(アダラート® カプセル)は心筋梗塞後の予後を悪化させることが知られている。
□ これは,反射性の交感神経活動亢進が原因と推測されるが,今どきアダラートカプセルは見ない。一方,長時間作用型アダラートはスパズムへの有用性は高い。
□ 有意な冠病変があるので脂質異常症の治療目標は高い。

*　　　*　　　*

Case 3

86歳,男性。脂質異常症・糖尿病・高血圧・喫煙・高齢・男性と,冠危険因子は多い。3枝病変。心筋梗塞はないが,心エコーのレポートには「左室壁運動は全体に hypo」とあり,EFは50％。2年前にPCI,症状がかすかに残る。

▶ エフィエント®(3.75 mg) 1錠 分1
＋硝酸イソソルビド(20 mg) 2カプセル 分2
＋カルベジロール(10 mg) 1錠 分1
＋ミカムロ®配合錠BP(アムロジピン 5 mg＋テルミサルタン 80 mg) 1錠 分1
＋ロスバスタチン(5 mg) 1錠 分1
　これに経口糖尿病薬

□ PCI後のイベント回避を優先してチエノピリジン系を投与している。いつ頃からかわからないが,少し胸痛があるような気がする。
□ それなりの薬剤を使用していても症状があるときには,追加して,

▶ ニコランジル(5 mg) 3錠 分3

- [ ] ニコランジルは本来，硝酸薬から派生した薬剤。冠拡張作用に優れている。血圧の低下や頭痛は少ない。

*　　　　*　　　　*

> ### *Case 4*
>
> 70歳，男性。多枝病変あり，下壁梗塞の既往。以前は異常Q波があったが，最近はⅡ・Ⅲ・aVFに小さなQ波のみ。心エコーではやや下壁の動きが悪いが，菲薄化はない。EF 65％。冠動脈CTAからLAD病変(#6)に伴う狭心発作と思われる。PCIにちょうどいい部位だが，忙しいのであと2カ月は入院できない。頻脈傾向がある(平均心拍数>90/min)が，通常量のβ遮断薬(ビソプロロール5 mg/日)では倦怠感が強く耐容性が低い。
>
> ▶ クロピドグレル(75 mg) 1錠 分1
> ＋フランドル®テープ1枚 分1
> ＋ビソプロロール(2.5 mg) 1錠 分1
> ＋ジルチアゼム徐放剤(100 mg) 1錠 分1
> ＋エナラプリル(5 mg) 1錠 分1
> ＋アトルバスタチン10 mg 分1

- [ ] 陰性変時作用(心拍数低下作用)を有する非ジヒドロピリジン系のカルシウム拮抗薬は，心拍数を上げたくない虚血性心疾患には使いやすい。
- [ ] ニフェジピンに心筋梗塞後の二次予防効果は認められない。
- [ ] ジルチアゼムも心筋梗塞後症例で総死亡率を低下させることはできなかった(MDPIT 1988)。
- [ ] しかし，対象を肺うっ血のない患者に限ると，ジルチアゼムは再梗塞などの心事故を減少させている。肺うっ血のない大多数(MDPITでは80％を占める)では，予後改善効果の可能性はある。
- [ ] そのほか，非Q波梗塞(DRS 1986)や血栓溶解療法後(INTERCEPT 2000)でもジルチアゼムによる予後向上が示唆されており，顕著な心機能低下を伴わない虚血性心疾患にはジルチアゼムは選択肢に入る。とはいえ，最近はこのかたちでのジルチアゼムの使用はほとんど行われていないだろう。
- [ ] 専門医でも，気まぐれで深みのないロジックで薬を選ぶ。今日は昨日と違う薬を選んでも，それほどの問題はない。冠動脈疾患なら，抗血小板薬とスタチンを使っていればたぶん予後に大差はない。
- [ ] 「その疾患の基本薬が何か」を知っていれば十分であり，それ以外は大事ではない。

4 異型狭心症

> 異型狭心症にはカルシウム拮抗薬が著効する。異型狭心症患者での心筋梗塞は器質的狭窄を伴っているときに多いが、突然死は器質的狭窄がなくても起こるらしい。

病態・診断・対処

● 病 態

- □ 正常の冠動脈がアセチルコリンやセロトニンなどにさらされると、内皮細胞内の遊離 Ca^{2+} の増加を経て NO が放出される。NO は内皮由来血管弛緩因子(EDRF)であり、冠動脈は拡張する。
- □ 異型狭心症では、冠動脈造影で狭窄が認められなくても内皮細胞に異常があるため、むしろこれらの物質がスパズムをまねく。
- □ 内皮細胞異常が単に冠動脈拡張の喪失にとどまらず、アセチルコリンやセロトニンによる攣縮にまで至るのは、これらの物質が内皮細胞を除く血管平滑筋に対して収縮作用をもつからである。
- □ しかし、「内皮機能が維持されていても冠攣縮は生じる」という実験的観察があり、最近は内皮機能障害だけで話を済ますことが難しくなった(Miyata K. Circulation 1999)。
- □ 代わって、Rho キナーゼという、血管平滑筋だけでなく増殖や遺伝子発現の誘導など、多面的な機能を果たす物質が冠攣縮の核心として取り上げられている。
- □ 動物モデルで Rho キナーゼが冠攣縮の局所で亢進していることが示されており、冠攣縮が平滑筋の病態へとシフトしている(Kadabashi T. Circulation 2000)。脳血管での話だが、Rho キナーゼ阻害薬ファスジルによる血管攣縮の予防と緩解を認めている。
- □ 欧米人では、心筋梗塞発症早期に冠攣縮誘発試験を行っても陽性率は 11〜

21％である。日本人では70％ほどに冠攣縮が誘発できるという報告があり，さまざまなバイアスを考慮しても日本人の心筋梗塞とスパズムとの関連は濃厚である(JCS 2013)。

● 診　断

- □ 高齢になって動脈硬化が進むと，スパズムは生じにくいと思っていた。しかし，年齢分布を器質的冠動脈疾患と比較するとそれほどの差はなく，平均で5歳も違わない。3割は70歳以上。
- □ 男性に多く，男2：女1。胸痛発作が夜間から明け方に多いが，午前中の早い時間にも多少認める(Yasue H. Intern Med 1997)。昼間のエピソードでは無症候性の虚血が多い。発作は10分くらい持続する。間隔をおいて繰り返し出現すれば本物。症状が遷延するケースもある。
- □ 心電図ではST上昇が決め手になるが，発作時の心電図が記録されているなら群発している。

● 治療の考え方

- □ 異型狭心症の可能性が高いと思ったら，ST-T変化の確認なしに薬物治療を始めてもよい。
- □ カルシウム拮抗薬は異型狭心症に対する特効薬。投与により発作が軽快すれば診断的である。
- □ 異型狭心症と診断しても待機的に冠動脈造影を行うほうがよい。なぜなら……
  - ● 典型的な異型狭心症も，しばしば動脈硬化性病変を伴う。PCIの適応があるかもしれない。さらに，長い期間，脂質や血圧などの管理を行う根拠になる。
  - ● 発作の心電図記録がないなら，診断が正しくない可能性は残る。思い込みで20年も不必要な投薬をするのは，時間と医療費の無駄になる。
- □ 162人中84人に器質的多枝病変を認めたという報告がある(Rovai D. J Cardiol 1997)。50％以上の狭窄のない1,248人の異型狭心症を12年間追跡すると，7.3％に狭心症や心筋梗塞に至る有意狭窄が確認され，2.4％は突然死している(Takatsu F. Coron Artery Dis 2011)。
- □ 若干でも器質的変化を認める患者，および男性にイベントを生じやすい。

薬物治療の実際

● 薬物の選択

- 基本はカルシウム拮抗薬
- しばしば併用：硝酸薬かニコランジル
- 動脈硬化の要素がありそうなら：抗血小板薬
- 期待を込めて：スタチン

☐ どのカルシウム拮抗薬でもそれなりに有効であるが，平滑筋への作用の多寡は臨床効果に直結する．ベラパミルは血管への作用が低く，異型狭心症には用いない．

☐ もう忘れ去られているが，当初ベラパミルは狭心症治療薬として開発された．今でも添付文書上では「狭心症に適応」となっている．

☐ 冠動脈の拡張作用は……
ニフェジピン＞ジルチアゼム＞＞ベラパミル
の順番．

☐ なぜ，血管と心筋細胞への作用が各薬剤で異なるか？ ベラパミルは心筋の Ca^{2+} チャネルと血管平滑筋の Ca^{2+} チャネルをほぼ同等に遮断するのに，ニフェジピンが心筋の Ca^{2+} チャネルをほとんど遮断しない理由はというと……

- 動脈の平滑筋細胞の静止膜電位と心筋細胞の静止膜電位は，−60 mV，−90 mV と異なる．ニフェジピンは−50 mV あたりの不活性化状態の L 型 Ca^{2+} チャネルにより結合しやすい．深い膜電位の心筋は不活性化状態のチャネルが乏しいので，結合しにくい．
- また，チャネルのどこに，どのくらい長い時間結合するのかも関係する．

* * *

◎選択 1 ◎ニフェジピン（アダラート®）

☐ 器質的冠狭窄を欠く典型的な異型狭心症では，ニフェジピンはジルチアゼムやベニジピンより切れ味が良い．

▶ ニフェジピン徐放剤（20 mg）2 錠 分 2 朝夕

☐ ニフェジピン徐放剤は一応長時間作用型なのだが，朝の発作に備えて就寝前にも服用する．朝 40 mg 服用するより有効かどうか，比較したことはない．

☐ 上記の量で発作が完全に消失しないとしても，多少は緩和する．

☐ 常用量で効果が弱ければ，

▶ ニフェジピン徐放剤（40 mg）2 錠 分 2 朝夕

あるいは，

▶ ニフェジピンに硝酸薬かニコランジルを併用
□ ニフェジピン徐放剤(40 mg) 2錠でもかなり多いが，本格的な異型狭心症なら，このくらいは必要。

* * *

◎選択2◎ ジルチアゼム(ヘルベッサー®)
□ ニフェジピンは下肢の浮腫や顔のほてり感などが出やすい。そうした副作用で使いにくければ，ジルチアゼム。ニフェジピンで血圧が下がりすぎるときも出番になる。この考え方には客観的ロジックはないが，しようがないのでこういう選択になる。

▶ ジルチアゼム徐放剤(200 mg) 1錠 分1 就寝前

* * *

◎選択3◎ ベニジピン(コニール®)
□ 異型狭心症にはほぼ全例でカルシウム拮抗薬が投与されている。Itoらの集計(J Cardiovasc Pharmacol 2004)では，ジルチアゼム59％，ベニジピン28％，アムロジピン21％，ニフェジピン13％。硝酸薬61％，ニコランジル15％。
□ 頭痛や低血圧の回避にはジルチアゼムが使いやすい。ベニジピンも異型狭心症への効果が知られており，心血管系のイベント発生率を低くするという報告もある。

* * *

◎その他の選択◎
□ 硝酸薬は長時間作用型ならいずれも可。カルシウム拮抗薬と硝酸薬は異なる機序で血管拡張をもたらす。
□ 前者は血管収縮を惹起する平滑筋でのL型Ca^{2+}チャネルを抑制し，後者はNO→グアニル酸シクラーゼ→cGMP産生の経路を抑えることが主な機序である。
□ ニコランジルは血圧をそれほど下げずに冠動脈を拡張させる。硝酸薬の代わりに，カルシウム拮抗薬と併用されているだろう。
□ β遮断薬単独は原則禁忌。β遮断をすれば交感神経活動のトーンがα優位

Memo ■ 胸痛発作時のST上昇が確認されていなくてもカルシウム拮抗薬を投与してよいか？

□ よい。発作回数が少ないときはホルター心電図の有用性は低い。ホルター心電図で簡単にアタックキャッチできるのなら，かなり切羽詰まっている。
□ 異型狭心症の臨床像を考えれば，診断的治療を試みるのは適切。

になる。あるいは，β_2刺激が減弱することも多少は平滑筋を収縮に向ける。閉塞性動脈硬化症のときの考え方と同じ。
□ 薬物治療を十分に行っても発作が生じるときには，診断が間違っている可能性もある。ST上昇型の虚血は，心筋梗塞や異型狭心症だけでなく，近位冠動脈の重篤な狭窄でも生じる。こちらはPCIを急ぐ。
□ 異型狭心症ではスタチンによってスパズムが生じにくくなったことも報告されている（Yasue H. J Am Coll Cardiol 2008）。抗炎症作用やNO産生の増加，あるいはRhoキナーゼが関係するCa^{2+}感受性の亢進などいくつかの説明がある。難治性なら頼りたい。

症例からのアプローチ

Case 1

56歳，男性。心電図で異型狭心症と診断。冠動脈造影で#6に50％狭窄があるが，攣縮は#7。軽度の糖尿病，高血圧，脂質異常症あり。

▶ ニフェジピン徐放剤(20 mg) 2錠 分2
＋アトルバスタチン(5 mg) 1錠 分1
＋アスピリン(80 mg) 1錠 分1

□ 欧米の冠攣縮は高度の器質的狭窄があるところに認めるので，ステントの治療効果はそれなりにある。わが国でも異型狭心症へのステント治療の報告はある。
□ 一方，日本人の冠攣縮は高度狭窄のない部分に多い。さらに，しばしば多枝攣縮を認め，ステントで確実な効果は約束されにくい（JCS 2013）。また，ステントの両端での攣縮も稀でなく，薬物治療からの離脱は簡単ではない。

*　　　*　　　*

Case 2

52歳，女性。冠動脈造影も行われ，スパズムが確認されている。以下の処方を受けていた。これでも胸痛が続き，ときに入院して治療を受けることもあったという。

▶ ニフェジピン徐放剤(20 mg) 2錠 分2
＋ジルチアゼム徐放剤(200 mg) 1カプセル 分1
＋硝酸イソソルビド(20 mg) 2カプセル 分2朝夕

＋ニコランジル（5 mg）4 錠 分 4
　＋硝酸イソソルビド貼付剤 1 枚 夜

☐ 前医の苦労がしのばれる処方だ。ニフェジピンとジルチアゼムの併用はたまに見かける。低血圧のことを考えてか，ニフェジピンの血中濃度の上昇（Toyosaki N. Circulation 1988），あるいは詳細は知らないがCa^{2+}チャネルへの結合の相乗的作用というコンセプトもある。

☐ この処方でも相変わらず胸痛が残ったので入院。すぐに顕著な ST 上昇が記録された。ジルチアゼムを中止してニフェジピン徐放剤（40 mg）3 錠 分 3 にしたところ，症状は改善。

☐ 収縮期血圧はときに 100 mmHg を下回るのが難点だが，なんとか普通に暮らせるようになった。これは好みの問題で，ジルチアゼム徐放剤（200 mg）3 カプセル/日をトライしていればうまくいったかもしれない。

☐ 恐ろしい勢いで襲って来る「ハリケーン型異型狭心症」では"非常識"な量のカルシウム拮抗薬も必要になる。本例は海外旅行の前になると発作が生じやすくなる。メンタルな要素もスパズムの閾値を下げているようだ。

> *In principle*
> 異型狭心症ではカルシウム拮抗薬の投与量に上限はない。

☐ なお，この処方でも胸痛が再発した。スタチンの抗炎症作用に期待して，ロスバスタチン 5 mg を投与したところ，発作は減少した。本当に効いたのかどうか判断は難しい。

☐ 有意狭窄がない異型狭心症でのスタチンの長期予後の改善については，肯定する報告と否定する報告がある。

Memo ■ 異型狭心症で突然死はあるか？

☐ 心室細動の報告はあるし，個人的にも遭遇した。

☐ 薬物治療を強力に行っても，心事故は稀に起きる。大量に薬物治療を行っていれば，わざわざ ICD まで使わなくてよいと考えていた時期もあるが，重篤なケースの情報に接すると，そうもいかないと思うようになった。さらに，服薬を怠れば心事故が生じることもあり，やむなく ICD を使用することも責められない。

☐ ある報告（Seniuk W. J Int Med 2002）では，異型狭心症により完全房室ブロックに至った症例にペースメーカが植込まれている。

5 徐脈性不整脈—洞不全症候群

洞不全症候群はありふれた疾患。生命予後は良いが，徐脈頻脈症候群はときに扱いにくい。ペースメーカ植込みなしの薬物治療はリスクが高い。

病態・診断・対処

● 病　態

□ 洞不全症候群は3タイプ。
- Ⅰ群：原因不明の持続性の洞徐脈（≤50/min）
- Ⅱ群：洞房ブロック，洞停止
- Ⅲ群：徐脈頻脈症候群

□ 洞房ブロックと洞停止は厳密には区別できない。洞結節興奮の直接記録を行うと，洞停止に見えても洞房ブロックがほとんどだという話があった。

□ 加齢に伴う器質的変性によるものが多い。虚血・心筋症・心筋炎もある。薬剤・電解質異常，あるいは副交感神経活動亢進に伴う機能的な徐脈は，洞不全症候群には入らない。

□ 徐脈頻脈症候群はなぜ生じるか？　洞結節で細胞数の減少や線維変性が生じているなら，同時に心房筋の組織障害が進行しているのもうなずける。心房筋の変性が電気生理学的不均一性をもたらすなら，リエントリーも生じやすい。洞機能不全と上室性頻脈はしばしば合併する。

● 治療の考え方

□ めまいや失神などを経験することなく突然死に至ることはない。洞不全症候群の症状は徐々に進行する。先のことは心配せず，目の前にある問題を解決する治療を選ぶ。

□ これに対し，房室ブロックでは前兆なく完全房室ブロックを生じうる。自覚症状がなくてもペースメーカを植込むことがある。同じ徐脈性不整脈でも，洞不全症候群と房室ブロックはリスクや治療の発想が異なる。
□ 本物の洞不全症候群であっても，症状を伴わないなら精査も治療もいらない。12誘導心電図はときどき見ておきたいが，定期的にホルター心電図を行う必要はない。

薬物治療の実際

● 急性期治療

□ めまいや失神を生じる心休止（pause）があれば，体外式ペースメーカあるいは恒久型ペースメーカを植込む。それまでをしのぐ当座の対処として薬物治療が行われる。
□ 処方例：点滴ラインを確保した後，下記のいずれかを用いる。
　▶ 硫酸アトロピン®（一般名はアトロピン硫酸塩）1アンプル（0.5 mg）を点滴ラインの側管から投与
　あるいは，
　▶ プロタノール®L注（イソプロテレノール／イソプレナリン，0.2 mg）1アンプルをブドウ糖500 mlに希釈して，5 ml/minで開始
□ イソプロテレノールは用量調節を容易にするために低濃度に設定する。体重50 kgなら0.04 μg/kg/min。心拍数の反応に応じて増減。

● 状況に応じた薬物の選択

● 状況1 ● 徐脈頻脈症候群で心房細動の持続が長い。無投薬下の心休止は約5秒 ―
□ 徐拍があればときに心房細動（AF）は生じやすくなる。心房のレートをやや高め（80/min程度）に維持するだけで，心房細動の慢性化を先に延ばせるかもしれない。
□ Ⅰ群薬で発作性心房細動（PAF）の抑制をねらうと，心休止が長くなる恐れがある。ペースメーカを植込み，無投薬で様子を見る。ペースメーカの植込みのみでコントロールされる可能性がないか確認するために，しばらく抗不整脈薬を使わずに観察する。
□ VVIモードは心房細動の慢性化を早める。AAIやDDDでも，心房をペーシングしているうちはいいが，DDDで心室ペーシングの量が多いほど心房細動への移行が多い（El Gamal M. Neth Heart J 2008）。

＊　＊　＊

●**状況2**●徐脈頻脈症候群にDDD型ペースメーカを植込んだが，発作性心房細動の頻度が高い—

□ 心エコー上，心機能が正常なら，体格に応じて，
- 小柄な女性……
▶ フレカイニド（50 mg）2錠 分2 朝夕
＋ビソプロロール（2.5 mg）1錠 分1 朝
- 男性で普通の体格なら……
▶ フレカイニド（50 mg）3錠 分3
＋ビソプロロール（5 mg）1錠 分1 朝

□ 心エコーにて心機能正常で器質的病変を欠くなら，高い心房細動抑制効果を期待してフレカイニドを使う。フレカイニドは，100 mg/日が無効でも，一気に200 mg/日に増やすのは躊躇する。

□ 少量のβ遮断薬を併用することにより，Ⅰ群抗不整脈薬投与中に心房粗動が生じたとき，心室レートが極端に上昇（1：1房室伝導）するのは避けられる。そのほかにもβ遮断薬を併用する意義がある（PartⅠ-9章「発作性心房細動」参照）。

□ binodal disease（bi—2つの，nodal—結節の）という概念がある。洞不全症候群と房室結節伝導障害が共存する病態である。

□ しかし，心電図上PQ延長やMobitz型ブロックをまったく認めないなら，房室伝導障害が進行して問題になる頻度は低い。12年間の経過観察中にわずかに2.5％（1/41）という報告がある（Elshot SR. Int J Cardiol 1993）。

□ 完全脚ブロックや二束ブロックがあれば，将来35％以上で2度以上の房室ブロックが出現するという（Brandt J. J Am Coll Cardiol 1993）。

症例からのアプローチ

Case 1

48歳，女性。洞不全症候群Ⅰ群。45/min。ホルター心電図では総心拍数72,000/日，RR間隔は最長で2.8秒。若干のふらつき感はあるというが，徐脈との関連ははっきりしない。

□ 胸部X線で心胸郭比（CTR）の拡大傾向があればペースメーカも考慮されるが，BNPの増加なしでは著明な心拡大はまずない。

□ 本例は，すぐにペースメーカを植込むほどではないが，症状がまったくないわけでもない。症状が軽微であるときは経口薬での治療も試みられる。

□ 処方例：下記のいずれかを用いる。
　▶ シロスタゾール（50 mg）2錠 分2
　あるいは，
　▶ イソプロテレノール（15 mg）3錠 分3
□ シロスタゾールは閉塞性動脈硬化症に用いられる薬剤。血小板凝集抑制作用と血管拡張作用を併せもつ。cAMP増加に伴う心拍数増加は，もともと副作用の1つである。少なめからでよい。かなり効く。しかし，動悸のためにしっくりこないことが稀ならずある。
□ 自覚症状の改善がなければやめる。シロスタゾールによる頻脈傾向は副作用の1つである。cAMPを増やすのだから，避けられない。認知症治療薬のドネペジルはアセチルコリン分解酵素を阻害するので，かなり高頻度に徐脈になる。いずれの薬剤も，それぞれ頻脈傾向と徐脈傾向は必発に近い。

6 高度あるいは完全房室ブロック

> 高度な房室伝導障害の出現を予想することは難しい。高度房室ブロックなのに普通に生活している人もいる。リスク予測は電気生理検査である程度可能だが，それでも限界はある。

病態・診断・対処

● 病態

- □ AMIへの合併例のように基礎疾患が明らかなものもあるが，病理学的な評価には限界がある。加齢による非特異的変性と推測されることが多い。
- □ サルコイドーシスによる房室ブロックは稀ではない。若年（18〜60歳：平均53歳）の原因不明の高度房室ブロックでは，FDG-PETにて32人中11人（34%）で心サルコイドーシスが疑われた（Nery PB. J Cardiovasc Electrophysiol 2014）。
- □ 11人すべてで，心臓以外にもサルコイドーシスを確認できた。この11人のうち3人が心不全となり，さらにこの3人中2人は心室頻拍も認めた。サルコイドーシスではない残り21人では，病勢の進展は認められなかった。
- □ サルコイドーシスの診断に至れば，ステロイドによる重症化回避につながる可能性がある。
- □ 本邦では原因未確定の高度房室ブロックの89人（平均69歳）において，10人（11%）でサルコイドーシスの診断に至っている。40〜69歳の女性で特に頻度が高い（Yoshida Y. Am Heart J 1997）。
- □ 房室ブロックの遺伝子的背景が明らかなものもあるが，仮に家族内発生でも遺伝性とは限らない。例えば，胎児期に母体がSLEに罹患したことが原因ではないかと疑われる家族内発症もある（Vermeer AM. Can J Cardiol 2017）。

- □ 554人の二束ブロックあるいは三束ブロックを前向きに追跡すると，3年半に19人が高度房室ブロックに移行し，17人がペースメーカ植込みを要した（McAnulty JH. N Engl J Med 1982）。160人が死亡し，その42%が突然死だったが，ほとんどは心筋梗塞や頻拍によるものと推測されている。
- □ つまり，二束ブロックと三束ブロックは高度ブロックを生じるというのは事実だが，高度房室ブロックで死に至るわけでもない。高度房室ブロックになってから治療すれば間に合うらしい。日本人にも当てはまるかどうかはわからない。

● 診　断

- □ 洞不全症候群の有無は1回のホルター心電図でおよそ判定できるが，房室ブロックではそうでもない。
- □ 房室ブロックを認めたら，危険度を知る必要がある。一時的ペーシングを行うのか，待機的に恒久型ペースメーカを植込むので大丈夫か？
- □ 補充調律は急に機能しなくなる恐れがある。補充調律の信頼性は，補充調律の発生している部位に依存する。
  - ● ブロック部位が高位（His束よりも上）→ 高い位置からの補充調律 → 信頼性がどちらかといえば高い。
  - ● ブロック部位が低位（His束内かそれより下）→ より末梢から補充調律の信頼性が低い → 危険度が高い。
- □ 補充調律のQRS波形とレートから判断する。
  - ● 正常QRSの補充調律 → His束より上 → 緊急度が低い。
  - ● 幅の広いQRSの補充調律 → His束内かHis束下 → 緊急度が高い。
- □ His束内はHis束下と同等に扱われる。QRSが正常ならレートも40/minくらいはあるだろうし，拡大したQRSならしばしば40/minを下回る。

● 治療の考え方

- □ 有症候性あるいは突然死の恐れのある房室ブロックは，一時的ペースメーカおよび恒久型ペースメーカの植込みを必要とするが，ときにペーシング開始までに心拍数を維持する必要がある。静注イソプロテレノールの量を調節しながら，ペーシングの準備をする。

薬物治療の実際

● 緊急時の薬物選択

□ 房室ブロックに対する緊急的対処は，一般にイソプロテレノールで行う。
□ 心拍数 20/min 程度で緊急を要するとき，
  ▶ 静注イソプロテレノール（0.2 mg）1 アンプルを 5％ブドウ糖あるいはソリタ®-T3 号などの 500 ml に入れ，全開かそれに近い速さで落とす
  心拍数の上昇がみられたら，点滴速度を下げ，心拍数に応じて投与量を加減する。
□ 入れるアンプル数をどういうふうに決めるのかよくわからない。根拠のある情報に出会えなかった。
□ たぶんプロタノールに"決まった投与量"はないのだろう。"必要な量"ならある。ともかく投与を開始する。「薄めに作るほうが調節しやすい」と個人的には思う。
□ なぜアトロピンを最初に使わないか？
  ● 房室ブロックにより心拍数が著しく低下しているとき，生体では補充調律を維持するために交感神経活動が亢進し，副交感神経活動は減退している。
  ● 無理やりカテコラミンレベルを上昇させて補充調律をより安定したものにすることは可能だが，副交感神経はもともと活動レベルが低いのでそれを遮断しても影響は少ない。
□ 房室ブロックと自律神経との関係を評価する目的なら，アトロピンを使うことはありうる。
□ 半数は心筋梗塞を含む房室ブロック患者でのアトロピンへの反応は，「著効 28％，やや改善 20％，無効 50％，悪化 2％」という結果だった（Brady W. Resuscitation 1999）。ACS に伴う迷走神経依存性の房室ブロックも含まれているだろうから，虚血がらみでないケースでの改善率はもっと低いだろう。

*　　　*　　　*

□ ところで，発作性房室ブロックというのがある。若年で健康なのに，深呼吸などで迷走神経が緊張すると発作性房室ブロックが生じて失神する報告もある（Strasberg B. Am Heart J 1982）。
□ 洞結節と房室結節では，それぞれの自律神経の制御パターンが異なる。迷走神経活動亢進は，洞結節の抑制は少ないのに，房室結節伝導を著しく低下させているのだろう。房室結節の迷走神経への過剰反応は個体差が大き

く，問題になるケースが多いわけではない。
- □ もしこうした発作性房室ブロックに遭遇したら，アトロピンを静注しながら，次の作戦を考えるのだろうか？ 上の報告では恒久型ペースメーカが植込まれている。
- □ 国外のガイドライン(AHA 2015)では，イソプロテレノールではなくドパミンやアドレナリンの持続投与が記載されているが，国内では一般的ではない。イソプロテレノールとアドレナリンの皮下投与を比較した古い報告では，前者のほうが速く効いている(Chandler D. Am J Cardiol 1959)。

7 心房期外収縮と心室期外収縮

> 心房期外収縮(PAC)と心室期外収縮(PVC)は,ありふれた不整脈。ホルター心電図に期外収縮をまったく認めないのは300人に1人くらい。ほとんどは生理的あるいは加齢に伴う所見。

病態・診断・対処

● 病 態

- □ PACもPVCも,多くは非リエントリー性の機序によるものだろう。
- □ 自動能が独自の興奮周期をもてば,先行洞周期との連結期が不定となる。このタイプを副収縮(parasystole)と呼ぶ。
- □ 自動能によるPVCでも,洞性興奮との間に電気的な相互作用(electrotonic modulation)があり,期外収縮の周期に揺れができる。そのため,連結期が一定に見えることは稀でない。少なくとも健常者では,PVCの多くは副収縮なのではないか。
- □「連結期がおおよそ一定であることを理由に,自動能は否定的」と考えるのは間違っている。
- □ 連発の多いPVCはtriggered activity(撃発活動)も考えられる。今は期外収縮そのものが予後と直結しないことが周知され,頻拍の治療技術も向上したため,こういう議論は少なくなった。

● 診 断

- □ ホルター心電図は必須ではない。薬物治療を行うなら,なんらかの機会に心エコーを見ておきたいが,状況によっては必須ではない。
- □ 自覚症状があり治療するなら,ホルター心電図で症状との一致を確認してもよいが,PACやPVCの数が何個なのかにはこだわらない。

● 治療の考え方

□ PAC と PVC の治療方針は簡単。

> *In principle*
> つらくない期外収縮は治療しない。

□ このルールは，「症状が少ない期外収縮は良性である」からではない。心筋梗塞後の予後は PVC の数と関連している。
□ しかし，陳旧性心筋梗塞後に I 群薬で PVC を減少させても予後は改善せず，むしろ悪化する。つまり，PVC が予後に影響してもしなくても，薬物治療はしばしば損をする。
□ 一方，自覚症状が強く QOL が損なわれている症例は，器質的心疾患を欠くことが多い。QOL が改善することを期待して抗不整脈薬治療を行うことは否定されてはいない。
□ PAC が多めなら，将来心房細動を生じる可能性が高い（図1。Suzuki S. Am J Cardiol 2013）。この情報をどう活かすのだろうか？「PAC が多かったら，高血圧など心房細動発症の因子をより強力に治療するほうがよい」ということだろうか。

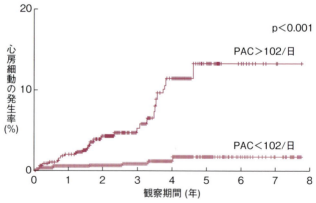

図1　PAC の頻度と心房細動発生率（Suzuki S, et al. Usefulness of frequent supraventricular extrasystoles and a high CHADS2 score to predict first-time appearance of atrial fibrillation. Am J Cardiol 2013；111：1602-7, Elsevier）

薬物治療の実際

● 心房期外収縮の治療

- □ 心房の不整脈に有効な薬剤ならどれを使ってもいいというわけではない。あたりさわりのないものを選ぶ。
- □ 器質的心疾患を背景としないPACへの薬剤選択を以下に挙げる。お勧め度は3が上で1が下。
- □ 効果はともあれ，安心感を優先して最初に使うなら……
  - アプリンジン：陰性変力作用が少ないので安心。肝機能に注意。お勧め度2。不整脈専門医がごく稀に使う。
  - ピルシカイニド：循環器医でなくても使う。腎機能低下では使わない。お勧め度3
  - フレカイニド：本当に効かせたいとき。循環器科医しか使わない。お勧め度2
- □ 経験があれば使える。上のものより効くこともある：いずれもお勧め度2。QT延長作用により，お勧め度は多少低い。
  - ジソピラミド：標準薬だったが，これから抗不整脈薬を使う医師には勧めない。経験があるなら止めない。
  - シベンゾリン：効く。しかし不整脈専門医でも心房細動には使うが，期外収縮にはまず使わない。
  - ピルメノール：いい薬だが，無名。不整脈専門医でも国内では数十人しか使わない。
  - プロパフェノン：効くだろうが，PACにはまず見かけない。
- □ たぶん効かないが，使っていけないわけではない薬剤：お勧め度1
  - ベラパミル：多発性，多源性なら心拍数を落ち着かせるのに役立つかもしれない。
  - β遮断薬：カテコラミンや交感神経依存性なら効果があるかもしれない。あるいは，心拍数低下による症状の緩和かもしれない。
  - 精神安定剤：これはお好みで。
- □ 効くかもしれないが，PACには使ってはいけない薬剤：お勧め度0
  - プロカインアミド：錠数が多くなるし，副作用で使いにくい。
  - ベプリジル：リスクと見合わない。心房細動には使うが，期外収縮で大きな不都合が起きたら訴えられるかもしれない。
  - ソタロール：同上。
  - アミオダロン：大物すぎる。失礼にあたる。

● 心室期外収縮の治療

□ PVC 頻発例でははなはだしく QOL が損なわれていれば，カテーテルアブレーションが行われる。右室流出路起源のほうが多い。左室流出路・大動脈弁近傍のほうの治療例も多くなった。
□ 器質的疾患のない心臓の PVC で，治療希望が強いときの選択を示す。
  ● メキシレチン：お勧め度 2。この薬剤から開始されることが多い。安全性は高いが，PVC がはっきり減少することはあまりない。
□ メキシレチンが無効なら使ってもいい，効くかもしれない薬剤
  ● ジソピラミド：たまに効く。お勧め度 2
  ● シベンゾリン：循環器科医向け。お勧め度 2
  ● ピルメノール：著効例を経験したので個人的には好むが，使っている医師が少ない。お勧め度 2
  ● フレカイニド：たまに効く。お勧め度 2
  ● プロパフェノン：たぶんフレカイニドと同じくらいに効く。お勧め度 2
  ● β遮断薬：PVC の頻度は心拍数に依存することが多い。心拍数を下げることで頻発ゾーンを回避できることがある。ただし，逆のこともある。お勧め度 2
□ たぶん効かないが，禁忌でもない：お勧め度 1
  ● ベラパミル：まず効かない。
  ● 精神安定剤：試す価値はある。
□ 効くかもしれないが，PVC のみでは使えない薬剤：お勧め度 0
  ● ベプリコール：個人的には PVC には使わないが，専門医が使うのは止めない。
  ● ソタロール：同上。
  ● アミオダロン：使わない。ウサギに大砲は向いていない。

症例からのアプローチ

Case 1

50 歳，女性。胸部症状がつらい。ホルター心電図では PAC は 1,000/日程度。連発(short run)が自覚症状と一致している。器質的背景はない。

□ 本人が望めば……
  ▶ ピルシカイニド(50 mg) 3 カプセル 分 3 朝昼夕
  あるいは

▶ アプリンジン（20 mg）2 カプセル 分 2 朝夕
- □ 心房筋に作用する I 群薬はすべて，PAC に有効である可能性はある。心電図と胸部 X 線写真のみを情報として抗不整脈薬を使用するなら，リスクの少ない薬剤を使う。
- □ 抗不整脈薬のリスクとは，陰性変力作用と催不整脈作用を指す。ピルシカイニドとアプリンジンは，この 2 点において他の心房作動性抗不整脈薬より安心感がある。K^+ 電流への作用が乏しく，QT は延びない。
- □ 抗不整脈薬を使用するときは，心エコーにて器質的心疾患や心機能を評価すべきである……というのは本当だろうか？
- □ 患者の手間ひまや医療コストを考慮しない発想なら正しい。しかし，身体所見・心電図・胸部 X 線写真に所見を欠きながら，これら 2 剤の使用が妨げられるほどの病態が検出される可能性は低い。
- □ 心エコーなしでは一切の抗不整脈薬を使ってはいけないとするのは，現実的でない。

* * *

Case 2

60 歳，女性。期外収縮を自覚し，つらい。ホルター心電図では PAC を 2,000/日認め，short run も散発。標準 12 誘導心電図は正常だが，心エコーでは中等度の僧帽弁閉鎖不全あり。逆流シグナルは左房の後壁に向かい，前尖の障害が示唆される。左房径 42 mm。左室の拡大はない。

▶ アプリンジン（20 mg）2 カプセル 分 2 朝夕
- □ 個人的な思い込みだが，器質的心疾患があるときは，アプリンジンが安心できる。まったく勧めない専門医もいる。
- □ ピルシカイニドでも，常用量（150 mg/日）なら実質的には問題はないが，あえて I c 群薬は使わない。器質的心疾患が確認されているときはアプリンジンに譲る。
- □ 弁膜症のような器質的心疾患を背景とするなら，その原因の修復を目指すべき症例もあるだろうが，年齢や弁形成の難易など考慮すべき要素が多く，そう簡単には決められない。

* * *

Case 3

PVC 頻発の 70 歳，男性。器質的心疾患はなく，心エコーも年齢相応。症状が強く，治療を希望している。ホルター心電図では右室流出路起源と思われる PVC を 3 万/日。

- □ 経口 I 群抗不整脈薬のいずれでもよいが……

▶ メキシレチン(100 mg) 3 カプセル 分 3 が普通

- □ 健常心の PVC に対し，どの薬剤が著効するかは予想できない．どちらかというと I c 群薬が若干ましな印象はある．
- □ 無効と思われた薬剤でも量を増やすと有効なこともあり，下方軸(つまり流出路起源)を呈しても薬剤への反応に一定のルールはない．
- □ メキシレチンは Na^+ チャネルへの解離・結合のカイネティックスが素早く，薬理学的には先行洞収縮からの連結期が 400 ms を超えるような PVC を抑制できない．メキシレチンが Na^+ チャネルに結合しても，すぐに解離するため，次の PVC が現れるタイミングには影響がなくなっている．
- □ PVC がリエントリー(興奮旋回)によって生じるのなら，PVC を生成するための潜伏回路に作用することで抑制的に働きそうに思える．
- □ しかし，PVC の多くは非リエントリー性のメカニズムによって生じるので，PVC が出現するその瞬間に Na^+ チャネルに結合していないと抗不整脈効果は発揮できない．
- □ 2〜3 日の服用で，薬物の効果を評価することができる．効果をいちいちホルター心電図で評価するのは大変．患者本人の調子が良いかどうかが優先する．

Memo ■ CAST study は抗不整脈薬治療の基本

- □ CAST study は,「陳旧性心筋梗塞でPVCを減少させれば予後が改善するか？」という疑問に答えようとした。Ⅰc群のフレカイニドあるいはエンカイニドがPVCを減少させることを確認したうえで長期試験に入っている。勝てそうな相手だけ選んでいる。ところが，実薬群のほうで予後は悪化した(Echt DS. N Engl J Med 1991)。
- □ この結果について，さまざまな解釈がある。興味深いのは，実薬群の死亡率はQ波梗塞よりも非Q波梗塞のほうが高かったことである。Q波梗塞では実薬群の死亡率はプラセボ群の1.7倍だったが，非Q波梗塞では8.7倍にものぼっている。
- □ 非Q波梗塞のほうに残存心筋が豊富であるため，急性虚血を生じるチャンスが多いとすれば，フレカイニドやエンカイニドと急性虚血との"相互作用"が心事故発生の鍵になっているという解釈が成り立つ。
- □ さらに，
  - ●「致死的でない心筋梗塞の再発＋突然死」を合計した頻度が実薬群とプラセボ群で一致していたこと
  - ● 突然死発生の日内分布が虚血イベントの分布に近似していたこと
  ……から，両薬剤による心事故が急性虚血と関連しているという考え方と辻褄が合う。
- □ 実薬が投与されているときのホルター心電図でも torsades de pointes の増加は認められず，投薬の開始と心事故発生までの期間に偏りがないことも定型的な催不整脈作用らしくはなかった。
- □ Ⅰc群薬は torsades de pointes とは縁が薄い。Ⅰc群薬の催不整脈作用とは，リエントリーが生じやすいことである。
- □ ただし，器質的心筋障害を伴わない中若年者の発作性上室頻拍などを対象としたときは，Ⅰc群薬の安全性を疑わせる報告はない。

8 心房粗動

心房粗動はありふれた不整脈。血行動態が安定していれば重篤な不整脈ではない。QOL の面では放置するという選択もあるが，高頻度の心房興奮は心房細動への移行の恐れがあるので，カテーテルアブレーションをすべきだという見方もある。ときに房室伝導比が高いと致死的ともなる。リスクが多様であるところは心房細動と似ている。

病態・診断・対処

● 病　態

□ 心房粗動(AFL)のメカニズムの解明と非薬物治療は，大きな進歩をとげた。
□ わかっていることは，
- 典型的な心房粗動は右房と心房中隔を回路とするマクロリエントリー。左房はただ興奮を受け取るだけのバイスタンダー。
- リエントリー経路のなかの解剖学的峡部(三尖弁輪と下大静脈開口部とに挟まれる部分)を高周波通電により離断すれば，多くの粗動を根治できる。

□ 心房粗動と心房頻拍は心電図としても，機序としても区別しにくいときがある。解剖学的峡部を回路に含む心房粗動を isthmus-dependent AFL と呼ぶ。

● 診　断

□ 典型的な心房粗動は粗動レート 280〜360/min。このレートはおおよその目安であり，異なる数値もある。房室伝導比 4：1 か 2：1 で心室へ伝導する。
□ 通常型と非通常型に分類される。これは心電図波形に基づく分類。

- 通常型（common type）：Ⅱ・Ⅲ・aV_F誘導で下向きの粗動波
- 非通常型（uncommon type）：Ⅱ・Ⅲ・aV_F誘導で上向きの粗動波

□ 粗動波が上を向いているか，下を向いているか，慣れないと自信がもてないが，見なれた形ならたぶん通常型。

□ 心房粗動と心房頻拍を細かく区別する必要はない。房室伝導比が1：1になりやすい，それほど高くないレートなら心房頻拍と呼び，せいぜい2：1までなら心房粗動でよい。くっきりした粗動波があると感じたら，レートが低めでも心房粗動と呼べばよい。

□ また，心房細動か心房粗動か悩むことがあるが，それなら細動でも粗動でもどちらでもよい。頻拍の名称はいい加減につけられている。厳密な数値や表現にこだわるほどのものではない。

● 治療の考え方

□ カテーテルアブレーションに比べ，薬物治療は決め手がない。

> ***In principle***
> Ⅰ群薬は心房粗動を洞調律にする力は弱い。むしろ心房粗動を生じやすくする。

□ さまざまなテキストに用いられる薬剤が列挙されているが，「たまには効果がある」という意味でしかない。

□ 心房粗動への薬物治療で知っておくべきことは，「静注抗不整脈薬で心房粗動を停止することは難しい」ということ。心房粗動への急性期治療の主眼は，「とりあえずレートを落として，不整脈専門医に渡すこと」。状態が安定しているのなら，コンサルトはその日でも，1週間後でも，1カ月後でもよい。

■ 洞調律化が必要か？

□ 心房粗動のままでは損だろうか？
1) 動悸感 → 房室伝導抑制でなんとかなる。
2) 心機能が低下 → 房室伝導抑制で治療できる。
3) 房室間の協調運動の喪失により，心臓の機械的効率が低下 → 小さな問題。
4) 血栓塞栓症のリスクとなる → 心房粗動のままならそれほどでもない。
5) 放っておくと心房細動へ移行するかもしれない → これは心配。

□ すべての心房粗動で5)が問題となるわけではない。1)と2)は，いずれも心

室レートが高いことによる問題である。つまり，房室伝導比がコントロールされていれば，この2点は解消される。
□ 心房粗動でも心房細動と同様に，経食道心エコーを行うことも考えられる。抗血栓療法が行われていない47症例のうち，5例(11%)に心房内血栓が認められている(Irani WN. Circulation 1997)。かなり高い値で，信じられない。
□ ごく最近の研究では，抗凝固療法が行われていない状態で，経食道心エコーで左心耳内血栓を認める頻度は……
  ● 心房細動 → 114人中12人(11%)
  ● 心房粗動 → 55人中0人(0%)
と大きな差がある(Huang JJ. Am J Med 2018)。
□ 心房粗動のままでさしあたり洞調律化をねらわないなら，
  ● 心室レートのコントロール
  ● 心房細動になる可能性を考慮した抗凝固療法をどうするか
……の2点をクリアすればよい。
□ 567人の心房粗動のうち器質的背景の乏しい心房粗動は59人にとどまっていた(Halligan SC. Ann Intern Med 2004)。この59人を約10年フォローすると，33人が心房細動を発症した。脳血管障害も19人にみられ，心房細動症例と差がないようにも見える。それゆえ抗凝固療法の必要性が強調された。ただし，平均80歳とかなり高齢者。
□ 110人の慢性心房粗動症例の観察では，110人中13人が脳卒中の既往を有していたが，このうちの6人が心原性脳塞栓症だった(Lanzarotti CJ. J Am Coll Cardiol 1997)。抗凝固療法の有無について情報が得られている100症例に限って比べると……
  ● 抗凝固療法が不十分か行われていない：46人中6人(15%)で脳梗塞
  ● 抗凝固療法が適切：54人中0人の脳梗塞
と明らかな差があった。
□ 最近のレビューでは，心房粗動があれば対照群に比べて……
  ● 脳卒中のリスクは1.4倍
  ● 死亡のリスクは1.9倍
になるという(Vadmann H. Heart 2015)。脳卒中の増加が洞調律の1.4倍というのは，積極的な抗凝固療法を一律に求めるには小さい。
□ 今のところ「心房粗動に一律に抗凝固療法を行う根拠はないが，心配なら行っても悪くはない」というところか。

薬物治療の実際

● 心房粗動の急性期の治療

●状況●動悸感が強い房室伝導比2：1の心房粗動―
- □ narrow QRS tachycardia を見たら，まず房室伝導比2：1の心房粗動を考える．心房粗動でないなら，PSVTか心房頻拍．
- □ 心房粗動の2：1は，まず心室レートのコントロールを急ぐ．I群薬治療中で粗動周期が長いと，図1のように1：1の房室伝導に至るリスクがある．

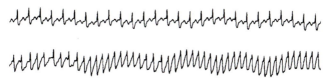

図1　2：1から1：1房室伝導への移行（連続記録）

・・・

◎選択1◎ベラパミル
- □ ガイドライン上は静注薬による洞調律化で選択できる薬剤として，第一選択はニフェカラントとプロカインアミド，第二選択にジソピラミドやピルシカイニドなどが挙げられている（JCS 2009）．
- □ しかし，レートコントロールさえできれば，待機的にカテーテルアブレーションが可能である．洞調律化の可能性が低いことと，静注薬の血行動態やQT延長の影響の損得，および緊急度が高ければ直流通電を選ぶべきであり，あまり静注抗不整脈薬は使いたくない．
- □ レートコントロールには……
  - ▶ ベラパミル（5 mg）2アンプル＝10 mg を生理食塩水20 ml に溶解し，そのうちの10 ml（5 mg）を側管より5分かけて投与
- □ ベラパミルは作用がおおむね用量依存的で，効果を予測しやすい．
- □ ベラパミルには陰性変力作用がある．しかし，心拍数が下がってくれば心臓の機械的効率が改善するので，血圧はあまり下がらない．
- □ 4：1房室伝導になれば，そのまま様子を見てよい．
- □ 血圧は維持されているが，4：1になっていなければ……
  - ▶ 残りのベラパミル1アンプル＝5 mg を側管より5分かけて投与
- □ 投与途中で頻拍が4：1になったら，投与を中止する．もし10 mg で伝導

比が変わらなければ，診断が間違っているのではないか。
- □ ここで，Ⅰ群薬で洞調律化を試みるのはやめたほうがよい。不整脈の薬物治療の基本は「1本勝ちをねらわずに，判定勝ちか引き分けをねらう」ことだ。
- □ 静注薬に慣れていない，あるいは状況が切羽詰まっていないなら，2：1房室伝導でも経口薬で対処してもよい。
  - ▶ ベラパミル（40 mg）6錠 分3

  あるいは
  - ▶ プロプラノロール（10 mg）4錠 分4

  で，4：1房室伝導が確保できる。
- □ 洞調律化はできなくても，レートのコントロールは確実に期待できる。その日はとりあえず帰宅させても，2～3日後に「これからどうするか」思案するのはどうか。

・・・

◎選択2◎ β遮断薬

- □ レートコントロールには，ベラパミルの代わりにβ遮断薬も使われる。
- □ 気管支喘息の既往について確認。
  - ▶ プロプラノロール（2 mg）2アンプルを5％ブドウ糖に溶解して総量を20 mlとし，2 ml/min で開始
- □ β遮断薬には陰性変力作用があるが，ベラパミルと同様に心室レートが下がっても，あまり血圧は下がらない。
- □ 投与途中で頻拍が4：1になったら，投与を中止する。
- □ 4 mg のプロプラノロールは，健常心ではたいして負担はない。電気生理検査のときの薬理学的自律神経遮断には，体重50 kg で10 mg 投与する。
- □ あるいは，
  - ▶ 超短時間型β遮断薬ランジオロール1バイアル50 mg を生理食塩水50 ml に溶かす

  「1分間 0.125 mg/kg/min の速度で静脈内持続投与した後，0.04 mg/kg/min の速度で静脈内持続投与する」という添付文書の記述がある。最初の1分に6 ml，維持量は2 ml/min に相当する。
- □ 10γ まで増量可能という記述もあるが，β遮断薬の効果は個体の自律神経の状態に左右される。少なめから始めればリスクは小さい。ランジオロール点滴静注用150 mg もある。
- □ ベラパミルやβ遮断薬よりも効果は弱いが，心房粗動のレートコントロールにはジギタリスを使用できる。
- □ 心房細動になると状況が悪化したように感じるが，心房細動のほうが自然停止を期待できる。考えてみれば，慢性の心房細動はありふれている。血

圧と症状が落ち着いているなら，あわてなくてよい。

> *In principle*
> 心房粗動の停止に勧められるⅠ群薬はない。

◉ だめもとで経口薬による予防的治療を試すなら

□ Ⅰc群は避けて，Ⅰa群か，Ⅰb群のアスペノンのみ。単剤は心房粗動のときに不安があるので，避けたい。

> *In principle*
> 心房粗動には原則的にⅠ群薬の単独投与は避ける。

□ 長い粗動周期で房室伝導比が高まるかもしれない。Ⅰ群薬の単独投与は危険。
  - ▶ β遮断薬（ビソプロロール2.5 mg/日，アテノロール25 mg/日のいずれか），またはベラパミル（3錠/日）
  - ＋Ⅰ群薬（ジソピラミド300 mg/日，シベンゾリン300 mg/日，ピルメノール200 mg/日，アプリンジン40 mg/日などのいずれか）

□ β遮断薬とベラパミルは1:1房室伝導の予防。前述のようなレートコントロールを目的とするときより少なめでもよい。プロプラノロールは1日3〜4回も服用するので面倒だが，最初に短時間作用型を使うのは悪くない。あるいは貼付型のビソノテープ®も使いやすい。

■ なぜ抗不整脈薬の効きが悪いのか？

□ 心房粗動を形成しているマクロリエントリーを止めるには，
  1) 興奮波の終末に興奮波の先端がぶつかるか，
  2) 伝導性が低下しやすいところで伝導途絶を生じればよい。
□ 素直に考えれば，活動電位持続時間（action potential duration：APD）の延長は1)で，Na^+チャネル遮断作用は2)のかたちで作用しそうだが，実際はそうとも言えない。
□ 解剖学的峡部を含むリエントリー回路が成り立つためには，回路で囲まれて機能的に伝導できない領域が必要になる。
□ Na^+チャネル遮断作用は心筋の伝導性を低下させ，機能的伝導不能領域をしっかり安定したものにして，粗動回路の出現と維持を促進する。
□ また，Ⅲ群作用によりexcitable gap（興奮間隙）を短縮すべく不応期を延長しても，伝導速度の低下により，粗動周期の延長が停止に結びつきにくい

□ という説明もある。excitable gap とは興奮旋回路のうち，興奮していない間隙のことで，これが短いとリエントリーは停止しやすい。
□ ニフェカラントなどのIII群薬で心房粗動が止まるときのパターンは一定ではない（Morita N. Pacing Clin Electrophysiol 2008）。マクロの興奮旋回が解剖学的峡部かその近傍で突然途絶するもの，リエントリー回路の維持に必要な機能的ブロックの破綻，別の経路を進む興奮が生じて停止をまねいているものなどがあった。
□ 心房粗動の 17 人に行ったニフェカラントによる治療では，7 人が自然停止し，4 人は期外刺激 1 個で停止している（Yamabe H. Pacing Clin Electrophysiol 2013）。心房筋の不応期の延長は excitable gap を短縮させるが，粗動周期の延長はみられない。
□ 経口のフレカイニドは，心房細動の洞調律化には 49％（21/43）で成功したが，心房粗動の洞調律化では 34％（10/29）にとどまっている（Sihm I. Eur Heart J 1990）。I 群薬のなかでも特に Ic 群薬は心房粗動の治療効果に劣る。

> *In principle*
> I 群薬，特に Ic 群は心房粗動への有効性が低い。

＊　　　　＊　　　　＊

□ 心房細動と心房粗動がどのくらいの頻度で重複してみられるかが検討されている（Tunick PA. Chest 1992）。心房細動 96 症例のホルター心電図を解析したところ，1/4 に心房粗動も確認された。開心術の既往が心房粗動合併例に多かった。
□ 心房細動のカテーテルアブレーションに際して，心房粗動の既往がなくても将来の禍根を断つべく，およそ半数で解剖学的峡部も焼灼される。

9 発作性心房細動

心房細動は，なかなか見えてこない。あるトライアルで目を開かれたと思えば，やがて相反する報告が現れる。振り回されると損をする。あふれる情報のうち，さしあたり揺るがないところだけ知ればよい。

病態・診断・対処

☐ さしあたり揺るがないこととは……
1) 心房細動(AF)患者の生命予後は背景疾患に多く依存する。
2) 心疾患や心機能に不安がないほうが，薬物治療でも非薬物治療でも洞調律を維持しやすい。
3) RAS 抑制薬の AF 再発予防効果は短期的，中期的には確認できていない。しかし，長期的降圧の AF 抑制効果まで否定されてはいない。
4) 「リズムコントロールとレートコントロールのいずれから始めても，予後に大差はない」と AFFIRM 試験(2002)で報告された。
5) 心不全患者の試験(AF-CHF 試験 2008)でも，リズムコントロールとレートコントロールのいずれから始めても予後に差はなかった。「安定して洞調律であった群」と「継続的に AF であった群」の比較でも同様であった。
6) 器質的背景があるときに I 群薬を使うと，生存率は悪化する。
7) 高血圧は AF の発症にも血栓塞栓症の発生にも悪影響がある。
8) 発作性 AF(PAF)も血栓塞栓症のリスクはある。血栓塞栓症の再発率や重症度は持続性のほうが不良。
9) アスピリンでは血栓塞栓症の予防はできない。念のために使うのも，出血イベントを増加させるため勧められない。
10) 血栓塞栓症のリスク層別化として，CHADS2 スコア，そして CHA2DS2-VASc スコアがよく知られている。
11) 抗凝固療法に伴う出血リスクの予測に，HAS-BLED スコアなどが提

案されている．CHADS2 スコア，CHA2DS2-VASc スコアと重なる部分が多い．
12) 直接経口抗凝固薬（DOAC）はワルファリンよりも頭蓋内出血が少ない．脳梗塞の予防効果は同等以上．
13) 1回だけの AF は再発しないことも少なくない．1回目のエピソードに対し，一律に「濃厚な治療」をすることは一般的ではない．
14) 慢性 AF の心拍数がいちじるしく高いのでなければ，レートコントロールは，厳格でも，ほどほどでも，予後は変わらない．

□ AFFIRM 試験と AF-CHF 試験は，洞調律であることの価値を否定しているわけではない．治療で簡単に洞調律維持が可能なら，それは捨てがたい．抗不整脈薬が多くなったり，手間ひまをかけすぎると，別なマイナスが生まれる．「ひたすらレートコントロールをねらうというストラテジーは，得をするとは限らない」という意味に取りたい．

● 病　態

□ 1998 年，多くの AF は肺静脈に起源があると Haïssaguerre M. が報告した．カテーテルアブレーションは，肺静脈と左房との電気的連絡を離断（isolation）して AF を治療する．
□ ゲノムワイド関連解析（Genome Wide Association Study：GWAS）で背景となる遺伝子（感受性遺伝子）が見出されている．「かなり関連がある遺伝子」から「統計的には多少関連がある遺伝子」まで，影響力は異なる．
□ AF は異所性興奮を引き金にしていても，少なくともその維持には心房内リエントリーも関与する．肺静脈の興奮発生のメカニズムは，自動能と triggered activity のいずれについても支持する研究がある．
□ 肺静脈以外に，心房や上大静脈もフォーカスとなる．局所の発火と心房におけるリエントリーは，互いに協力して AF を持続させる．慢性化する頃には，フォーカスの発火がなくても，心房だけで AF を維持できるようになる．
□ AF は均一な病態ではない．患者ごとに自律神経への依存性，好発時間帯，頻度，持続などの臨床像が異なる．治療への反応性もまちまち．人種により感受性遺伝子にも差がある．

● 診　断

□ PAF とは，治療しなくても自然停止するもの．放っておくと停止せず，洞調律化に電気的除細動か薬物治療が必要なら，持続性 AF（persistent AF）

という。
□ 最近は以下の用語がよく使われる。
- 発作性AF（PAF：paroxysmal AF）：7日以内に停止するもの。治療による停止も含む。
- 持続性AF（persistent AF）：7日を超えて持続。治療で7日以降に洞調律化したものを含む。
- 長期持続性AF（long-standing persistent AF）：1年以上続いたもの，かつ洞調律化への意欲が残っているとき。
- 永続性AF（permanent AF）：「AFのままでいい」と洞調律化を放棄したとき。
□ AFが電気的にも薬理学的にも洞調律化が期待できなくなれば，永続性という言葉が用いられる。直流除細動を行えば，数年経っているAFでも洞調律に戻ることはある。
□ 永続性AFだったのに思い直して「洞調律をねらう」気分になったら，その瞬間に長期持続性AFに変身する。患者や医師の思惑によって呼び方が変わる。持続時間もしばしば知りえないから，大ざっぱな話なのだ。不整脈の呼び方に本気でこだわる専門家はいない。
□ 従来はPAFと慢性AFの2つの呼び方が多かった。持続性AF・長期持続性AF・永続性AFは，いずれも慢性AFに該当する。
□ 心電図の基線の揺れにちょっと規則性があり，心房粗動かAFかわからなかったら，割り切ってAFと呼ぶ。

● 治療の考え方

1）治療目的
□ AFの治療は，
  1）洞調律の回復と維持
  2）心室レートのコントロール
  3）血栓塞栓症の予防
  ……に努めることだが，脳卒中を回避できれば目的はほぼ達成されている。
□ 不整脈専門医は，病態がこじれないうちにカテーテルアブレーションを勧める。10年前までは90％近くが抗不整脈薬を経てカテーテルアブレーションが行われていた。最近は，半分近いAFアブレーションは薬物治療の経験なしに行われる。
□ AFの治療で考えたいことは……
- 器質的心疾患は？……ともかく心エコー。
- 治療しうる背景疾患はないか？

- 僧帽弁疾患……僧帽弁狭窄や僧帽弁閉鎖不全などの弁膜疾患があり，弁膜症の進行と AF の慢性化が予想されるなら，積極的な評価と外科的修復を考慮する。もうリウマチ性僧帽弁狭窄は発生しない。原因となる溶連菌感染によるリウマチ熱が 30 年前から稀になり，この 10 年以上はほぼゼロだ。
- 甲状腺疾患……甲状腺機能亢進症なら，甲状腺機能の正常化なしに洞調律への復帰はない。

● かえって悪い方向に向かっていないか？……器質的背景があるときにⅠ群薬を使用すると，予後を悪くする。
● 血栓塞栓症のリスクを低く見積もっていないか？……抗凝固療法の適応は変わった。DOAC を使えるから，適応は広くなった。
● 治療が必要なほど再発性が高いか？……はじめての発作性 AF なら，再発しないかもしれない。1 回だけの PAF では，治療方針は決めにくい。

2）特別な PAF

■ 徐脈性不整脈と合併するもの……徐脈頻脈症候群

□ 徐脈頻脈症候群にみられる頻脈とは，PAF だけでなく，心房粗動，発作性上室頻拍（PSVT），あるいは心房頻拍のどれでもよい。しばしば複数の上室性頻脈を認める。
□ 頻脈に対して投与された抗不整脈薬が徐脈を重症化させる。
□ ベストの結果より，最悪を避ける選択をする。攻める治療ではなく，守りの治療。AF が停止したときに長い心休止が出現しないように，レートコントロールのための β 遮断薬やベラパミルは少なめにせざるをえない。

■ 器質的心疾患を伴うもの

□ 僧帽弁閉鎖不全や僧帽弁狭窄があっても，胸部 X 線や聴診のみではしばしば見落とす。
□ 僧帽弁閉鎖不全，大動脈弁閉鎖不全，大動脈弁狭窄症は中等度までならとめどなくいる。どの程度まで抗不整脈薬を使えるか？ 軽度なら気にしなくてよいが，中等度なら「時と場合による」。

■ ライフスタイルの影響

□ AF は疲労・ストレス・飲酒によって誘発される。20 歳代でも PAF は生じる。普通は遠からず洞調律に戻る。
□ 副交感神経は AF の発生に関与する。動物実験でも迷走神経に高頻度電気刺激を与えると，心房の電気刺激で誘発した AF はいつまでも続く。迷走神経刺激をやめればすぐに洞調律に戻る。

- 交感神経活動と副交感神経活動の両者が同時に亢進している状態がAF発生を促すことが,実験的に示されている。例えば,イヌの心房筋でアセチルコリンとノルアドレナリンを同時に負荷するとAFが起きやすい(Patterson E. J Am Coll Cardiol 2006)。
- 疲れて家に帰り「ほっとしたとき」にAFは生じる。本来は拮抗する副交感神経と交感神経が,心房筋のアセチルコリン感受性K^+電流,細胞内Ca^{2+}, Na^+/Ca^{2+}交換輸送体を一度に亢進させてAFを発生させる。自律神経の関与は濃い。

3）WPW症候群に合併するPAF

- WPW症候群におけるAFは若年者にも認める。
- 心室がおもに副伝導路経由で興奮すると,QRS幅が拡大し,一見心室頻拍のように見えるため,偽性心室頻拍(図1)と呼ばれる。知っておかなければならない。

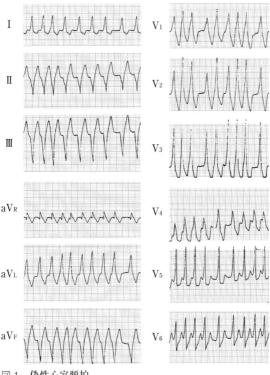

図1　偽性心室頻拍

- [ ] 一度でも偽性心室頻拍を認めたら，カテーテルアブレーションを行う。副伝導路を離断すれば AF も生じにくくなるが，その理由には諸説ある。
- [ ] 発作が少なくても，カテーテルアブレーションを行うまでの期間に事故を起こさないように，フレカイニドなど副伝導路の伝導抑制力が強い Ic 群薬を投与する。

4）治療する必要がある PAF か？

■ 症状が多い AF
- [ ] 血圧の値が安定していても，心臓の機械的効率の低下を末梢循環の抑制によって代償していることがある。血圧が低下していなくても，AF 出現直後はしばしば血行動態的には不都合を生じている。

■ 血栓塞栓症のリスクは？
- [ ] 血栓塞栓のリスク評価には，シンプルさと精度の両立という難しい要求がある。はじめて国際的なスタンダードになったのは CHADS2 スコア（Gage BF. JAMA 2001）。
- [ ] CHADS2 は……

項目	スコア
C：congestive heart failure/心不全	1
H：hypertension/高血圧	1
A：age/年齢（>75 歳）	1
D：diabetes mellitus/糖尿病	1
S：stroke/TIA（脳梗塞・TIA の既往）	2

- [ ] CHADS2 の問題点は，スコア 0 点でも血栓塞栓症の発生が 1.9%/年であり，抗凝固療法の必要がない患者を抽出する精度はいまひとつだった。
- [ ] そこで，2010 年に欧州心臓病学会（ECS）で CHA2DS2-VASc スコアが提案された。年齢（65〜74 歳），血管疾患，性別の項目を加え，さらに高齢（>75 歳）のポイントを 1 点から 2 点にした（Camm AJ. Eur Heart J 2010）。

項目	スコア
C：congestive heart failure/心不全	1
H：hypertension/高血圧	1
A：age/年齢（>75 歳）	2
D：diabetes mellitus/糖尿病	1
S：stroke/TIA（脳梗塞・TIA の既往）	2
V：vascular disease/血管疾患（心筋梗塞，末梢動脈疾患，大動脈プラークの既往）	1
A：age/年齢（65〜74 歳）	1
Sc：sex category/性別（女性）	1

□ 非弁膜症性 AF の 73,538 例における解析(Olesen JB. BMJ 2011)では，100人・年の血栓塞栓発生率(表1)は……

表1　非弁膜症性 AF の血栓塞栓発生率

	CHADS2	CHA2DS2-VASc
スコア 0	1.67%	0.78%
スコア 1	4.75%	2.01%

(Olesen JB, et al. BMJ 2011；31：342 に基づいて作成)

　……CHA2DS2-VASc スコア=0 ならば，低リスク群を高い精度で抽出できる。
□ CHA2DS2-VASc スコアは国内のガイドラインには用いられていないが，CHADS2 スコアはシンプルすぎて心配になる。CHA2DS2-VASc スコア=0 に該当する患者はかなり少ないが，CHA2DS2-VASc スコアのほうが細かく見ているので優れているような印象がある。
□ このあたりは議論が続いており，最近は CHADS2 スコアが盛り返していると聞く。人種や時代によってイベント率も違う。CHADS2 スコア=1 で，かつ CHA2DS2-VASc スコア=1 では，脳梗塞などのイベントは年 1％を下回るため，抗凝固療法の適応が低い(Coppens E. Europ Heart J 2013)。
□ リスクを評価したら，カルテに記載する。スコアに含まれる要素を，1つ1つ患者と一緒に確認する。問題が起きたときの「説明は受けたが，理解できなかった。不十分な説明」という訴える側のロジックに耐えられる詳細な記述を心掛ける。
□ 文言が定型化しがちな広範なコピーペーストは避ける。自分の言葉で，「誠意をもって説明した記録」を残す。誤字脱字は許される。
□ 低リスク群と判断して抗凝固療法を行わないときには，
● 「脳梗塞が絶対生じないから，抗凝固療法を行わない」という意味ではない
● ある確率で脳梗塞を生じる可能性はあるが，コストや出血の副作用など治療の不利益とのバランスから抗凝固療法を勧めにくい
● カテーテルアブレーションという選択がある
……ことを理解してもらう。「治療選択が複数あること」，「この治療を勧める理由」を繰り返し説明する。1回だけの説明では，不十分とみなされる。

■ 抗凝固療法の発想
□ 「発作性 AF でも慢性 AF と同じくらいの頻度で血栓塞栓症が起きている」ことが ACTIVE-W 試験のサブ解析で示された(Hohnloser SH. J Am Coll

Cardiol 2007)。「発作性 AF でも積極的に抗凝固療法を検討すべきである」というメッセージなら正しい。
□ しかし，純粋に心原性塞栓症の頻度，および脳梗塞発症後の予後が同等という意味ではない。ほぼ全例に抗凝固療法を行った二次予防において，持続性 AF は発作性 AF の 2 倍も脳梗塞を再発し，大出血の副作用は同等である（図 2。Koga M. Stroke 2016）。

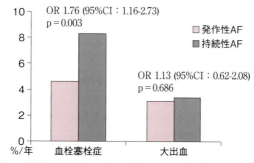

図 2　脳梗塞後患者における再発と出血の頻度（Koga M, et al. Stroke 2016；47：2582-8 に基づいて作成）

□ 国内のデータでは，高齢（75 歳以上），脳卒中/TIA の既往，高血圧は脳梗塞の予測因子だったが，糖尿病・女性・心不全・虚血性心疾患は独立した予測因子ではなかった（Suzuki S. Circ J 2015）。ESC のガイドラインでも，女性という項目のみの 1 点では抗凝固治療の対象とはしていない。
□ 肥大型心筋症，明らかな拡張不全，左房内モヤモヤエコーなど CHA2DS2-VASc スコアには含まれない要素も，心原性塞栓症のリスクとして挙げられている。
□「経験に基づいて CHA2DS2-VASc スコア＝0 でも抗凝固薬を投与してよいか？」と聞かれれば，個人的には「よい」と答えたい。
□ CHA2DS2-VASc スコア＝0 であるにもかかわらず血栓塞栓症を生じた症例を経験することはある。自分の診療経験も 1 つのエビデンスである。裁量の余地があるから，ガイドラインには「考慮」という言葉が用いられている。

薬物治療の実際

● 抗不整脈薬を使うなら

- □ ESC（欧州心臓病学会）のAFのガイドラインから抗不整脈薬の使い方に関する概略を示す（Kirchhof P. Eur Heart J 2016）。薬剤は国内で一般的に使用されるものを追加し，使用されていないものを除いて示した。
- □ 最近発症のAFの洞調律化には（表2）……
  - ● 心機能低下や器質的背景が濃厚 → アミオダロン静注
  - ● 不安がなければ → 静注か経口のIc群薬（フレカイニド，プロパフェノン，ピルシカイニド）

  ピルシカイニドは国内のみで使われており，ESCのガイドラインには含まれない。

表2 最近発症のAFに対する治療

血行動態	不安定	安定			
心不全	?	心不全あり		心不全なし	
背景疾患	?	心不全++ AS	心不全+ LVH++ CAD	静注薬： ピルシカイニド フレカイニド プロパフェノン	経口薬： ピルシカイニド フレカイニド プロパフェノン
選択肢	DC除細動	アミオダロン	ニフェカラント アミオダロン		

ESCのガイドラインを参考に，国内で使える薬剤を念頭に作成。

- □ 待機的な洞調律化あるいは洞調律の維持の指針を表3に示す。

表3 有症候性AFのリズムコントロール

背景	心疾患なし	CAD，弁膜症，LVH	心不全
経口薬	フレカイニド ピルシカイニド プロパフェノン	アミオダロン	アミオダロン
カテーテル アブレーション	よい適応	適応あり	選択可能

ESCのガイドラインを参考に，国内で使える薬剤を念頭に作成。

- □ 待機的な洞調律化あるいは洞調律の維持にはカテーテルアブレーションが選択肢に入るが，薬剤の種類としては最近発症のAFと似ている。
- □ ところで，ガイドラインに沿った薬物治療と沿っていない治療ではどれほど経過に差があるだろうか。米国での調査では，5年間のAF再発が若干

少ないものの，生存率には大きな差はない（Qin D. J Am Heart Assoc 2015）。

■ 抗不整脈薬の服用のしかた……継続的な投薬か頓用か？
□ PAFの頻度は症例ごとに異なる。どのような病像なら頓用でいくか，決まってはいない。頻度は高くても1分以内に自然停止するPAFは，無投薬でよい。「3分はどうか」とか，細かい状況に応じた指針もない。

■ 発作を減少させるための抗不整脈薬の立ち位置
Ⅰa群薬
□ Ⅰa群はいずれもPAFに有効である。例えばジソピラミドは，AFの治療薬として現在でも用いられている。比較的早期に出た薬剤なので，効果と副作用について豊富な経験が蓄積されている。
□ ただし，国外のガイドラインでは除かれており旗色が悪い。なぜⅠa群がリストアップされないかというと……
  ● Ⅰa群薬の効果はⅠc群薬に劣る
  ● Ⅰa群薬はQT延長作用のデメリットがある
□ 経験やこだわりのある専門医がジソピラミドやシベンゾリンを使うのはおまかせしたい。

Ⅰb群薬
□ メキシレチンは心房筋への作用を欠くため，AFには用いない。AFにはアプリンジンのみが適応。
□ アプリンジンは，効果としてはⅠc群薬に劣るが，ごく一部の専門医は本剤を見捨ててはいない。この薬が控えめで，上品な性格をもつからだろうか。心電図にはっきりした変化も現れないし，陰性変力作用もQT延長作用も乏しい。

Ⅰc群薬
□ 器質的背景が小さければ，フレカイニド・ピルシカイニド・プロパフェノンは，いずれもAFの停止と予防に有用である。国内外のガイドラインで選択肢に入っている。
□ ピルシカイニドのおよその半減期は5時間，フレカイニドは11時間。ピルシカイニドは腎排泄メインであり，CCr 50 mg/dlあたりから半減期が10時間を超える。

Ⅲ群薬
- □ アミオダロンは卓越した効果をもち，心室頻拍のみならず，AFにも有効だ。
- □ 当初は「肥大型心筋症に伴うAF」のみの適応だったが，2010年に「心不全のAF」も適応に加わった。心不全のときに他の抗不整脈薬は使いにくい。
- □ 肺線維症などの副作用から，国内では欧米のように気楽に使う習慣はない。

Ⅳ群薬
- □ ベラパミルはAFの停止や予防には効果がない。
- □ ベプリジルはAFに明らかな効果をもつ。ベプリジルはNa^+チャネル遮断やK^+チャネル遮断など，Ⅰ群およびⅢ群に近似した薬理作用を併せもつ。不整脈専門医は好む。

■ **使える薬剤と使わない薬剤：各論としていえば……**
- □ PAFの停止に静注で使う薬剤：静注で停止させる必要がある状況がそんなに多くはないが……
  A. 静注で効果があって，使ってよい
  - ● プロカインアミド：静注は今でも使う。陰性変力作用1+
  - ● ジソピラミド：ときに使われる。陰性変力作用2+
  - ● シベンゾリン：慣れているなら使われる。上の2つより稀。陰性変力作用1.5+
  - ● ピルシカイニド：稀ならず使われる。陰性変力作用1+
  - ● フレカイニド：ごく一部の専門医が使う。効果は高い。陰性変力作用2+
  - ● アプリンジン：使用頻度は低いが，安全。まず見ない。陰性変力作用0.5+

  B. 薬理作用上効果のない薬剤
  - ×リドカイン
  - ×メキシレチン
- □ 使うのはどれでもいい。プロカインアミド・アプリンジンは軽い。ピルシカイニドは中くらい。ジソピラミド・シベンゾリン・フレカイニドは重い。
- □ 「重い」というのは，1アンプルでも陰性変力作用と治療効果がそれなりにあるという意味。軽いからいいということではない。軽いのは，たくさん使わないと効かない。結局，停止させるまでの心臓への負担には大きな差はないかもしれない。

□ PAFに対し経口で使われる薬剤
- ジソピラミド：知名度が高く，かつては抗不整脈薬の代表格。経験があるなら。
- シベンゾリン：愛用する専門医がいる。抗コリン性の副作用はジソピラミドよりはマイルド。
- ピルメノール：あまり見ないが，実は効く。ごく一部の専門医が使う。
- アプリンジン：マイノリティだが，実は使いやすい。
- ピルシカイニド：PAFに対する第一選択という意見あり。一番有効だからではない。QT延長と陰性変力作用のハンディキャップが少ないので選ばれる。本当はそれなりに本格的な抗不整脈薬。国内では最も多く使われる。
- フレカイニド：QT延長作用がない。Ⅰ群のなかでは最も切れる。バランスがよい。これなしではAFの治療はできないと個人的には思っている。
- プロパフェノン：有効性が高い。論文は多い。そういう意味で素性はいいが，国内では不当に弱い。
- ベプリジル：高く評価されている。催不整脈作用も本格的であり，循環器科医しか使わない。
- アミオダロン：別格。心不全ならこれしかない。
- ▲ プロカインアミド：経口薬もあるが，使われない。
- ▲ キニジン：古い薬。30年前に使った。特殊な重症不整脈には必要だが，AFには有用でない。

□ 直接には停止効果も洞調律維持効果も期待できない薬剤（上の3つはレートコントロールに使える）
×β遮断薬
×ベラパミル
×ジギタリス
×リドカイン
×メキシレチン

● 心房粗動への注意

□ Ⅰ群薬投与により，ときに心房粗動が出現する。催不整脈作用として心房粗動が生じた可能性もあれば，もともと心房粗動を合併していた可能性もある。
□ どういう患者で心房粗動が現れるのか調べてみると，治療前から心房粗動らしい心電図が記録されたことがあるという点が第一の因子であり，ほか

に特別な要因は見出せなかった。

> ***In principle***
> 抗不整脈薬によるAFの治療では，1：1房室伝導の心房粗動の出現に注意。

□ 心房粗動周期は抗不整脈薬によって延長する．図3に示すように1：1房室伝導も生じる．

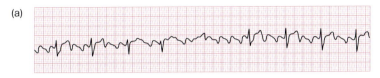

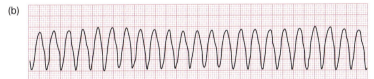

図3　Ⅰ群薬投与中の1：1房室伝導．(a)Ⅰ群薬投与後の心房粗動．(b)1：1房室伝導への移行．

□ 心房粗動の1：1房室伝導は血行動態的にリスクが高い．緊急的対処として直流通電が必要である．
□ それゆえ，Ⅰ群薬投与にあたっては房室伝導を抑制する薬剤(β遮断薬やベラパミル)の併用が望ましい．

● β遮断薬の併用を考える

□ 狭義の抗不整脈薬(Ⅰ群薬とⅢ群薬)にβ遮断薬を併用することは，発作時のレートコントロールに役立つ．また，心房粗動が生じたときに1：1房室伝導を防止する．
□ β遮断薬の併用はレート調節以外にも意義をもつ．
  ● 副交感神経活動のほうがAFの発生により大きな役割をもつ．しかし，飲酒後のAFは交感神経活動の高い患者に多いことが報告されており，一部のPAFはβ遮断薬に反応する．
  ● β遮断薬のもう1つのメリットは，交感神経活動による抗不整脈薬の効果の減殺を緩和することへの期待である．抗不整脈薬は心筋の伝導性を

低下させ，興奮性の回復過程を遅延することによって不整脈を抑止するが，交感神経活動はこの作用と逆の向きに働く。あくまで理屈のうえでのことであり，実態があるかどうかはわからない。

● 抗血栓療法……「ワルファリンか，抗血小板療法か」という時代もあった

□ PAFも血栓塞栓症の危険因子であり，抗血栓療法は治療の大きな位置を占める。抗血栓療法は，抗血小板療法と抗凝固療法に加えて線溶療法まで含む。
□ 頭蓋内出血や消化管出血のイベントという不利益との兼ね合いから，高齢者ではワルファリンを避けて，抗血小板療法にとどめられる傾向があった。しかし現在は，抗凝固療法をしないなら抗血小板薬もあえて行わない。
□ わが国でAFでの低用量アスピリンの一次予防効果を検討したJAST試験では，脳卒中が減少しなかっただけでなく，出血のイベントは増えていた(Sato H. Stroke 2006)。
□ つまり，アスピリンによる一次予防はメリットがないだけでなく，デメリットがある。糖尿病などAF以外の母集団でもアスピリンの一次予防効果が検討されているが，多くは否定的な結果を得ている。

■ ワルファリンとDOAC

□ ワルファリンとDOACは「AFの脳卒中予防にはどちらでもいい」とは言えない。ときに「ワルファリンもしくはDOACのいずれかを選ぶ」という表現があるが，実際はDOACのほうが使いやすい。
□ ワルファリンを適切に使うことは難しく，TTR(time in therapeutic range：適切なPT-INRが達成された期間の割合)として，臨床試験でも65％，現実は50％ほどにとどまる。
□ おもな限界は，
 ● 併用薬や食事などの影響により，抗凝固作用が安定しない
 ● 頭蓋内の出血が多い
 ことだが，実はさらに大きな問題がある。
□ それはワルファリンが，
 ● 凝固を促進する凝固因子Ⅱ・Ⅶ・Ⅸ・Ⅹの産生を抑制 → 凝固抑制
 ● 凝固を抑制するプロテインCとプロテインSの産生を抑制 → 凝固亢進
 という裏腹な作用を併せもつことによる。半減期は

> 6時間 ← プロテインC・Ⅶ＜Ⅸ＜プロテインS・Ⅹ＜Ⅱ → 100時間

□ ワルファリンを開始すること，あるいは不十分な量を投与することは，左側の要素が失われ，右側のみが残る．バランスとして，ある期間は凝固亢進状態が出現する．
□ 本当にこの理屈どおりの事態が起きるかどうかは，明らかではなかった．ところが，2013年に英国における11万人の処方をベースにした検討では，ワルファリン開始直後に脳卒中が2倍になることが確認された（Azoulay L. Eur Heart J 2013）．
□ 低用量で用いられるワルファリンも同じように，かえって脳卒中を増やすことが示唆されている．これらの知見は，新たなワルファリン開始を躊躇させる．
□ ESC 2018（Eur Heart J 2018）では，病態によるワルファリンとDOACの適応について，表4のような推奨をしている．日本では機械弁だけでなく生体弁もDOACの適応から除外されている．これは現実の損得とは乖離しているようだが，薬剤開発の経緯からたどりついた適応である．AFの抗凝固療法では，いろいろな意味で禍根を避けるために，適応を外れた使い方は避けるのが一般的だ．

表4 ESCの心房細動の背景疾患を考慮した抗凝固薬の推奨

病態	抗凝固薬
1. 人工機械弁術後	ワルファリン
2. 中等症以上のMS	ワルファリン
3. 治療前の重症AS	データが乏しい
4. 2と3以外の弁膜症	DOAC
5. 生体弁術後3カ月以降	MS以外ならDOAC（日本はワルファリン）
6. 僧帽弁形成術後3カ月以降	DOAC
7. TAVI術後	データが乏しい．使うにしても抗血小板薬と併用
8. 肥大型心筋症	DOACを使えそう

● 洞調律化と血栓塞栓症

□ 洞調律化を契機とする血栓塞栓症は稀ならず経験するが，AFのままでもいつか血栓塞栓症は起きたのではないだろうか．
□ 洞調律化に伴う血栓塞栓症のリスクは，直流通電でも薬物治療でも同じ．よどんでいた川の流れが回復することにより，血栓が剝離して塞栓症を生じる．手段にかかわらず，洞調律化それ自体が血栓塞栓症を生じやすい状況を作る．
□ 経食道心エコーで血栓のないことを確認することも勧められている．

■ **電気的除細動**(詳細は PartⅠ-13 章「電気的除細動/カルディオバージョン」を参照)
□ 薬物治療に抵抗性，薬物治療が行えないとき，あるいは血行動態上緊急に洞調律への復帰が望まれるとき，例えば WPW 症候群の偽性心室頻拍や心臓術後管理上，抗不整脈薬による対処が心もとないときに，電気的除細動はもっともな選択。
□ 左房径が小さいほど洞調律が維持されやすい。電気的除細動を何度まで試みるかというルールはない。
□ 除細動を行うなら，経食道心エコーで左心耳血栓がないことを確認。少なくとも 2～3 日以上経過しているなら必要だと言われていたが，発症からの時間を知ることは難しいので，全例で行う施設も増えている。経胸壁心エコーでは左心耳の血栓は検出できない。
□ 血栓があれば，除細動は行えない。抗凝固療法を 3 週間ほど行い，経食道心エコーを再検。待機的除細動では前もって 2～3 週間にわたって抗凝固療法を行う。
□ 心房筋の動きがよくなるまで時間がかかるので，洞調律化した後も血栓はできやすい。心房機能が回復するまでの 1 カ月は抗凝固薬の継続が望ましい。これは重要なことと考えられている。心配なら，もっと長い期間でもよい。
□ ところで，疑問は残る……
「血栓塞栓症のリスクがことさら低い患者」では，慢性期の抗凝固療法の適応はないことになっている。ところが，除細動を試みるときは「CHA2DS2-VASc スコアが 0 でも抗凝固療法を行う」と考えられている理由は何か？
□ 合理的な理由でこうなっているわけではない。察するに，「除細動とは，患者に積極的に働きかけている」ことになり，その働きかけにより血栓塞栓症が起きると「原因と結果がはっきり結びつく不都合な状況」になる。
□ それゆえ，「血栓塞栓症のリスクがどうであれ，エビデンスがどうであれ，念のために除細動前に経食道心エコーか抗凝固療法を行う」という慎重さが求められているのだろう。

■ **抗不整脈薬による除細動**
□ 抗凝固療法の必要性は電気的除細動と同様。静注抗不整脈薬による除細動が一般的な治療法であるが，成功率は 50％前後。
□ 自律神経活動など複雑な要因がからむために，経口薬を投与しながら時間をかけて洞調律への復帰を期待することも稀ならず行われる。
□ AF の洞調律化には，おもに Ⅰc 群薬を勧める。

9 発作性心房細動

* * *

- ●**状況 1** ●動悸感が強い 50 歳代の PAF。なかなか自然停止しないので受診。研修期間が終わったばかりの自分は，AF を静注薬で止めた経験はない―
- □ 心エコーを施行するほうが望ましいが，胸部 X 線で心拡大と肺うっ血がないことを確認できればそれでもよい。
- □ 臨床背景がわからない。心電図に器質的心疾患を示唆する所見がないときにのみ静注抗不整脈薬を使うことが可能。
- □ 病歴・血圧・聴診上からも心不全を示唆する所見がないという状況で……血管を確保し，
  - ▶ プロカインアミド（100 mg/1 ml，200 mg/2 ml）400 mg を生理食塩水で 10 ml に溶解し，側管より 1 ml/min の速さで投与開始
- □ プロカインアミドはシャープではないが，安心感はある。血圧の測定を頻回に行い，かつ記録に残す。
- □ PSVT は器質的障害を伴わないほうが多いが，AF ではそうとは言えない。
- □ プロカインアミド 400 mg で停止する PAF は少ない。期待しないで治療する。PSVT なら 400 mg でしばしば止まる。
- □ Ⅰa 群薬や Ⅰc 群薬が十分な効果を発揮するには，QRS が多少は拡大する量まで投与しないとなかなか停止しない。
- □ 慣れていないと，QRS 幅が広がったかどうか，よくわからない。投与中止の目安として 25〜40％の拡大という数字を見たことがあるが，40％は危険ではないか。そこまで踏み込まないことを勧める。
- □ もし，QRS 拡大もたいしたことがなく，血圧も安定（20 mmHg 以内の低下で，収縮期血圧＞110 mmHg）していれば……
  - ▶ さらに，プロカインアミド 400 mg を生理食塩水で 10 ml に溶解し，1 ml/min の速さで投与開始
- □ これで停止するのは 30％ほどか。たとえ停止しなくても，安静にしていれば，しばしば自然に止まる。
- □ 最近，不整脈専門家の 5 人にたずねたら，「もうプロカインアミドの静注は使わない」と 2 人が言い，残りの 3 人は「まだ使う」と言った。

* * *

- ●**状況 2** ● 45 歳，男性。心エコー正常。症状がある lone AF の発作。以前静注薬で治療してもらったので，いま一度との要望。血行動態は安定している―
- □ どの薬剤を使ってもよい状況では，
  - ▶ ピルシカイニド（50 mg/5 ml）を生理食塩水で 10 ml に希釈し，側管より 10 分かけて投与。1 mg/kg を上限としてあるので，増量はしにくい

あるいは,
- ▶ フレカイニド(50 mg/5 ml)を5%ブドウ糖で10 mlに希釈し,側管より10分かけて投与。上限は150 mg(3アンプル)とあるが,2アンプルにとどめる

あるいは,
- ▶ ジソピラミド(50 mg/5 ml)を生理食塩水で10 mlに希釈し,側管より5分かけて投与。上限は2アンプル

あるいは,
- ▶ シベンゾリン70 mg(70 mg/5 ml)を生理食塩水で10 mlに希釈し,側管より5分かけて投与。上限は2アンプル

* * *

●状況3●偽性心室頻拍/顕性WPW症候群のAF―

- □ 見ただけで診断がつくはずだが,いざとなると心電図判読能力は低下する。
- □ 偽性心室頻拍では,AFの興奮が副伝導路を下に降りていく。不思議なことに,房室結節を通る興奮が少ない。なぜだろうか?
- □ 一部には房室結節経由で心室に向かう興奮もあるが,より伝導性の高い副伝導路を通ってきた興奮が逆向きに房室結節をブロックするような影響を与え(concealment),房室結節経由の伝導の邪魔をしているのだろう。
- □ そこで,房室間の伝導(房室結節の伝導ではない)を抑制するために,副伝導路に作用する薬剤を選択する。副伝導路に作用する薬剤とは,Na^+チャネル遮断薬(Ⅰ群薬)。
- □ 副伝導路は心房筋に近似した性質をもっている。Na^+チャネル遮断薬のうち,心房筋に作用する薬剤が有効である。ピルシカイニドかフレカイニドの静注薬を使う。
- □ Ⅰc群薬はⅠa群薬よりも切れ味がよい。切れ味の差は,部分的にNa^+チャネルと薬剤との結合・解離の時定数の長短と関連する。Ⅰc群薬とⅠa群のジソピラミドは時定数が長く,プロカインアミドは短い。ジソピラミドでⅠc群薬に匹敵する伝導抑制作用を得るには,QT延長のマイナスを伴う。
- □ それゆえ,ジソピラミドは用量を手加減せざるを得ず,Ⅰc群薬より切れ味が悪い印象を与える。
  - ▶ ピルシカイニド50 mgを生理食塩水で10 mlに希釈し,側管より5分かけて投与。体格がよければ,25 mgほどの追加もありうる

  あるいは,
  - ▶ フレカイニド50 mgを5%ブドウ糖で10 mlに希釈し,側管より5分かけて投与。上限は100 mg(2アンプル)
- □ AFが停止しなくても,副伝導路経由の伝導は抑制される。Δ波が消失するか,narrow QRSが多くなることが期待される。
- □ AFが続いていても,たぶんレートは許容範囲(例えば,<110/min)になる

□ だろう。Na⁺チャネル遮断薬は房室結節の伝導にもいくらか影響する。
□ もし，レートがまだ高めでもあわてない。QRS幅の拡大が少ないAFになれば，血行動態は安定する。
□ さしあたり大丈夫そうなら，除細動を念頭に置きつつ，しばらく様子を見てもよい。別の薬剤を追加するよりも無難。どうすればいいかわからないときは，何もしない。

> ***In principle***
> 「偽性心室頻拍に対してジギタリスあるいはベラパミルを使ってはならない」というのは有名な禁忌。

□ なぜベラパミルとジギタリスが禁忌なのか，本当のところはわかっていない。
□ ベラパミルでは血圧の低下やそれに伴う交感神経活動の亢進が副伝導路の不応期を短縮してしまう，という推測がある。
□ また，房室結節からの興奮がある頻度で生じれば，逆行性に副伝導路に入り込んで，心房から高頻度に副伝導路経由の興奮が降りてくるのを邪魔している。ベラパミルやジギタリスで，房室結節を下行する興奮が減ると，副伝導路経由の興奮の下行が妨げられないという事情もあるだろう。

* * *

● 状況4 ● 経口ピルシカイニドによる急性停止―

□ サンリズムの経口単回投与は速やかな洞調律復帰に有効である（Atarashi H. Am J Cardiol 1996）。
□ 心機能の良い発作性AFには……
   ▶ ピルシカイニド100～150 mgの単回経口投与が1つの手段となる
□ サンリズムは血中濃度が40～60分でピークとなる。急性停止を試みるときに使いやすい。
□ 通常は1回50 mgを1日3回投与だが，頓用では多めにする。約半数で効果がある。
□ これだけの量をいっぺんに服用して大丈夫だろうか？ 洞不全がある症例ならリスクがありそうだが，この報告では大丈夫だった。
□ ピルシカイニドは腎排泄型の薬剤。他の抗不整脈薬の多くは肝代謝の占める割合が大きい。腎機能低下例ではピルシカイニドは少なめにすることになっている。中等度以上の腎機能低下では勧めにくい。
□ なお，もっと長い目で見ると，抗不整脈薬単回投与は「止まるべきAFをより早期に止める」効果しかないらしい。プロパフェノンを用いた検討では，1日経てば実薬群とプラセボ群に差がなかった（Azpitarte J. Eur Heart

J 1997)。

■ カテーテルアブレーションの前の薬物治療

- □ どの抗不整脈薬がどのくらいの頻度で使用されているか。2017年にアブレーションが行われた症例では，発作性から長期持続性まで全体として見たとき，39%は抗不整脈薬の使用経験がない（JHRS調査より）。
- □ 表5はカテーテルアブレーション前に使用された薬剤である。ピルシカイニドとベプリジルが多く使われている。

表5 心房細動の3,373症例に使われた抗不整脈薬（重複あり）

Ⅰa	ジソピラミド	245症例	7.3%
	シベンゾリン	553症例	16.4%
Ⅰb	アプリンジン	172症例	5.1%
Ⅰc	ピルシカイニド	924症例	27.4%
	フレカイニド	505症例	15.0%
	プロパフェノン	119症例	3.5%
Ⅲ	ベプリジル	752症例	22.3%
	ソタロール	35症例	1.0%
	アミオダロン	244症例	7.2%
	その他	270症例	8.0%

〔Murakawa Y, et al. Nationwide survey of catheter ablation for atrial fibrillation：the Japanese Catheter Ablation Registry of Atrial Fibrillation（J-CARAF）-report on antiarrhythmic drug therapy. J Arrhythm 2014；30：362-6, Elsevier〕

症例からのアプローチ

□ 慢性期の予防

Case 1

35歳，健常男性。はじめてのPAF。通勤途中でAF発作を生じ，会社の医務室へ向かう途中で自然に停止した。発作時に動悸が強く，持続時間は2時間。

- □ 動悸感の強い発作が長引いたときには……
  ▶ プロプラノロール20 mgとピルシカイニド100〜150 mgを頓用で使用
- □ 1回だけの発作または頻度が低いときは，継続的な薬物治療は開始しない。
- □ β遮断薬はおもに心房粗動の出現に備えたものだが，前述のようにそのほかの面での効果（例えば，AF停止効果）にも期待する。

- [ ] プロプラノロールの錠剤の代わりに，
   ▶ ビソノテープ® 4 mg（ビソプロロール・テープ剤）
   通常量は 8 mg。これがビソプロロール 5 mg に相当する。どの剤形でも，半量で 70％ほどの効果が得られ，目的は達成できる。この貼付剤は「速やかに効果が発揮され，取り除くと直ちに効果が消える」わけではないが，患者には「使いやすい」印象を与える。

* * *

Case 2

56 歳，男性。他医にて PAF に対し I a 群薬が使用されていた。心エコーでは中等度の僧帽弁閉鎖不全を認める。左室機能は保たれている。息切れはない。

- [ ] 弁膜症があるので大事をとって……
   ▶ 心抑制の少ないアプリンジン 40 mg/日を処方
- [ ] 高齢者や器質的心疾患を有する患者では，アプリンジンが使いやすい。
- [ ] ガイドラインでの推奨はないにもかかわらず用いる理由は，陰性変力作用が少ないことと，催不整脈作用が生じにくいことによる。続ければときに肝障害を生じる。
- [ ] 弁輪形成のみで対処できる可能性があれば，手術を考慮した精査を行う。

* * *

Case 3

54 歳，男性。夜間に 2～3 回/月の頻度で AF が生じ，午前中まで遷延する。他医でベラパミルが処方されている。心エコーでは左房の拡大（径 45 mm）はあるが，左室機能は良好。

▶ ジソピラミド 300 mg/日
▶ ＋β遮断薬を常用量の半分（ジソプロロール 2.5 mg/日）

- [ ] 「抗コリン作用を併せもつジソピラミドやシベンゾリンが，夜間に発生する AF にとりわけ有効」であるかどうか，確信がない。
- [ ] 夜型に PAF を生じるのは比較的若年。どの薬剤を使っても有効である。抗コリン作用をもつから有効なのではなく，抗コリン作用をもつ薬剤も有効だというのが実態ではないか。しかし，薬理学的な作用を考えて薬剤を選ぶのも，味わい深い。
- [ ] ところで，いろいろな抗不整脈薬があるが，どれも似たようなものだろうか。調べてみると，心房の伝導速度と不応期への影響がどうかを論じるにあたって，迷走神経刺激があるときとないとき，あるいは基本周期が長いか短いかで，かなり差がある（Wang J. Circulation 1993）。

□ 作業心筋である心房筋は，刺激周期に依存して不応期も長くなる．プロパフェノンとプロカインアミドを比べると，前者は短い基本周期のときに不応期をより長くするが，後者は長い基本周期のときに不応期を大きく延長させる．また，伝導速度の低下が基本周期にどう依存するかも，両薬剤では異なる．
□ しかし，どちらも心房内のリエントリー回路のサイズを大きくし，AF周期を延長することは共通している．
□ 「小さなリエントリーができにくくする」という点では同じでも，そこに至る伝導速度と不応期の変化方向には薬剤ごとの特徴がある．抗不整脈薬によるAFの停止や洞調律の維持がどういうメカニズムで達成されるかは，薬剤と患者により異なるだろう．

* * *

Case 4

75歳，男性．徐脈頻脈症候群．PAFが停止したときにのみ3〜7秒の洞停止があり，めまいがあった．

□ AFを完全にコントロールできれば，しばらくペースメーカの植込みをせずに治療できる可能性は残る．しかし，危ない．
□ ペースメーカの植込みに抵抗がなければ，ペースメーカを植込んでから，薬物治療なしで様子を見る．洞不全に伴う徐拍はAFを出現させる素地となる．心房レートの維持は，それだけでAFを予防する効果を期待できる．
□ 心房レートは80/minと比較的高めに設定する．つまり，ペースメーカの植込みはAF停止時のpauseに備えるという意味のみでなく，より積極的にAFの発生を抑制するということも期待した治療．

* * *

Case 5

73歳，女性．徐脈頻脈症候群．ホルター心電図でPAFが停止したときに7秒の洞停止を記録．めまいを自覚したことはあるが，再現性は低い．ペースメーカは「考える時間がほしい」と拒否．非協力的．

□ 頻脈のないときには洞停止がないので，AFを完全にコントロールできれば，しばらくペースメーカの植込みをせずに治療できる可能性がある．カテーテルアブレーションも有用かもしれない．
□ しかしこういう状況では，何もしないほうが無難．リスクの説明はするとしても．

* * *

Case 6

38歳，男性。偽性心室頻拍を経験したWPW症候群患者。AF中の最短RR間隔が短い（＜200 ms）。救急部で直流通電を受けた。発作は1回のみ。

- □ 必ずカテーテルアブレーションを勧める。薬物治療が有効でも，怠薬により危険にさらされる。突然死のリスクを強調する。
- □ 時間をかけて，ようやくアブレーションを受けることを承諾した。しかし，仕事の都合があるので，4カ月先の予定になった。
- □ これまで1回だけの発作でも，無投薬のままでは危険。本人が嫌がっても，継続的な服薬を促す。
- □ AFの抑制と副伝導路の伝導抑制の両方に強力なフレカイニドを選ぶ。器質的心疾患を欠くなら，長期にIc群を使っても問題は生じない。
  ▶ フレカイニド（100 mg）2錠 分2
- □ 副伝導路を確実に抑えたいときは，100 mg/日では心配。多めに処方するところに治療の意図が現れる。体格によっては150 mg分3もある。

*　　　　*　　　　*

Case 7

72歳，男性。治療抵抗性のAFとして紹介されてきた。これまで，ジソピラミド，シベンゾリン，アプリンジン，ピルシカイニド，フレカイニド，プロパフェノンが投与されてきた。

- □ 不整脈専門医ならベプリジルを試す。
  ▶ ベプリジル（50 mg）2錠 分2
- □ ベプリジルは他の抗不整脈薬よりもAFの予防効果が高い。QT延長に注意。経過観察を濃厚にできないなら，200 mg/日は試みないほうが安全。
- □ ベプリジルはアミオダロンに似て，Na^+チャネル，K^+チャネル，およびCa^{2+}チャネルを遮断するdirty drugである。ピルシカイニドが純粋なNa^+チャネル遮断薬であるのとは対照的。
- □ この多様な薬理作用のためか，ミニ・アミオダロンともいえる切れ味がある。
- □ 本邦のJ-BAF試験では持続性AFの洞調律化率がプラセボ，ベプリジル100 mg，ベプリジル200 mgの3群で比較された（Yamashita T. Circ J 2009）。洞調律化は3.4%，37.5%，69.0%であり，用量依存的な強力な洞調律効果が確認できた。
- □ 興味深いのは，洞調律化は6週までに徐々に認められたことである。さらに，実薬群では著明なQT延長（上に挙げた順序で，0/30：0/33：4/29），

心室頻拍(0/30：1/33：1/29)，徐脈(0/30：1/33：1/29)が出現していた。
□ ベプリジル 200 mg 群の心室頻拍例は死亡している。有効性とリスクは裏腹であり，投薬開始時とその後の経過観察はおろそかにはできない。あえて高用量を使わないのは理由がある。

10 慢性心房細動のレートコントロール

> 心房細動のレートコントロールについて、だいぶ情報が磨かれてきた。結局、症状が少なければ心拍数にこだわらなくてもよいことがわかった。

病態・診断・対処

● 病　態

□ 心房細動の慢性化と関連する要素は，
- 罹病期間
- 器質的心疾患
- 左房拡大(正常は LAD 径＜40 mm)
- 心機能
- 年齢　　など。

□ 左房拡大といっても，心房細動の結果なのか，原因なのか判別できない。
□ 長期的には高血圧の影響が無視できない。心房細動の発症・慢性化，血栓塞栓症，どれをとっても高血圧が足を引っ張る。

● 治療の考え方

□ RACE Ⅱ試験では持続性心房細動 614 人を対象に「心房細動のレートコントロールを厳格にやるのは得か」ということが確かめられた(Van Gelder IC. N Engl J Med 2010)。
- 緩やかなコントロール群は安静時心拍数＜110/min を目指し，厳格なコントロール群では安静時＜80/min，中等度の運動時＜110/min を目指している。
- 最長 3 年の観察期間中の心血管イベントは，緩やかなコントロールでも

見劣りすることはなく，むしろ厳格なコントロール群よりも良い結果になった(12.9% vs. 14.9%)。
- 当然，房室結節伝導を抑制するための薬剤数は厳格なコントロール群に多く，副作用発現率も高い。
- ベースラインでは50%に症状があったが，レートコントロール中は両群とも40%と差がなくなった。厳格なレートコントロールは，予後にも症状の緩和にも大きなメリットはなかった。
- 洞調律なら心拍数が低いほうが長寿である。心房細動ではそうしたルールからやや逸脱する。心房細動であるというデメリットは，心室レートを下げるメリットよりも大きすぎて，後者の検出が難しいのかもしれない。
- 動悸感の有無がレートコントロールの適応を決める。訴えがなければ，多少高め(例えば，100/min)でもよい。心房細動のレートコントロールの良し悪しの判断に，ホルター心電図はいらない。BNPの推移はレートコントロールの指標に使えそうだが，肯定的な意見と否定的な意見がある。

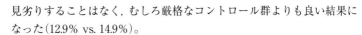

薬物治療の実際

● 治療薬の選択

- 慢性の心房細動のレートコントロールには，以下の3種類の薬剤を用いる。
  1) β遮断薬
  2) カルシウム拮抗薬(ベラパミルかヘルベッサー)
  3) ジギタリス
- ここに挙げた順番でレートコントロールの力が強い。

> *In principle*
> - レートコントロールはβ遮断薬が第一選択。
> - ジギタリスは積極的には使わない。それを知ったうえでなら使える。

- ジギタリスは，安静時のレートは下げるが，労作時のレートはあまり低下させない。動悸感が残る。
- ジギタリスは副交感神経活動を亢進させて房室伝導を抑制すると推測されている。房室結節経由の伝導に関与するイオンチャネルを直接抑制して不応期や伝導時間を延長させる作用は，実質的にはない。
- 心機能低下があれば，高い心室レートが心機能低下の原因なのか(tachycardia-induced cardiomyopathy)，あるいはもともと心筋症なのか，わか

- らないことがある。
- □ ジギタリスはしばしば不十分な結果に終わる。それに，ジギタリスは心不全治療薬として少量で使用するほうが予後にはメリットがある。40年前はきわどく増量するという発想もあったが，今は禁忌に近い。
- □ 洞調律の維持が難しく，かつジギタリスでコントロール不十分なら，β遮断薬を少量試みる。陰性変力作用のデメリットより，レートコントロールのメリットが大きい。
- □ 母集団の性格には差があるだろうが，処方箋ベースで心房細動の予後を比較すると，β遮断薬投与例の生存率が高い（Chao TF. Circulation 2015）。
- □ 実は「心不全＋AF」のとき，β遮断薬のメリットには議論が残る。2014年のメタ解析では心不全におけるβ遮断薬の価値は洞調律でのことであり，AFでは予後改善には貢献しないと結論されている（Kotecha D. Lancet 2014）。2016年になって，逆に「心不全＋AF」でもβ遮断薬の予後改善効果を支持する報告も現れている（Nielsen PB. Circ Heart Fail 2016）。相反する情報があるときは，心情的になじめる考え方に沿うしかない。
- □ 拡張型心筋症と診断されていた症例の心機能がレートコントロールのみで正常化することはよくある。高齢者では気軽に拡張型心筋症という病名をつけられない。

● 併用療法

- □ ある報告（図1。Farshi R. J Am Coll Cardiol 1999）でわかったことは，
  - ● ［ジギタリス＋カルシウム拮抗薬］，あるいは［ジギタリス＋β遮断薬］は相乗効果が大きい。
  - ● β遮断薬は予想どおり昼間の心拍数を落とす。
  - ● ［ジギタリス＋β遮断薬］は心拍数の日内変動を小さくする。
- □ この報告では，カルシウム拮抗薬としてジルチアゼム240 mg/日が，β遮断薬としてアテノロール50 mg/日が用いられている。ジギタリスはジゴキシンの0.25 mg/日。
- □ 単独と併用の効果を比較すると，
  ジゴキシン＜ジルチアゼム＜アテノロール＜［ジゴキシン＋ジルチアゼム］＜［ジゴキシン＋アテノロール］
- □ 前述のRACE IIでは，「緩やかなコントロール群」の10％は治療なし，β遮断薬，カルシウム拮抗薬，ジギタリスそれぞれの単独が42％，6％，7％であった。ということは，併用は全体の1/3。厳格なコントロールでは併用が2/3であった。

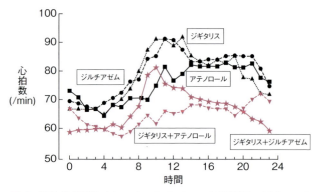

図1 薬物治療ごとのレートコントロールの比較(Farshi R, et al. Ventricular rate control in chronic atrial fibrillation during daily activity and programmed exercise: a crossover open-label study of five drug regimens. J Am Coll Cardiol 1999;33:304-10, Copyright ⓒ 1999 American College of Cardiology. Published by Elsevier Inc. All rights reserved)

症例からのアプローチ

Case 1

50歳,男性。動悸感の強いlone AF。心機能は良い。

▶ ビソプロロール(2.5 mg) 1 錠 分1 朝

これで不十分なら,

▶ ビソプロロール(5 mg) 1 錠 分1 朝

これで不十分なら,

▶ ビソプロロール(5 mg) 1 錠
＋ジゴキシン(0.25 mg) 1 錠 分1 朝

これに適宜,抗凝固療法が加わる。

□ ビソプロロールの2.5 mgと5 mgの効果の差はどのくらいかというと,半分の2.5 mgで70％の効果がある。
□ β遮断薬の導入には経皮薬も使いやすい。ビソノテープで開始するのも勧められる。いずれにしろ,心房細動のレートコントロールにおけるビソプロロールの役割は大きい。

* * *

Case 2

75歳。動悸感の強い心房細動。無投薬では140/minを超える。EFは50％。

- □ 左室の動きが心もとなかったので，ジゴキシンを選んだ。
  - ▶ ジゴキシン（0.125 mg）1 錠 分 1 朝
- □ 高齢者では，ジゴキシン 0.25 mg は脱水や感染症などを契機に過剰となる可能性がある。0.125 mg のほうが安心。
- □ 動悸感が解消されればこのままでもよいが，普通はジゴキシン 0.125 mg では不十分。そこで，
  - ▶ ジゴキシン（0.125 mg）1 錠
    ＋ビソプロロール（2.5 mg）1 錠 分 1 朝
- □ ジギタリスを入れておくと，息切れ感などの訴えが少なくなる症例はいる。先入観がそういう印象を与えるのかもしれないが。
- □ 房室伝導を抑制する薬剤の併用は段階的に行い，最初から 2 剤を用いることは避ける。

＊　　　＊　　　＊

Case 3

53歳，男性。もう 10 年近く心房細動のまま。ジギタリスとβ遮断薬の併用でも動悸感が残る。

- □ ことさらに房室伝導が良い患者がいる。
  - ▶ ベラパミル（40 mg）3 錠 分 3

  あるいは，
  - ▶ ビソプロロール（5 mg）1 錠 分 1
- □ レートコントロールに用いるベラパミルは，6 錠まで必要なことがある。
- □ RACE II の「緩やかなコントロール群」で 3 剤併用は 1％。「厳格なコントロール群」では 9％にものぼっていた。

＊　　　＊　　　＊

Case 4

88歳，女性。心不全を伴う。ジギタリス以外は使いにくいが，高心拍数のため心不全の改善が望めない。β遮断薬の導入は不成功。

- □ 心室レートのコントロールに難渋するのは，薬剤選択に制限のある例である。
- □ こうした症例では，カテーテルアブレーションにより房室結節を離断し，ペースメーカを植込むという選択がある。

□ この治療法は稀に行われている。ペースメーカの植込みを必要とし，かつペースメーカ依存性になることを考慮すると，気軽には選択しにくい。困ったときの選択肢。

> ### Memo ■ アテノロールを使いにくくなった理由
>
> □ Lancet に "Atenolol in hypertension：is it a wise choice?" というメタアナリシスの論文が出た（Carlberg B. 2004）。
> □ 高血圧の治療において，アテノロールで降圧はできても，予後の改善には寄与していない。アテノロール 50 mg は β 遮断薬の本流と思っていただけに，世の中変わった。
> □ 6,825 人（4 つの研究），平均 4.6 年の観察で全死亡率，心血管死亡，心筋梗塞の発症はプラセボと同じ。脳卒中は若干減少していた（相対リスク 0.85）。
> □ ところが，他の治療薬（たぶん ACE 阻害薬）と比較した 5 つの研究（17,671 人）をまとめると，アテノロールのほうが死亡の相対リスクは 1.13 と高くなり，脳卒中もアテノロールのほうが多かった。
> □ なぜ，こんな結果になったかというと……
>   ● 水溶性なので中枢神経系に浸透しない
>   ● 心肥大の抑制に貢献しない
>   ● 他の薬剤にみられる小動脈のリモデリングや内皮機能不全の改善効果がない
>   ……という 3 点が挙げられている。
> □ 高齢者の高血圧治療における 12 年間の死亡率は，アテノロールの有無により差を認めている（73.9% vs. 55.0%：p＝0.047，HR 1.91。Testa G. Geriatr Gerontol Int 2014）。これもアテノロールに不利な結果であった。
> □ あるレビューでは，高血圧治療薬としての β 遮断薬は心血管イベントを減少させるが生存率には影響がない，と書かれている（Wiysonge CS. Cochrane Database Syst Rev 2012）。
> □ β 遮断薬全体の話か，1 つの薬剤としての話か，心不全があるのかないのか，エンドポイントは何か。難しくて整理しにくいが，趨勢としてアテノロールを選びにくくなったものと想像していた。
> □ ところが，国外でも国内でもアテノロールはまだたくさん使用されている。これまでの使用経験と薬効への信頼感によるものだろうか。

11 発作性上室頻拍

発作性上室頻拍(PSVT)はメカニズムも治療法も確立された不整脈だ。日常よく遭遇する。1人で静注薬で停止させられることが求められる。

病態・診断・対処

● 病態

□ PSVTのメカニズムは,以下の4タイプ(図1)。
- 房室結節リエントリー性頻拍(atrioventricular nodal reentrant tachycardia：AVNRT)
- 房室回帰性頻拍(atrioventricular reciprocating tachycardia：AVRT)
- 洞房リエントリー性頻拍(sinoatrial reentrant tachycardia：SART)
- 心房内リエントリー性頻拍(intra-atrial reentrant tachycardia：IART)

□ これら4タイプのうち,治療対象としてはAVNRTとAVRTで90%を占める。リエントリー以外のメカニズムでもPSVTは生じ得るが,持続しにくいので頻度は低いだろう。

□ 分類のしかた,呼び方や略語は一定していない。

● 診断

□ 正常QRSの発作性頻拍(narrow QRS tachycardia)で,RR間隔が一定なら,PSVTと心房粗動(2:1伝導)を考える。粗動波が認められなければ,PSVTの可能性が高い。

□ AVNRTとは房室結節二重伝導路に起因する頻拍であり,AVRTとは副伝導路(WPW症候群のKent束など)に由来する頻拍。

□ PSVT中のP波を同定することにより,AVNRTとAVRTを鑑別できる。

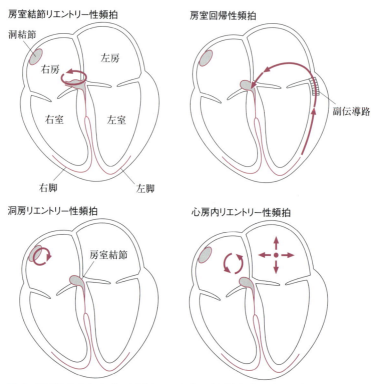

図1 PSVTの4タイプ。心房リエントリーは回路が小さければ点として発生しているように見える。

P波はⅡ, Ⅲ, aVF, V₁誘導で最も見やすい。
- P波がQRSと部分的にも重なっていれば、AVNRTが考えやすい。
- P波がQRSよりもうしろにあり、はっきりとしていれば、AVRTが多い。

● 治療の考え方

□ AVNRTとAVRTはいずれも、リエントリー回路に房室結節を含む。だから、房室結節伝導を抑制すればほとんどのPSVTは止められる。
□ 急性期ではなく、慢性期の予防となれば、
  - AVNRTや不顕性WPW症候群のAVRT → 房室伝導の抑制
  - 顕性WPW症候群のAVRT → Ⅰ群薬による副伝導路の伝導抑制

……のどちらかになる。
- □ 顕性 WPW 症候群で房室結節伝導を抑制する薬剤を用いたくないのは，発作性心房細動が起きたとき（偽性心室頻拍）に不利になるからである．不利になるというのは，副伝導路経由の興奮で心室が興奮する割合が多いことである．これにより血行動態が不安定になる可能性が高まる．
- □ 予防的治療はカテーテルアブレーションであり，薬物治療を試みることなく選択してよい．

薬物治療の実際

● はじめにすること

- □ 頸動脈洞マッサージで PSVT を停止させることは容易でない．事情がない限り試みる価値は低い．
- □ RR 間隔一定（regular）の narrow QRS tachycardia は，肺うっ血症状がみられないならあわてなくてよい．
- □「体が揺れる，頭が揺れる」という訴えは AVNRT と心房粗動も同じ．AVRT ではない．
- □ この訴えは「心房と心室の興奮が同時に起きる」ときに生じやすい．
- □ 準備するもの
  - ● 血管確保……血管を確保．輸液内容は何でもよい．
  - ● 酸素補給・直流通電・蘇生術が施行できる態勢にあることを確認．

● メカニズムにかかわらず（AVNRT でも AVRT でも）房室結節伝導を抑制して PSVT を停止

◎選択 1 ◎ベラパミル（ワソラン®）
- □ メカニズムがわかってもわからなくても，最初に使う薬剤は同じ（図2）．
  - ▶ ベラパミル（5 mg）2 アンプル＝10 mg を生理食塩水 20 ml に溶解し，そのうちの 10 ml（5 mg）を側管より 5 分かけて投与

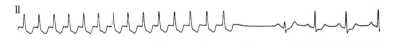

図2　PSVT の停止

- □ 薬剤名・投与量・投与開始時間・血圧を記入する．

- □ 停止する前に頻拍周期が延びる．短時間に RR 間隔が延びているなら，副交感神経活動の影響もあるかもしれない．
- □ β遮断薬でも I 群薬でも，PSVT を停止させることができる．β遮断薬は房室伝導を抑制する．Na^+チャネル遮断薬は房室伝導と副伝導路に作用し，AVRT でも AVNRT でも逆行性伝導の途絶により頻拍が停止することが多い．
- □ ATP 製剤(アデノシン三リン酸ナトリウム：アデホス® L)も，房室伝導の抑制により，ほぼ100％の停止効果がある．

ちょっとした疑問……

Q: なぜワソランを使うのか？
- □ ワソランを第一選択とする理由は，
  - ● どこの病院にも置いてある．
  - ● 作用が用量依存的，効果を予測しやすい．
  - ● ほとんどの PSVT は回路に房室結節を含むので，打率が高い．
  - ● AVNRT であったときに，I 群薬よりも切れがある．
  - ● ATP 製剤では，いったん停止しても，その後の再発予防効果が期待できない．

- □ ベラパミルには陰性変力作用と，わずかに血管拡張作用がある．血圧の低下が生じる．しかし，健常心の PSVT なら血圧が低めでも，緩徐に投与すれば 10 mg までは耐えられることが多い．
- □ 心拍数が落ちて血行動態が改善できるなら，薬剤の陰性変力作用を相殺する．
- □ ベラパミルにより頻拍のレートが低下しているなら，ベラパミルに反応する頻拍だろう．血圧が維持されていれば，
  ▶ 残りのベラパミル 1 アンプル分(5 mg)を側管より 5 分かけて投与
- □ 投与途中で頻拍が停止したら，そこで終わる．「再発の予防のために」あるいは「もったいないので」という理由で全部使い切ることは勧めない．
- □ もし，最初の 5 mg でまったく頻拍レートに変化がなければ，診断が間違っているかもしれない．
- □ 診断の間違いは，
  - ● 心房頻拍
  - ● 房室伝導比 2：1 の心房粗動
  ……が多い．稀に，
  - ● 心室頻拍

- □ 誤りやすい頻拍は2つある。「QRS幅が正常に近い心室頻拍」と「変行伝導で顕著なQRS拡大を示す心房粗動」である。それ以外のものははじめから「よくわからない」と意識できるので，誤認はしない。
- □ 心房頻拍であればレートがほぼ不変ということは考えられるが，心房粗動では，ベラパミル5 mgで房室伝導比が低下すれば粗動波が見えてくる。

* * *

◎選択2◎ ATP製剤

- □ ベラパミル10 mgで頻拍が停止しないときは，ATP製剤（アデホスL）を使用する。時間をあけずに投与してよい。施設によってはATP製剤を第一選択にする。

> *ちょっとした疑問……*
>
> ***Q:*** ATP製剤以外にも静注抗不整脈薬は多数存在するのに，なぜATPを選ぶのだろうか？
> - □ AVRTでは，ベラパミルで房室伝導を抑制した状態でNa$^+$チャネル遮断薬（Ⅰ群薬）を使うと，副伝導路の伝導が抑えられる。すると，それぞれの部位で不応期が延びても，伝導速度低下のためにゆっくりとしたPSVTが続く可能性がある。
> - □ 抗不整脈薬（β遮断薬を含む）の併用では陰性変力作用が相加的であり，危険性が高い。
> - □ ATPによる停止率がほぼ100％である。

- □ ATPは房室伝導を強力に抑制し，房室結節を回路に含む頻拍はすべて停止させる。
- □ ATPは脱リン酸化を経てアデノシンとして房室結節に作用する。受容体に結合すると，抑制性G蛋白を介してアセチルコリン感受性K$^+$チャネルの開口を促す。K$^+$チャネルはすべて外向きに流れる。アデノシンは膜電位をマイナス側にもっていき，過分極となる。
- □ 活動電位が深くなると，脱分極しにくくなる。L型Ca^{2+}電流も抑えられて，房室結節の伝導はいっそう抑えられる。
- □ その代謝の速さ（半減期およそ10秒）ゆえに，急速静注が必須である。
- □ また，気管支攣縮や冠動脈攣縮を誘発する恐れがある。喘息症例と虚血性心疾患には使いにくい。
- □ ジピリダモール（ペルサンチン®）が投与されているときはアデノシンの代謝が遅れ，効果は遷延する。赤血球や血管壁でのアデノシン取り込みの阻害や分解が抑えられて，アデノシン濃度が高まると説明されている。

- [ ] アミノフィリンはアデノシン受容体に拮抗し，アデノシンの効果を減弱する。効果が弱まるだけでリスクはない。
- [ ] 頻拍を停止しうる量の ATP は，全例で 10〜20 秒の胸部不快感を与える。前もって説明する。
- [ ] 薬剤を投与する前に次のことを意識する。
    - 喘息や虚血性心疾患の有無を確認
    - ジピリダモールが投与されていないことを確認
    - 胸部不快感について説明
    - 点滴ラインが急速静注に適しているか確認
- [ ] その後に，アデホス L を投与。
    - ▶ アデホス® L（1 アンプル 10 mg，20 mg，40 mg）5 mg を生理食塩水で希釈して 5 ml とし，点滴ラインの側管から 1 秒で投与
- [ ] 薬剤が直ちに体循環に到達するように，投与後に生理食塩水 5 ml をフラッシュ。
- [ ] ATP 5 mg では，まず停止しない。さらに 10 mg，そして 20 mg まで増量。
    - ▶ 前回の投与から 3 分後に，アデホス® L 10 mg を生理食塩水で希釈して 5 ml とし，点滴ラインの側管から急速に投与
- [ ] ほとんどの PSVT は 10 mg で停止する。20 mg を要するなら，投与速度が遅いのかもしれない。
- [ ] それぞれの薬剤投与の間隔は 2〜3 分もあれば十分。
- [ ] アデホス L を最初に用いてもよい。特に血圧が低下しているときには，ベラパミルよりアデホス L を選ぶ。メタ解析では ATP による停止率 90.8％，ベラパミル 89.9％ という数値がある（Delaney B. Eur J Emerg Med 2011）。

● WPW 症候群の副伝導路の伝導を抑制して PSVT を停止

- [ ] WPW 症候群の PSVT は，房室伝導の抑制によっても，副伝導路の抑制によっても停止する。

*　*　*

◎選択 1 ◎プロカインアミド

- [ ] WPW 症候群の診断がついており，副伝導路を介する AVRT ということが明らかなら，最初に I 群薬を使用してよい。
- [ ] 厳密に言えば，WPW 症候群であっても AVRT とは限らない。しかし，例外にこだわっているとキリがない。QRS のうしろに逆行性の P 波がはっきり見えれば，まず AVRT。
    - ▶ プロカインアミド（100 mg/1 ml，200 mg/2 ml）400 mg を生理食塩水で 10 ml に溶解し，側管より 2 ml/min の速さで投与

- □ プロカインアミドの経口薬は使う必要はないが，静注は広く使われている。なぜかといえば，
  - ● プロカインアミドは安全性が高い……急激な変化は起こらない。
  - ● その代わり，多めに使用しないと効果がない……safety margin が広い印象を受ける。
- □ 血圧や心電図のモニターは前述のベラパミルと同様に。
- □ プロカインアミド 1 アンプル（200 mg）で停止する頻拍は少ない。プロカインアミド 1 アンプルで効果があるのなら，生理食塩水でも停止したかもしれない。
  - ▶ プロカインアミド 400 mg を生理食塩水で 10 ml に溶解し，今度はもっとゆっくりと 1 ml/min の速さで投与
- □ 1,000 mg（5 アンプル）以上を要する患者もいるが，標準的な体格なら 800 mg にとどめる。はっきり頻拍レートが下がってくれば，考え方の根本は間違っていない。
- □ プロカインアミド 800 mg で停止しないときは，アデホス L を使う。PSVT なら 400 mg までという意見もあるかもしれない。

* * *

◎選択 2 ◎ ジソピラミド
- □ 副伝導路を介する AVRT なら，ジソピラミドも効果がある。
  - ▶ ジソピラミド（50 mg/5 ml）を生理食塩水で 10 ml に希釈し，側管より 5 分かけて投与
- □ プロカインアミドとジソピラミドでは，1 アンプルのもつ意味が異なる。プロカインアミドは薄めに作ってあるが，ジソピラミドは濃い。さらに半減期もジソピラミドのほうが長い。

* * *

◎選択 3 ◎ Ic 群薬
- □ Ic 群薬は副伝導路の抑制作用が高い。WPW 症候群の PSVT なら，ピルシカイニドやフレカイニドは著効する。
- □ 両方を揃える必要はない。どちらかを 1 回使ったことがあるだけで十分。
  - ▶ ピルシカイニド 50 mg を 5 分かけて投与

  あるいは，
  - ▶ フレカイニド 50 mg を 5 分かけて投与

  どちらも，増量はしないほうがいい。アデホス L を使いたい。

● 予 防

- □ 発作頻度が高い PSVT は，基本的にカテーテルアブレーションを優先す

る。薬物治療を希望するときは，ベラパミル・Ⅰ群薬・β遮断薬などを経口で通常量を使用する。

> *In principle*
> ● ベラパミルやβ遮断薬は房室伝導を抑制して，ほとんどのPSVTに有効。
> ● メカニズムがわからなかったら，経口のベラパミルかβ遮断薬で様子を見る。

☐ どの薬剤を選択しても，ある程度の効果は期待できる。
☐ Ⅰ群薬に比べ，ベラパミルとβ遮断薬は安全性が高い。ただし，

> *In principle*
> 顕性WPW症候群の慢性期治療にはⅠ群薬を優先。

☐ 顕性WPW症候群に心房細動が生じたときにベラパミルやジギタリスが投与されていると，副伝導路を経由した伝導が主となり，血行動態的に効率が悪くなる。ベラパミルやジギタリスは副伝導路経由の興奮頻度を増す。
☐ Ⅰa群，Ⅰb群（アプリンジンのみ），Ⅰc群は，いずれもWPW症候群の発作性上室頻拍に有効だが，WPW症候群患者はおおむね心機能が良いので，Na^+チャネル遮断作用が強力な薬剤（Ⅰc群）が効率は良い。

＊　＊　＊

●状況1●顕性WPW症候群—
☐ 顕性WPW症候群のPSVTでは，副伝導路に作用する薬剤を使用する。その理由は，
● 副伝導路に切れ味が良いNa^+チャネル遮断薬が存在する。
● 副伝導路経由の伝導が抑えられていれば，心房細動が生じたときに副伝導路経由の心室興奮が少なく，リスクを抑えられる。
☐ すべてのⅠa群薬・Ⅰc群薬と，Ⅰb群薬のアプリンジンが使用できるが，フレカイニドが最もストレートに効く。さらに半減期が長めで1日2回の服用で間に合う。
☐ フレカイニド単独で治療する。偽性心室頻拍の経験がないなら，
▶ フレカイニド（50 mg）2錠 分2朝夕
この投与量では，少しもの足りない。もし，発作が抑えられなければ，他剤を選ぶより増量するほうが効率が良い。
▶ フレカイニド（100 mg）2錠 分2朝夕
☐ PSVTの予防治療において，抗不整脈薬を併用する意義は少ない。副伝導

路と房室伝導の両者を抑えると，レートの低い PSVT が止まりにくくなるかもしれない。
- ☐ 投薬を開始あるいは増量したら，1 週間後に心電図を確認。
- ☐ そのほかに選択してもよい薬剤
  - ● ジソピラミド：QT 延長が気になるが，使い慣れていたら。
  - ● シベンゾリン：QT 延長が気になる。
  - ● ピルメノール：QT 延長が気になる。もう見かけない。
  - ● アプリンジン：PSVT には切れ味がいまひとつかも。
  - ● ピルシカイニド：半減期が短いので長期の使用は煩雑。使われてはいる。
  - ● プロパフェノン：これはある。フレカイニドとならぶメリットあるが，めったに見ない。
- ☐ 選択が勧められない薬剤
  - ▲ ベプリジル：心房細動には有効だが，PSVT 程度では役不足。リスクとのバランスが悪い。
  - ▲ アミオダロン，ソタロール：PSVT くらいでは出てこない。
  - × プロカインアミド：どの不整脈にもプロカインアミドの経口薬は使わない。

* * *

● 状況 2 ● **AVNRT，不顕性 WPW 症候群，あるいはメカニズム不明の PSVT—**
- ☐ AVNRT は，房室二重伝導路のうち遅い経路（遅伝導路）を β 遮断薬やベラパミルで抑制することにより高い予防効果を挙げられる。

> ***In principle***
> AVNRT では β 遮断薬あるいはベラパミルをまず選択。

- ☐ β 遮断薬はビソプロロール 5 mg/日程度が目安。
- ☐ PSVT は相対的に危険性の低い頻拍である。QOL が維持されるなら，発作を完全に抑制できなくてもよいが，心房細動と異なり，中途半端に有効というパターンはめったにない。
- ☐ ジギタリスも PSVT に有効だが，その効果は限界がある。Ⅰ群薬やベラパミルの投与が可能なら，ジギタリスを選ぶ理由はない。
- ☐ 高血圧など他の疾患を有し β 遮断薬の適応があれば，薬剤数を増やさないために頻拍も β 遮断薬で対処するほうが効率が良い。
- ☐ PSVT と高血圧の治療を同時にまかないたいが β 遮断薬を使いたくない症例では，ジルチアゼムを用いる。頻発する PSVT なら，たぶん多めの量（ヘルベッサー® R カプセル 200 mg）を要する。

症例からのアプローチ

Case 1

頻拍発作のある20歳の男性。発作時の記録はなく，日頃の心電図は正常。発作の性質（突然開始して突然停止）と年齢から，PSVTが考えやすい。1カ月に1度の発作だが，数時間も続く。

▶ 発作時にベラパミル（40 mg）2錠＋プロプラノロール（10 mg）2錠を頓用

□ 臨床症状からPSVTが強く疑われるなら，発作が記録されていなくても薬物治療を開始してよい。

＊　　　＊　　　＊

Case 2

50歳，女性。PSVTの診断のもとに他医にてベラパミル3錠 分3を処方されている。心電図記録はあるが，メカニズムはわからない。ベラパミル開始後，発作回数は2〜3日に1度から週1回くらいに減少したが，完全なコントロールを希望して来院。カテーテルアブレーションは拒絶。

▶ ベラパミル（40 mg）6錠 分3に増量

□ ベラパミルが有効なら，増量にてコントロールは確実に良くなる。刺激伝導系が正常であれば，ベラパミル6錠/日は過量ではない。
□ ベラパミルは穏和で紳士的な抗不整脈薬である。ベースラインの心機能が正常なら6錠/日くらいは平気。

Memo ■ 抗不整脈薬の効果の差

□ AVNRTの266症例で，薬物治療の著効群122人と薬物治療抵抗群144人の背景が検討されている（Amasyali B. J Cardiol 2014）。薬物治療抵抗群は，高血圧，弁膜症，高い心房の受攻性，低い頻拍レートという特徴があった。
□ 「高い心房の受攻性」とは，高頻度刺激で人為的に誘発した心房細動が自然停止しにくいという意味である。「頻拍レートが低い＝頻拍周期が長い」理由はA-H時間が長いことで説明されている。
□ 印象としては頻拍レートが高いほど重症に思えるが，薬剤は房室結節であれ，副伝導路であれ「伝導を抑える作用」で治療を行う。頻拍レートが高いときは，「くさびを打つ余地がある」という意味ではむしろ御しやすい。

12 心室頻拍および wide QRS tachycardia

> wide QRS tachycardia を鑑別するフローチャートや診断基準があるが，使いこなすのは難しい．どの心室頻拍も，たちどころになんとかするというのは無理．特発性心室頻拍だけ診断と薬物治療を知っておきたい．それ以外は，とりあえずカルディオバージョンとアミオダロンを始められたら十分．

病態・診断・対処

● 病　態

- □ 陳旧性心筋梗塞の持続性単形性心室頻拍（VT）は，梗塞領域の残存心筋が形成する緩徐伝導路（slow conduction）がリエントリー発生に寄与する．
- □ 拡張型心筋症（DCM）の単形性 VT にも瘢痕組織を介したリエントリーがある．心筋梗塞後は心内膜側にリエントリー回路を認めるものが多いが，DCM では心外膜側を含めた回路を認める．一部に脚枝間リエントリー（左右の伝導脚と心室筋で大きなリエントリー回路を形成）もある．
- □ 特発性 VT のうちベラパミル感受性のものは，左室心内膜側の Purkinje 線維がリエントリー回路を作る．
- □ 流出路起源 VT は非リエントリー性のメカニズム（triggered activity か）が多い．
- □ 器質的心疾患を有する患者での VT はしばしば致死的となるが，リスクは心機能に依存する．

● 診　断

- □ wide QRS tachycardia を大きく分けると，以下の2つ．
  - ● 心室頻拍

- 上室性頻脈性不整脈だが，なんらかの理由で QRS が拡大
☐ 上室性頻脈性不整脈(PSVT，心房粗動，心房細動，心房頻拍)で QRS が拡大する状況とは，
  - もともと脚ブロックや心室内伝導障害がある
  - 変行伝導(頻脈のため生じた機能的な脚ブロック)
  - 旋回路が特殊 → 1) WPW 症候群で副伝導路が2本存在し，両方の副伝導路を旋回路に用いる，2) 副伝導路は1本でも，順伝導(心房 → 心室)に副伝導路を使用している
  - そのほかにも，心房頻拍や心房粗動の興奮がバイスタンダーの副伝導路を降りて行くとき(副伝導路が頻拍発生に関与しないが，たまたま存在している)
☐ 最初の2つはよく見るが，うしろの2つは稀。不整脈専門医でないなら，診断できなくてよい。
☐ wide QRS tachycardia を前にしたときは，特発性 VT の2つのタイプをまず頭に思い浮かべる。

> ***In principle***
> 特発性 VT は，
>   1) 右脚ブロック＋左軸偏位……左室中隔下位起源が多い
>   2) 左脚ブロック＋右軸偏位……右室流出路かその近傍に起源。
>   左室流出路も含む

☐ なぜ，特発性 VT を知っていたほうがよいのか？
  - 有効な薬剤がある。
    → 右脚ブロック＋左軸偏位型には，ベラパミルが効く(だから，「ベラパミル感受性 VT」と呼ばれる)。
    → 左脚ブロック＋右軸偏位型には，β遮断薬とベラパミルが効きやすい。
  - どちらもカテーテルアブレーションで根治できる。
☐ 特発性か否かは問わず，VT らしいと判断するには，
  A. P 波を探す
    - P と QRS の解離がある → VT(図1)
    - P と QRS の解離がよくわからない → ?
    - P と QRS が1:1に対応している → ?
  B. 融合収縮(fusion beat)を探す……一部に心房からの興奮があれば，VT を疑う。テキストには簡単そうに書いてあるが，実は難しい。
    - 融合収縮あり → VT

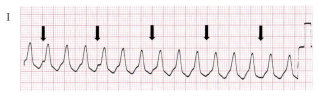

図1 心室頻拍の房室解離。矢印は独立した周期をもつP波。

- 融合収縮なし → ？
C. 胸部誘導に RS 波形がまったくみられない → VT
D. 胸部誘導で QRS の開始から S 波の先端までが 100 ms 以上 → VT
E. 右脚ブロックパターンのとき
  - V_1 誘導が単相性か二相性 + V_6 で R＜S → VT
F. 左脚ブロックパターンのとき,
  - V_1, V_2 にノッチ(notch)がある → VT
  - V_1 で QRS の開始から R 波の先端まで 30 ms 以上, あるいは S 波の先端まで 70 ms 以上 → VT

□ こうした診断の目安と目の前の心電図をつき合わせてみると,「簡単ではない」ことに気づくだろう。12誘導心電図で「それなりの判別の考え方がある」ことを知っているだけでよい。

● 治療の考え方

□ wide QRS tachycardia に出会ったときの思考パターン：
  - 血行動態が落ち着いているか？ → ショック, あるいはその恐れがあれば直流通電
□ 血圧にゆとりがある(収縮期血圧＞100 mmHg)なら,
  - 特発性 VT か否かを考える
  - VT かどうかわからなかったら, VT として治療

薬物治療の実際

● はじめにすること

□ 血圧測定：血圧が低ければ(どのくらいだろう。例えば, 収縮期血圧＜90 mmHg)うかつに薬は使えない。
□ 血管確保：輸液は生理食塩水でもソリタ-T3号でも何でもよい。

□ 酸素補給，直流通電，蘇生術が施行できる態勢にあることを確認。
□ ベースラインの12誘導心電図を記録。心電図に血圧を記載する。

■ VTのようだが，自信がないとき（図2）

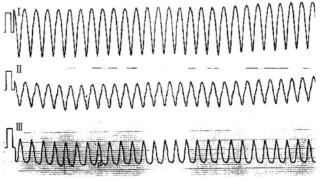

図2　wide QRS tachycardia

▶ リドカイン1アンプル（100 mg/5 ml）を5％ブドウ糖で20 mlに希釈し，半分の10 ml（50 mg）を側管から3分で投与

□ 停止しないまでも，レートは少し低下するかもしれない。
□ なぜリドカインを使うかというと，ほかの薬剤は手軽に使えないからという事情がある。
□ 心筋梗塞後のように不整脈基質がありそうなVTでは，リドカイン以外の薬剤が有効性は高いかもしれない。
　● アミオダロンやニフェカラントを最初に使用してもよい。経験がないなら，指導医がいるときが望ましい。もし，サポートがない状況で使うならアミオダロン静注を勧める。
□ 上記のリドカインの量でレートの低下を認めたら（例えば，170/minが150/minに低下），時間をおかずに，

▶ 残る10 ml（50 mg）を5分で投与

□ そこで停止すればひと安心だが，停止しなくてもあわてない。直流通電という手があるので，様子を見てよい。
□ レートが少し低下するだけで，血行動態上のリスクは低くなる。患者をリラックスさせると，薬物治療の効果は高まる。
□ かつてはリドカインの独壇場。21世紀になるころから，アミオダロンの勢いが増した。今ではアミオダロンのほうが使用量は多いのではないか。図3に，イメージとしての4薬剤の使用量を示す。この図はおおよその販売

量を伝聞にもとづいて推測しており，症例数ではない。

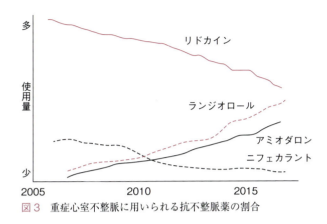

図3 重症心室不整脈に用いられる抗不整脈薬の割合

□ ニフェカラントは薬理学的に素性が良いが，アミオダロンの「酸いも甘いもかみ分けた」ふところの深さがない。使いこなせる人しか使いこなせない危なっかしさのゆえに，アミオダロンの後塵を拝している。

● アミオダロンが置いてあったら

□ 静注アミオダロンは経口アミオダロンとは薬理作用が異なる。静注ではⅠ群薬としての性格，つまり Na^+ チャネル遮断作用が前に出てくる。
□ Ⅰa群やⅠc群の静注薬よりもアミオダロン静注のほうが危ないわけではない。
□ 循環器病棟であれば，個人的な経験はなくても静注アミオダロンを使ってよいのではないか。アミオダロンは催不整脈作用も陰性変力作用も少なく，指示されているとおりに使うなら血行動態破綻のリスクは高くない。
□ 直流通電に必要なエネルギーが大幅に増加することはない。除細動の成功率は落ちない。かたや，リドカインは除細動に必要なエネルギーを増加させる。
□ 注射部位の反応を避けるため，可能な限り本剤は中心静脈より点滴投与。
□ 添付文書上の使い方を図4に示す。
□ アミオダロン静注下でも心電図はほとんど変化しない。心拍数は下がるが，QT延長は目立たない。
□ VT/VFを繰り返すような状況では，初期急速静注に相当するものを追加

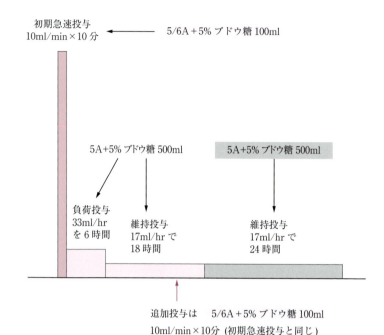
図4　静注アンカロンの投与量

投与する。
- 器質的背景のある心室頻拍には,「最初からアミオダロン静注」でもよいし,「2番目はアミオダロン」の施設もある。最近ニフェカラントの使用量が落ちているのは,静注アミオダロンの使いやすさが浸透してきたからではないか。
- AHAの心肺蘇生のガイドラインではボーラスが300 mg, 追加が150 mgとなっている。どっちが妥当かは知らないが, 300 mgはかなり多い。添付文書上の使い方は図4を参照。

● ニフェカラントが置いてあれば

- ニフェカラントは国産のⅢ群静注抗不整脈薬。
  - 純粋な I_{Kr} チャネル遮断薬で, 陰性変力作用がない。
  - 心室細動になったとき, 直流通電の有効性が高まる。
- 活動電位持続時間を延長させる薬剤である。頻拍レートが高いほうが効果が発揮されやすい。不応期を延長させ, 興奮間隙(excitable gap)の減少を

- □ 介して心室頻拍を停止させる。
- □ ニフェカラントは腎排泄50%。腎機能低下があれば少なめにする。半減期は90分と比較的短めである。
- □ VT周期が次第に延びて停止することが観察されている。
- □ 体重50 kgなら，添付文書上では，
  - ▶ 単回投与：ニフェカラント1バイアル（50 mg）を5%ブドウ糖で20 mlに希釈。このうち，6 ml（0.3 mg/kg）を5分かけて静注
  - ▶ 持続投与：0.4 mg/kg/hrを投与
  - ● 負荷投与：0.15〜0.2 mg/kg
  - ● 維持量：0.2 mg/kg/hrから開始
  - ● 維持量の漸増は0.1 mg/kg/hrずつ，単回静注追加は0.05〜0.2 mg/kg
  - ● QTc 550 msまで，頻拍が再発するときはQTcが最大限600 msまで……という量が勧められている（栗田隆志．心電図2009）。
- □ あるレポート（Yusu S. Circ J 2009）では，ACS 1,143人のなかからVT/VFを繰り返す41人にリドカインとニフェカラントの静注の効果を検討している。リドカイン無効で次にニフェカラントを使ったときは79%（15/19），はじめからニフェカラントを使った群では86%（19/22）で有効だった。
- □ この研究では0.2 mg/kgをボーラスで投与し，維持量も0.2 mg/kg/hrと少ない。QTcは平均470 msから525 msに延長していたが，無効例でQTの延長が少ないわけではなかった。
- □ 投与量に依存してtorsades de pointesは生じやすくなる。
- □ QT延長は低カリウム血症で顕著となる。低カリウム血症があるときにはニフェカラントは使いにくい。

● 交感神経の影響を想像すれば

- □ VT/VFの再発抑制には……
  - ● 麻酔
  - ● β遮断薬

  も有効かもしれない。
- □ 交感神経活動の亢進およびカテコラミンによるIKs（遅延整流K^+電流の遅い成分）を亢進させ，この作用は活動電位持続時間を短縮する方向に働く。一方で，交感神経とカテコラミンはCa^{2+}電流の活性を高め，細胞内へのCa^{2+}流入が増すので，QT時間の変化については単純には予想できない。
- □ 交感神経活動亢進とカテコラミンは通常の重症頻拍の発生を促すものであり，薬理学的にもニフェカラントの作用を阻害する。
- □ β遮断作用は，アミオダロンのように自らがもつ薬理作用としてでも，併

用として別途にβ遮断薬を用いても，重症不整脈の治療効果を高めることに貢献する。
- [ ] 静注β遮断薬には，
  - プロプラノロール
  - ランジオロール
  - エスモロール

があるが，たぶん最近は重症の心室不整脈にはランジオロールが選ばれる。
- [ ] ランジオロールはβ_1選択性が高く（$\beta_1/\beta_2\fallingdotseq300$），半減期が超短時間（4分），心拍数抑制作用に比べ降圧作用が少ないという点で，使いやすい。
- [ ] エスモロールの半減期9分，β_1選択性（$\beta_1/\beta_2=20$）は実質的にはランジオロールに近似するが，レート抑制効果に比し，血圧低下がやや前面に出る（小林茂樹. 循環器ジャーナル 2017）。

● 慢性期の治療

■ 器質的心疾患を基礎にもつ VT

- [ ] 陳旧性心筋梗塞に伴う VT/VF は突然死を生じる。非薬物療法とアミオダロンが用いられる頻度が高い。
- [ ] 突然死蘇生例や VT/VF を容易に誘発できる患者は ICD の適応だが，アミオダロンの価値は病態によって異なる。
- [ ] VT/VF 症例において抗不整脈薬（ほとんどアミオダロン）と ICD 間で予後を比較した AVID study（1997）を見ると，全体としては ICD の優越が明らかだが，心機能を考慮すると別な見方が出てくる。EF≦34％では ICD 群の予後はアミオダロン群に勝るが，EF＞34％では差はなかった。
- [ ] さらに問題となることは，EF＜34％で VT/VF を発症している患者では，もともとの予後が悪いため 20〜30％死亡率を減らしても，実質的な延命効果は小さい。
- [ ] メタアナリシス（Connolly SJ. Eur Heart J 2000）では，ICD はアミオダロンに比べ，6 年間の不整脈死を 50％減少させ，それが全死亡率を 28％減らしている。平均すると生存期間は 4.4 カ月延びている。
- [ ] 一次予防の臨床 SCD-HeFT（Sudden Cardiac Death in Heart Failure Trial）は EF≦0.35 の 2,521 人を ICD，抗不整脈薬，プラセボの 3 群に無作為に割り付けた。約 5 年間で，プラセボ群に対するアミオダロン群の相対リスクは 1.06 で有意差はなかったが，ICD 群では相対リスクが 0.77 と総死亡を 23％減少させた（N Engl J Med 2005）。

* * *

- [ ] これまでの大規模臨床や周囲の専門家からの示唆に基づいたルールは……

- Ⅰa群薬とⅠc群薬は，器質的背景やVT/VFの既往がある例では予後を悪化させる。
- Ⅰb群薬についての情報は少ない。心筋梗塞後に不整脈の有無を考慮せずにメキシチールを投与した研究（IMPACT 1984）ではPVCは減少したが，死亡率はむしろ上昇していた（メキシチール群7.6％ vs. プラセボ群4.8％）。
- 抗不整脈薬はアミオダロンだが，β遮断薬やRAS抑制薬の併用も大事。

＊　＊　＊

◉状況1◉ アミオダロンの使用例：陳旧性心筋梗塞や不整脈原性右室心筋症などを背景としたもの―

☐ アミオダロンは，欧米では最も多く使用される抗不整脈薬。アミオダロンは通常量を長期に服用すれば"しばしば"副作用が出現する。

☐ 甲状腺と肺への副作用を考慮して，投与前に甲状腺ホルモンと肺拡散能（DLco）を測定する。

☐ アミオダロン（アンカロン®）は効果が出てくるまで時間がかかる。
  ▶ 初期量（2週間）：アミオダロン（100 mg）4錠 分1 朝食後（分割投与可）
  ▶ 維持量：アミオダロン（100 mg）2錠 分1 朝食後（分割投与可）

  体格が小さい患者や％DLcoの低下に不安があれば，ある期間200 mg／日の維持量を続けた後に，
  ▶ アミオダロン（100 mg）1錠 分1 朝食後

☐ 「ある期間」がどのくらいの期間かは難しくてよくわからない。

☐ アミオダロンにはβ遮断作用があるが，このβ遮断作用は予後改善を期待するには不十分。多くは別途にβ遮断薬を投与する。

☐ アミオダロンも含めた薬物治療中のVT/VF再発について，電気生理検査は予後予測に信頼性は低い。こういうことがわかるまで，1980〜2000年にかけて紆余曲折があった。

☐ ICDの植込みが行われても，その作動頻度は低いほうが良いので，薬物治療やカテーテルアブレーションが用いられる。

☐ 薬物治療やカテーテルアブレーションでVT/VFが誘発できなくなっても，心筋変性が進めばやがて新たなVT/VFのフォーカスができる。「VT/VFの基質は増殖する」という発想が，重篤な不整脈を診るときの基本にある。

☐ 話題になったものとして，「心不全患者において，ICDが不適切に作動した患者の予後は悪いが，適切に作動した患者の予後も悪い」という報告（Jeanne E. N Engl J Med 2008）がある。"適切"作動も，予後悪化につながる心筋のダメージの存在を意味しているのだろう。

☐ なお，不整脈原性右室心筋症（ARVC）では激しい運動を続けることが病状

を悪化させる．運動制限が必須の不整脈である．

* * *

● 状況2 ● 拡張型心筋症を基礎にもつVT—
☐ 拡張型心筋症(DCM)のVTは，陳旧性心筋梗塞のVTとはおもむきが異なる．
☐ 陳旧性心筋梗塞に比べれば頻度は低いが，持続性単形性の瘢痕部関連リエントリー性VTも存在する．
☐ 一方，RR間隔やQRS波形が不安定なVTは，Ca^{2+}過負荷(Ca^{2+} overload)を背景とした遅延後脱分極(delayed afterdepolarization：triggered activityを生じるfocal mechanism)が発生機序．ほとんどは非持続性VTにとどまる．
☐ 心不全の悪化に伴いVTが増えることも辻褄が合うが，リエントリーであっても交感神経活動や心筋伸展の電気生理学的影響をもち出せば説明はできる．
☐ Ca^{2+}過負荷に由来するVTは，狭義の抗不整脈薬では治療できない．

> *In principle*
> β遮断薬やRAS抑制薬による心不全そのものの治療なしには，心不全のVTは消えない．

☐ CHF-STAT study(1992)は「EF＜40%の心不全＋PVC多発」症例を対象に，プラセボ群とアミオダロン群に分けて予後を比べた．全体としては，死亡率に差はみられなかったが，非虚血性患者ではアミオダロンは死亡率を下げた．
☐ GESICA study(1994)では，VTのある群だけでなく，VTを認めていない群でもアミオダロンによる予後改善の傾向がみられた．こうした観察から，アミオダロンには抗不整脈作用とは独立した心不全改善作用があるのではないかと期待された(324ページのMemo参照)．
☐ しかしその後の検討では，心不全緩和を介した予後改善効果は否定された(SCD-HeFT 2005)．
☐ GESICAでは，ベースラインの心拍数が高いときに，アミオダロンによる死亡率低下が大きかった．アミオダロンのβ遮断作用，あるいはなんらかの心不全改善効果が潜んでいるとしても，β遮断薬やRAS抑制薬が十分に用いられているときに，アミオダロンが魔法の力を発揮するのは容易でないのだろう．
☐ 不整脈があるかないかを抜きにして，「慢性心不全にアミオダロンをなんとなく使う」という発想は消えた．

*　*　*

● 状況3 ● 流出路起源らしい特発性VT─
- □ 「左脚ブロック＋右軸偏位」は右室側のものが多い．しかし，稀ならず左室流出路起源も存在する．
- □ cAMP依存性なので，ベラパミルあるいはβ遮断薬が使われる．
    - ▶ ベラパミル（40 mg）6錠 分3

    あるいは
    - ▶ ビソプロロール（5 mg）1錠 分1
- □ 薬物治療が有効でもカテーテルアブレーションの適応はある．

*　*　*

● 状況4 ● 左室起源の特発性VT：右脚ブロック＋左軸偏位型─
- □ ともかくベラパミル感受性と信じて……
    - ▶ ベラパミル（40 mg）6錠 分3
- □ カテーテルアブレーションが有効．

ちょっとした疑問……

Q: ソタロールを使うことはあるか？
- □ わが国では経口Ⅲ群抗不整脈薬として，アミオダロンのほかにソタロール（ソタコール®）も使用できる．
- □ AFFIRM試験（2002）では，洞調律維持群の60％にアミオダロン，40％にソタロールが投与されている．ソタロールは国際的にはメジャーな抗不整脈薬である．
- □ ESVEM（1993）では，薬物選択にあたって電気生理検査を指標とするか，あるいはホルター心電図を用いるか否かにかかわらず，Ⅰ群抗不整脈薬よりもソタロールのほうが予後に優れていた．
- □ ソタロールはVT/VFに有効な薬剤であるが，大規模臨床試験AVID（1997）にみられるように，VT/VFの薬物治療はアミオダロンの1人勝ちになった．
    - ● アミオダロンが先に登場したため，知見の蓄積が多い
    - ● ソタロール（d, l-sotalol）はβ遮断作用を有する．ソタロールの兄弟にあたり，β遮断作用を欠くd-ソタロールは，SWORD study（1996）においてプラセボ群よりも死亡率が高かった．ソタロールとd-ソタロールとは同じではないが，悪い印象をもたれた……ということもある．しかし，決め手は，
- □ アミオダロンではtorsades de pointesはめったに起きず，VT/VF

の抑制効果が高いというストレートな理由が大きい。個人的な印象を定量化すれば，表のようになる。

	効果	torsades de pointes	それ以外の副作用	合計
アミオダロン	+3	+1	−2	+2
ソタロール	+1	−2	0	−1

☐ ソタロールは AF にも心房粗動にも有効だ。心室頻拍の薬物治療のガイドラインでは ICD が優先されるが，薬物治療としてはアミオダロンとソタロールが並列で記載されている。

☐ 実際は，アミオダロンが副作用で使えなくなったときの次の一手としての役割だろう。ソタロールを循環器専門医以外が使用する状況は想像しにくい。

症例からのアプローチ

Case 1

上室性頻脈か VT か悩ましい。wide QRS tachycardia だが，QRS 幅はたいして広くない。「変行伝導を伴う PSVT あるいは心房粗動」なのか，「右脚ブロック型左軸偏位の VT」なのか，見当がつかない（図 5）。血圧 120/95 mmHg。

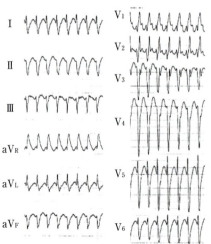

図 5　右脚ブロック型左軸偏位の wide QRS tachycardia

- □ PSVT/心房粗動をルールアウトしたい。
  - ▶ アデホス®L（1 アンプル 10 mg, 20 mg, 40 mg）5 mg を生理食塩水に混和して 5 ml とし，点滴ラインの側管から 1 秒で投与
- □ PSVT であっても，アデホス L 5 mg ではまず停止しない。さらに 10 mg，そして 20 mg まで増量する。
  - ▶ 前回の投与から 3 分後に，アデホス®L 10 mg を生理食塩水に混和して 5 ml とし，点滴ラインの側管から急速に投与
- □ ほとんどの PSVT は 10 mg で停止する。20 mg まで投与してもよいが，まったく影響がなさそうなら VT に傾く。
- □ もし房室伝導の抑制により心房粗動波が確認できたら，レートコントロールを念頭に置いてベラパミルかβ遮断薬を考える。このケースは心房粗動だった。

*　　　*　　　*

Case 2

健康そうな人の VT。歩いて来院した 28 歳男性の wide QRS tachycardia。若年健常者の VT は特発性 VT が多いという先入観で心電図を見ると，左脚ブロック型で右軸偏位傾向がある（図 6）。

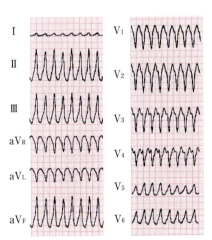

図 6　左脚ブロック型で右軸偏位傾向

- □ 流出路起源の VT はおもに triggered activity によって生じる。流出路起源 VT の多くは，cAMP 依存性（cyclic AMP-mediated triggered activity）と考えられている。β遮断薬・アデノシン・ベラパミルが有効。
- □ この特発性 VT は，cAMP 依存性であるということは交感神経活動に依存するということなので，安静にしていると停止しやすい。血行動態への影

響が少ないものから選ぶ。
　▶ アデホス® L（1アンプル10 mg，20 mg，40 mg）5 mg を生理食塩水に混和して5 ml とし，点滴ラインの側管から1秒で投与
□ 文献的には20〜40 mg の投与が行われている。5 mg で停止しなければ，増量する。
□ アデノシン感受性VT とも呼ばれるくらいなので，10 mg 程度の少ない量でも停止する。
　▶ 前回の投与から3分後に，アデホス® L 10 mg を生理食塩水に混和して5 ml とし，点滴ラインの側管から急速に投与
□ アデノシンで高率に停止できるが，再発することがある。その場合は……
　▶ ベラパミル（5 mg）2アンプル＝10 mg を生理食塩水20 ml に溶解し，2 ml/min で側管より投与
□ このタイプは，レートの低下は目立たないまま頻拍が突然停止しうる。
□ カテーテルアブレーションにより根治が期待できる。大動脈弁近傍や房室弁輪や肺動脈弁上部に頻拍起源を認めることもある。

＊　　　＊　　　＊

Case 3

右脚ブロック＋左軸偏位型の特発性 VT（図7）。

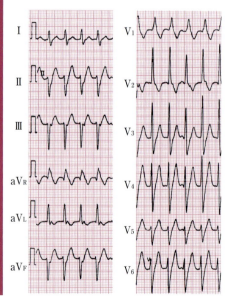

図7　右脚ブロック＋左軸偏位型の特発性 VT

- このVTは左室中隔の刺激伝導系を回路に含み，数センチに及ぶ大きいサイズのリエントリーで生じる。QRS幅は比較的狭い。
- "ベラパミル感受性"という言葉が意味するのは，「リエントリー回路にCa^{2+}電流に依存する組織を含む」ということ。稀にPurkinjeの自動能によるものもあるが，ほとんどは左脚後枝領域のPurkinjeネットワークが関与するリエントリー。
- "ベラパミル感受性VT"は当然ベラパミルが第一選択。
  - ▶ ベラパミル(5 mg) 2アンプル＝10 mgを生理食塩水20 mlに溶解し，2 ml/minで側管より投与
- 少しずつレートが下がってくる。投与量を増やせば停止する。停止しなかったら，たぶん診断が間違っている。診断が間違って不都合かというと，そうでもないところが不整脈診療の面白いところ。
- 例えば，心房粗動の房室伝導比2：1で右脚ブロックがあれば，ベラパミル感受性VTに似ている。ベラパミルを投与すれば，房室伝導比が落ちて，粗動波が見えてくるし，心拍数が落ちるので取りあえず「治療」になる。
- 不整脈の急性期治療の目指すところは，「正しい診断に基づいてベストの治療をする」ことではない。「診断に確信はなくても，悪い選択はしない」というので十分。その日をしのげればよい。

　　　　　　＊　　　　＊　　　　＊

Case 4

高齢でtorsades de pointesが頻発するとき：後天性QT延長症候群(図8)。

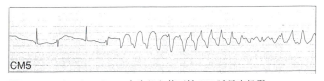

図8　torsades de pointesを生じた後天性QT延長症候群

- 自然停止しなかったら電気的除細動を行うしかない。原因がわかればそれを取り除きたいが，しばしばよくわからない。
- なぜかというと，「複合的な要因で生じるtorsades de pointes」が稀でないからだ。とりあえず，できることを行う。
  - ● 低カリウム血症の補正。大事なことは血清K^+を正常範囲にすることではなく，高めにしておくこと(>5 mEq/L)。マグネシウム不足はあってもデータには現れにくい。

- 原因となりうる薬剤を中止。
    - Ⅰa群抗不整脈薬とⅣ群薬のベプリジル
    - 向精神薬，抗うつ薬，マクロライド系抗菌薬，抗真菌薬，抗ヒスタミン薬，H₂受容体拮抗薬，など
- 徐脈の補正：心房ペーシングでも心室ペーシングでも，100/min前後に。
- 心不全や栄養状態不良，非心臓疾患も含めると，なんでも関与しうる。

☐ 薬物治療としては，最初に……

▶ マグネゾール® 1アンプル（2 g，20 ml）を2分で静注
　持続投与は適宜2〜20 mg/min

☐ マグネゾールがなぜtorsades de pointesに有効か，よくわからない。血中Mg^{2+}増加は心筋細胞膜外側面に存在する負の表面電荷を打ち消し，細胞内外の電位勾配を小さくする。電位依存性チャネルであるL型Ca^{2+}電流の活性化が抑制され，早期後脱分極（early afterdepolarization）が生じにくくなるという説明が1つある。これ以外の要素も考えられるらしいが，難しい議論があるので深く考えないほうがよい。

☐ ペーシングがすぐにできないときは，イソプロテレノールの点滴静注。

▶ イソプロテレノール（プロタノール®L注1アンプル/0.2 mg）をブドウ糖500 mlに希釈して，5 ml/minで開始

☐ 増減して心拍数100/minくらいに維持。この開始量は体重50 kgで0.04 μg/kg/min，治療量は0.01〜0.1 μg/kg/min。心拍数の維持に必要なら，投与量にはこだわらない。

☐ リドカインの静注も選択肢に入るが，50〜100 mgのワンショットと適宜持続投与。最初から使うという発想はない。リドカインまで出てくる頃は，かなり分が悪くなっている。

13 電気的除細動／カルディオバージョン

> 心房細動の電気的除細動は少なくなったかと思っていたのに，意外とまだ多い。好きか嫌いかは別にして，心房細動も心室頻拍もカルディオバージョンはときに避けられない。

電気的除細動/カルディオバージョンの実際とポイント

● 電気的除細動/カルディオバージョンの適応

□ 適応となるのは……
- 予後絶対不良ではない患者における心室細動（VF）
- 血行動態が破綻しそうな心室頻拍（VT），心房細動（AF），心房粗動（AFL），心房頻拍（AT）
- 薬物治療が無効，あるいは速やかな洞調律化が望まれる VT，AF，AFL，AT

□ その場で「しようがない」と感じたら適応がある。以下の記述の「カルディオバージョン（cardioversion）」には「除細動（defibrillation）」も含む。

● 基本的な考え方

□ カルディオバージョン成功率は電気量（電流，電圧，エネルギー）に依存する。経胸壁通電では放電エネルギーの5%くらいが心臓に到達する。
□ 電気量とカルディオバージョン成功率は，薬剤の用量対効果曲線に近似した曲線になる。厳密な意味での除細動閾値（defibrillation threshold：DFT）は存在しない。
□ 通電による心筋障害は大きな問題とはならない。ただし，VFが遷延した状態では電気収縮解離（electro-mechanical dissociation）や心静止（stand-still）の状態となり，蘇生が困難となることがある。除細動の後，心停止に

なるのは，アデノシンの蓄積も関係する。
- ☐ 頻脈性不整脈の種類により，必要となる電気量は異なる。AHA 2010 のガイドラインでは下記のエネルギーが記載されている。
  - ● VF　　　　　単相性 360 J/二相性 120〜200 J
  - ● 単形性 VT　単相性 100 J/二相性 100 J
  - ● AF　　　　　単相性 200 J/二相性 120〜200 J
- ☐ AF の単相 200 J は多めに見えるが，「必ずこのエネルギーで = shoud」とある。小柄な体格なら加減してもいいような気もするが，根拠のある情報なのか否かは知らない。

● 準備するもの

- ☐ VF では新たな血管確保も困難であり，除細動器以外の機器の準備を待たずに通電を行う。以下は待機的直流通電における準備。
  - ● 場所：併発する緊急事態を想定すれば，できるだけ広い病室もしくは処置室が望ましい。酸素は必須。
  - ● 救急カート：血管確保に要する留置針，アンビューバッグや挿管チューブなど呼吸管理に必要な一式，および緊急治療薬が備わっていることが条件となる。
  - ● 心電図のモニター：通電にあたっては除細動器に内蔵されているモニターから心電図を観察できるが，通電前後においてそれとは別途に心電図モニターが行われているほうがよい。
  - ● 血圧計や静脈ラインの確保。

● 手　順

1）心室細動，それに準じる心室頻拍
- ☐ 重炭酸やリドカインの投与は，除細動やカルディオバージョンには有用でない。リドカインは除細動閾値を上昇させる。
- ☐ VF は心臓のアデノシンを増やし，除細動を困難にする。心臓マッサージは心停止に伴うアデノシンの排除に貢献するかもしれない。

2）心房細動，心房粗動，心房頻拍，心室頻拍の待機的直流通電
- ☐ 直流通電の必要性，通電や麻酔薬の使用に予想される合併症の内容を説明し，承諾書を取得。
- ☐ 留置針にて血管を確保。
- ☐ 同期用の心電図ラインの確保。QRS 波がきちんと認識されているかシグナ

- □ ルを確認。
- □ 皮膚の損傷を軽減するために，パドルを当てる部位に伝導性ゲルパッドを貼りつける。
- □ チオペンタールナトリウム〔ラボナール®：300 mg/アンプル（12 ml に薄めて 2.5％），500 mg/アンプル（20 ml に薄めて 2.5％）〕の 2～3 ml（50～75 mg）を 10～15 秒で投与する。30 秒間待って，まだ覚醒していれば 2～3 ml を同様に追加する。慣れていれば，他剤でも可。
- □ 他剤とは以下のものが多い。
  - ● プロポフォール 1％液 0.05 ml（0.5 mg）/kg/10 秒 + α
  - ● ミダゾラム 0.15～0.30 mg/kg を 1 分以上かけて + α
- □ 麻酔の効き具合は個人差が大きい。投与中は患者に静かに話しかけながら麻酔の深さを知る。数をゆっくり数えさせることもよく行われる。麻酔の効きに応じて数える速さが遅くなり，間延びしてくる。
- □ 完全に意識がなくなったか否かを確認しようとすると，タイミングを失う。見かけ上意識がないと思ったら，速やかに通電する。
- □ 致死的な事故の一部は，緊急時の呼吸管理の失敗に起因する。後輩には噛んでふくめるように「全部を入れるのではなく，段階的に 10 秒かけてまず何 ml を入れる，云々」と説明する。

● 施行する際の注意点

■ 除細動閾値を修飾する薬剤

- □ Na^+ チャネル遮断作用は VF の除細動閾値を上昇させ，活動電位持続時間を延長させる薬理作用は除細動閾値を低下させる。
  - ● Ⅰb 群（リドカイン，メキシレチン）と Ⅰc 群（フレカイニドなど）は除細動閾値を上昇させる。
  - ● Ⅰa 群（ジソピラミド，プロカインアミド）は除細動閾値に対する影響は少ない。
  - ● アミオダロン以外のⅢ群薬は除細動閾値を低下させる。Ⅲ群薬のニフェカラントは本来の適応とは別に，VF 除細動困難例において除細動を促進する補助的薬剤となる。

■ 同 期

- □ 直流通電は頻脈性不整脈を駆逐することに有用である反面，心室の受攻期に放電が行われれば VF を誘発する。
- □ このことは単形性 VT，AF，あるいは AFL に対して待機的な処置として通電するときに問題となる。

□ 現在の除細動器は，おおむねR波(つまり心室の興奮)に同期(synchronization)して通電するモードを備えている。心室が興奮しているときに通電すれば，外部からの電気的刺激がVFを誘発することは避けられる。

■ 除細動器に慣れる
□ 緊急事態になってはじめて除細動器に触れるのでは，十分に使いこなすことは難しい。
□ 操作の単純な医療機器だが，緊急事態ではさまざまな失敗がつきまとう。どのスイッチを押すか，充電に際してどんな音が出るのかなど，慣れておきたい。

14 急性心不全

「心不全の病像を正確に把握して細かく対処する」と考えると前に進みにくい。自分なりの割り切ったパターンを会得したい。
重症例や肺水腫は非薬物治療も必要となる。これは心不全のプロに任せる。本章ではおもに「薬物治療で対処できる中等度までの心不全治療」を扱う。

● 結論を先に

□ 心不全の薬物治療の基本は……

> 1) 冠動脈疾患・弁膜症・甲状腺疾患・貧血など修復可能な原因をとり除く
> 2) 新規の心不全か慢性心不全か？
>   A. 新規発症心不全 → 体液貯留なし → 血管拡張薬を優先
>   B. 再入院心不全 → 体液貯留あり → 利尿薬の役割が大きい
> 3) いつ血管拡張薬を使うか → 血圧が維持されているとき
> 4) いつ利尿薬を使うか → 循環血液量増加があるとき
> 5) 強心薬をいつ使う → 血管拡張薬と利尿薬で旗色が悪いとき
> 6) 薬物治療は限界が多い。人工呼吸, NPPV, さらに胸水の穿刺除去は初期から選択される。非薬物治療はIABP・PCPSだけなく, 除水(持続的血液濾過透析：CHDF, 限外濾過：ECUM)もある。

□ どの薬をどのように使うか「前もって具体的に」決めておけば,「わかっている」ように見える。
□ 例えば, 体重50 kgの心不全患者なら「ニトログリセリンは1アンプル5 mg/10 mlを5アンプルまとめて50 mlにして, 持続注入器で1 ml/hrで開始」。病棟で使える注射液を把握する。
□ 自分の不安をどうやって減らすか。「何を？ 量は？ ワンショットか持続

静注か？」などその場で考えるから，"まごついている"のがばれる．1つか2つの「決まったパターン」で動く．

病態・診断・対処—いろいろなアプローチ

● アプローチ その1：
  Killip分類，Forrester分類，"cardiac failure"と"vascular failure"

□ 急性心筋梗塞（AMI）の心不全の分類は
  ● Killip分類と，
  ● Forrester分類
□ Forrester分類は「心係数と肺動脈楔入圧（PCWP）」で血行動態的に4タイプに分類している（図1．Am J Cardiol 1977）．Swan-Ganzカテーテルはあまり使われなくなったとはいえ，Forrester分類はコンセプトとしてまだ生きている．

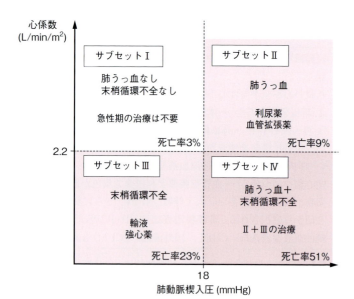

図1　Forrester分類の病態と治療

□ Forrester分類は「急性心不全の分類」ではない．AMIの「血行動態の分

類」であり，心不全でない患者も含まれている。心拍出量と肺動脈楔入圧は逆相関している（図2）。「心拍出量が十分なら肺うっ血は起きない」，「心拍出量不足なら肺うっ血が生じる」が基本。

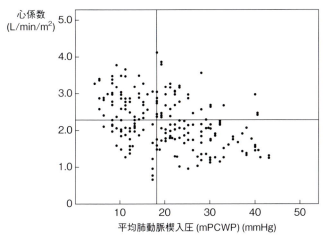

図2 AMI 患者の血行動態と Forrester 分類（Forrester JS, et al. Correlative classification of clinical and hemodynamic function after acute myocardial infarction. Am J Cardiol 1977；39：137-45, Elsevier）

□ Forrester 分類は……
　● 肺動脈楔入圧 → 肺うっ血の有無
　● 心係数 → 末梢循環不全の有無
□ 肺動脈楔入圧は左房圧と左室拡張末期圧，さらに間接的に左室収縮末期容積を反映する。
□ 肺動脈楔入圧の上昇と肺うっ血との関連は強い。流れ込んでくる血液量が多くても，心臓がこなせるなら左室拡張末期圧も肺動脈楔入圧も上昇せず，肺うっ血も生じない。

■ cardiac failure，vascular failure という用語
□ 高血圧性心不全はまさに vascular failure。特発性拡張型心筋症は cardiac failure の代表格。
　A. 心機能低下はあまり低下していない → vascular failure
　B. 心機能低下が顕著に低下 → cardiac failure
vascular failure は「交感神経活動の亢進 → 静脈と動脈両方の収縮 → 前負荷と後負荷の増大 → 心臓のキャパシティーを超えた血管内ボリュームの

中枢への移動（central volume shift）」で説明される。
- □ 心不全で入院しても多少落ち着くと，患者はすぐ退院したくなる。退院させても，すぐ戻ってくる。なぜか？「肺胞と毛細血管の壁」についての知見はヒントになる。
- □ TRPV4（transient receptor potential vanilloid 4）は浸透圧センサーとして見つかった非選択性陽イオンチャネル。
- □ 肺胞と毛細血管のバリアの安定性に応じて水漏れのしやすさが決まる。そこにTRPV4が関わる。うっ血性心不全では，このTRPV4が開きやすい。浸透圧較差が小さくても水漏れがする。
- □ 急性心不全の急性期を脱して，「しばらく静かに」したほうがよいのは，「肺胞と毛細血管のバリアが安定し，わずかな浸透圧較差では水漏れが起きにくくなる」のを期待してのこととも言える。「傷が治るのに時間がかかる」という考え方は心不全でもあてはまる。

● アプローチ その2：印象派—Nohria 分類

- □ Nohria 分類は「身体観察に基づく心不全治療」を目指している。2003年の論文での母集団には心移植待ちの重症で慢性のケースが含まれているが，見た目は Forrester 分類の延長線上にある（J Am Coll Cardiol 2003）。
- □ Nohria 分類は，「ベッドサイドの臨床像」に基づいて，
    - ● 末梢循環は十分か
    - ● 肺うっ血や全身性うっ血はあるか
  ……ということで分ける（図3）。

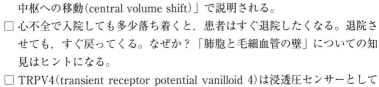

> *In principle*
> Nohria 分類 →「うっ血」は "肺うっ血" と "全身性うっ血" の両方
> Forrester 分類 → 肺動脈楔入圧で見るのは "肺うっ血"

- □ Forrester 分類は AMI を扱っており，発症直後は慢性の病態である全身浮腫をまねく時間がない。
- □ Nohria らの報告では，452人を図3のように分け，その予後を比べている（J Am Coll Cardiol 2003）。49％が虚血性心筋症，26％が拡張型心筋症。新規発症と慢性心不全の急性増悪のいずれも含むが，AMI はその他6％のうちの一部と少ない。1年死亡と緊急心移植を合わせたハザード比（HR）も求めている。
    - ● うっ血の所見：起座呼吸，頸静脈圧上昇，浮腫，腹水，肝頸静脈逆流など
    - ● 低灌流の所見：脈圧減少，四肢冷感，傾眠傾向，低ナトリウム血症，腎

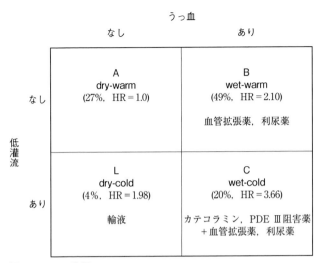

図3 Nohria 分類

機能低下
- このうちいくつの項目に該当すれば「うっ血あり」や「低灌流あり」になるのか，いくつ未満なら「なし」か？ 調べても見つけられなかった．大雑把に決めてよいということか．
- 肺動脈楔入圧と肺うっ血とは強く関連するが，全身性浮腫は関連が弱い．Y軸の心拍出量と末梢循環も関連はするが，血管抵抗が影響するので同じではない．
- Nohria 分類のそれぞれのプロフィールは Forrester 分類のどのあたりに相当するのか．原著の Swan-Ganz カテーテルのデータでは，図4になる．
- この図から何がわかるか？……
- dry-cold の群は Forrester のサブセットⅣの深いところにある．しかし，HR は比較的小さい．つまり Forrester Ⅳに入っていても，安定期にたどりつけば予後が悪くないことを示している．たぶん，肺胞と毛細血管のバリアがしっかりしている→肺うっ血が生じる肺動脈楔入圧の閾値が高い．こういう個体は低心拍出量にかなり耐えられる．
- また，Nohria 分類の母集団には Forrester のサブセットⅢが多くない．サブセットⅢは脱水気味の心筋梗塞症例なのだろう．
- Nohria の分類は簡単ではない．四肢を触って「冷たい」なら cold で，低灌流と思いこみがちである．EF が保たれた心不全（HFpEF）だと，心拍出量が維持されている点では warm に入るはずだ．しかし末梢血管の高度の

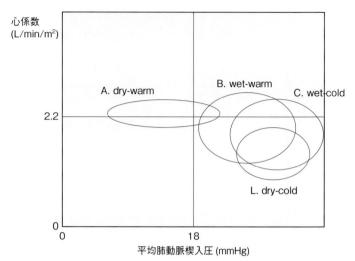

図4 Forrester 分類における Nohria 分類の各サブセットの位置

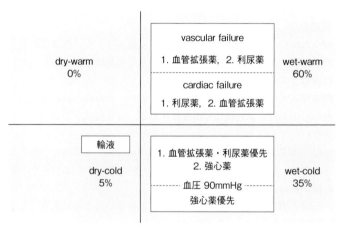

図5 Nohria 分類と治療

緊張のために四肢の冷感があり，手触りは cold の印象を与える。「電解質輸液で血管内ボリュームを負荷する」のは第一選択ではない。
□ 図5は急性心不全を，ガイドライン（ESC 2016）を参考に Nohria の分類と関係づけたものである。95％が wet に入る。dry-warm は急性心不全にほとんど入らない。「肺うっ血も全身性うっ血もない＝dry」は，dry-cold の5％に過ぎない。急性心不全としては「例外」であり，輸液すればなんとか

できる。

> ***In principle***
> 日頃出会う急性心不全は「はなはだ血圧が低いのでなければ,とりあえず血管拡張薬を使う」のが基本。

□ さまざまな急性心不全治療の指針には,「血管拡張薬を優先する」という発想が濃い。これは,従来「急性心不全には利尿薬」という固定観念があったので,その修正という面もある。

□ ところで,フロセミドには静脈拡張作用がある(Pickkers P. Circulation 1997)。治療域でもこの作用は出現しうるらしいが,利尿と心不全の改善にどの程度貢献しているのか,詳細がわからない。無視できないという見解もある。

□ モルヒネの静脈系優位の血管拡張作用も,心不全の緊急的治療に用いる理由にもなる。

● アプローチ その3:血圧で見る"クリニカルシナリオ"

□ 救急で見る心不全を単純化して治療しようという試みがクリニカルシナリオ(CS)(表1)。

□ この分類は急性心不全を5タイプに分けている(Mebazaa A. Crit Care Med 2008)。CS4のACSとCS5の右心不全は,それなりに対処するとして,それ以外の3サブセットは来院時の血圧のみで分ける。

□ クリニカルシナリオの発想のコアは,CS1に尽きる。ここでも「血圧が高めなら,まず血管拡張薬」ということである。

＊　　　＊　　　＊

□ 血圧だけという「現場感覚」が鋭い。血管拡張薬,特に硝酸薬で静脈を開けば,肺うっ血の緩和が期待できる。

□ 「全身の体液量」と「血管内ボリューム」は乖離しうる。しかし,血圧120〜140 mmHgあたりは,体液過剰や血管内ボリューム過剰はありえても,いずれかが著しく不足して利尿薬が使えないことは稀だ。血圧120〜140 mmHgは「心拍出量が血管内ボリューム過剰に依存し,わずかなボリューム減少がショックをまねく」というほどの際どい状況ではない。だから利尿薬を使える。

□ 血圧が100 mmHgを下回るあたりなら,以下の3つの状況がある(図6)。
　A. 血管内ボリューム過剰の気配 → そっと利尿薬+カテコラミンでバックアップ

表1 急性心不全の病態把握：クリニカルシナリオ(CS)

CS1	収縮期血圧＞140 mmHg 急激発症 肺うっ血＞＞全身浮腫 LVEF 維持　CAD 少ない 治療反応性＋＋	NPPV と硝酸薬など 利尿薬は後回し
CS2	収縮期血圧 100〜140 mmHg 緩徐発症 全身浮腫＞＞肺うっ血 慢性充満圧上昇 治療反応性±	NPPV と硝酸薬など 利尿薬もたぶん使う
CS3	収縮期血圧＜100 mmHg 急激あるいは緩徐 低灌流＋＋ 全身浮腫±，肺うっ血± 治療反応性不良	循環血液量減少なら輸液 強心薬で改善しなければ Swan-Ganz カテーテル 血管収縮薬も考慮
CS4	ACS	PCI の適応に従う
CS5	右心不全 急激 or 緩徐 肺うっ血(－) 全身浮腫＋＋	一言では言いにくい

NPPV：非侵襲的陽圧呼吸
〔Mebazaa A, et al. Crit Care Med 2008；36(Suppl 1)：S129 に基づいて作成〕

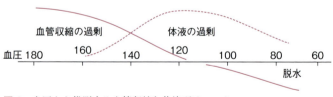

図6　血圧から推測する血管収縮と体液ボリューム

B. 血管内ボリューム正常に見える → ボリュームをいじらない
C. 血管内ボリューム不足を疑う → 輸液

> *In principle*
> クリニカルシナリオのメッセージも，血圧が維持されていれば血管拡張薬を使うということ。

● アプローチ その4：HFrEF と HFpEF

□ 拡張不全による心不全という代わりに、「左室駆出率(EF)の保持された(≧50%)心不全(heart failure with preserved EF：HFpEF)」という用語が普及した。「ヘフペフ」と読む。
□ heart failure with reduced EF(HFrEF)は、EF＜40%の収縮不全を伴う普通の心不全。こちらは「ヘフレフ」。
□ EF がわずかな低下(50%＞EF≧40%)にとどまるものは、HF with mid-range ejection fraction(HFmrEF)という。
□ HFpEF の特徴は……
　● 高齢の女性に多い
　● 冠動脈疾患との関連が少ない
　● 高血圧や心房細動がある
　● HFpEF の予後は HFrEF と同じ
　● 心不全の半分を占める
□ 急性期は血管拡張薬・降圧治療にある程度反応する。そういう意味では予後は良さそうに見えるが、年齢や積み重なった心血管系の負荷もあるので、長期的には良好ではない。
□ 「HFpEF ならこの治療」という決め手はない。しかし、JCS のガイドラインでは、急性期の利尿薬はクラスⅠであり、トルバプタンの退院後の継続もⅡaである。急性期は「使わざるを得ない薬剤を使う」しかない。
□ ともあれ、「収縮が正常に見える心不全は例外ではなく、かなり多い」ことを知っていることは心不全診療の核心とも言える。

● アプローチ その5： unstressed volume と stressed volume

□ 高血圧性急性心不全では心筋ダメージは少ないのに、急に心不全になる。
□ 求心性のわずかな心室壁肥厚のみで、「収縮低下は少ない心不全」は稀でない。1つのメカニズムで説明できないだろうが、
　● unstressed volume と stressed volume
　● volume central shift
　という言葉が使われている。
□ 血行動態の維持に関与する「表舞台にある」ものは stressed volume。肝臓や消化管などにあって、血行動態には直接関与しない「裏舞台のボリューム」が unstressed volume。
□ 交感神経の緊張が「unstressed volume から stressed volume への血液の

移動」を促す。この血液の移動は必要な面もあるが，過度なリアクションとしてこの現象が生じると，「volume central shift（≒心肺への血流負荷の増大）」を生じて肺うっ血をきたす。
□ 全身の血液量がとりたてて増えていないときの急性電撃性の肺水腫は，volume central shiftで説明されている。

● 原因と増悪因子

□ 急性心不全の原因は……
- AMI，虚血性心筋症
- 後天性・先天性の弁膜症
- 拡張型心筋症，肥大型心筋症の拡張相，閉塞性肥大型心筋症
- 心筋炎
- 薬剤性心筋障害
- 高血圧：これがかなり多い
- 甲状腺機能亢進症，甲状腺機能低下症
- 徐脈性不整脈，頻脈性不整脈：心房細動による心不全は多い

Memo ■ 肺動脈楔入圧でなぜ左室拡張末期圧（LVEDP）がわかるのか？

□ 前負荷とは心臓に流入する血液量。これで心室のサイズが決まる。左室拡張末期容積（left ventricular end-diastolic volume：LVEDV）は，前負荷のことである。LVEDVは簡単に測れないので，代わりの指標としてLVEDPという測定しやすいパラメータを使う。圧は簡単に測れるが，量は簡単に測れない。

□ しかし，LVEDPも左室内にカテーテルを入れないと測れない。そこで，静脈側からアプローチできる肺動脈楔入圧（PCWP）で代用する。

□ なぜPCWPはLVEDPに等しいのか？ ここで出てくるのがBernoulli（ベルヌーイ）の法則。

　流体におけるエネルギー保存の法則。その式は，
　$1/2 \rho v^2 + \rho g z + p = $ 一定
　（v：流速，g：重力加速度，z：高さ，p：圧力，ρ：密度）

□ 式の第1項は流速エネルギー，第2項は位置エネルギー。左室の拡張が終わるときは血液の流れが一瞬止まる（$v=0$）。そしてバルーンと左室腔の位置に差がなければ（$z=0$），左の2つの項がゼロになり，肺動脈の楔入圧はLVEDPと同じになる。

- 高齢者の拡張障害：収縮が正常なら拡張不全，HFpEF
- 肺血栓塞栓症：言うまでもなく右心不全
- 循環血液量の増加と低下，貧血

□ 心室壁の厚さが維持されていれば，薬物治療に期待がもてる．心室壁が薄いのは難問．早めに心不全の専門医に任せたい．
□ 心不全の増悪に関与するのは……
- 腎不全
- 高血圧
- 心筋虚血
- 甲状腺機能異常
- 肺疾患
- 敗血症を含む感染症：これは多い
- 不整脈：高めの心拍数は拡張時間が短く，効率が悪い
- 循環血液量の増加と低下，貧血：貧血はかなり予後に影響する
- 低栄養：低アルブミン血症は厄介
- 睡眠時呼吸障害：肥満は敵だ
- 電解質異常：低ナトリウム血症が厄介
- 妊娠
- β遮断薬など陰性変力作用のある薬剤
- 体液貯留をまねく薬剤：NSAIDsや漢方（甘草）
- 生活のあり方：大量の食塩，飲酒，ストレス

□ 原因となるものは増悪因子にもなる．「最近圧迫骨折を生じた患者で心不全が悪化」すれば，整形外科でNSAIDsを処方されているかもしれない．「心不全治療に経験がある」とは，「増悪因子に気づく」ことだ．

● 血管内脱水

□ 血管内ボリュームは基本となる情報．ボリューム負荷があれば肺毛細管楔入圧（PCWP）は高くなりやすいが，ときには乖離する．
□ 血管内ボリューム過剰なら……
- 右室サイズが大きい（パッと見て右室が大きければ右室拡大．悩むなら右室拡大とはとらない）
- 下大静脈（IVC）径＞15 mmで呼吸性変動の消失
- 中心静脈圧が高い（正常は5〜12 cmH$_2$O，右房圧＞8 mmHg）

□ 中心静脈圧はSwan-Ganzカテーテルの右房圧で代用される．右房圧の正常値は2〜8 mmHg．
□ 血管内ボリューム不足では……

- 右室腔は大きくない
- 下大静脈径＜10 mm
- 中心静脈圧が低い（＜5 cmH₂O，右房圧＜4 mmHg）

□ 中心静脈圧＜5 cmH$_2$O（右房圧＜4 mmHg）なら血管内ボリューム不足が疑われるが，正常範囲でも血管内ボリューム不足の可能性はある。
□ ともあれ，飲食していないなら血管内ボリュームは足りないだろう。

● 胸部 X 線写真

□ 心胸郭比（CTR）の拡大は急性心不全では必発ではない。心拡大には時間がかかる。

1）軽度の肺うっ血（PCWP 18〜20 mmHg）
□ PCWP が軽度に上昇すると，上肺野の血管陰影が増強する。再分布（redistribution）と呼ばれる。血管圧の上昇に応じた血管攣縮が関与する。

2）間質性肺浮腫（interstitial pulmonary edema：PCWP 20〜25 mmHg）
□ PCWP が 20 mmHg を超すと，間質のうっ血が目立つ。Kerley の A ライン，B ライン，および C ラインが出現する。いずれも小葉間の浮腫を意味する線状影。B ライン（septal line）は下肺野で胸膜側から直角に延びる線。
□ 心不全では B ラインは稀ならず見える。感度も特異度も低い A と C は知らなくてもよい。
□ 気管支壁の肥厚を意味する bronchial cuffing，葉間胸膜の水貯留にあたる hair line（ときに一過性腫瘤状陰影 vanishing tumor）という用語がある。また，肺門部の輪郭が不鮮明となる hilar haze も現れる。いずれも循環器病棟で耳にする用語である。hilar は「ハイラー」と発音し，名詞の「肺門部」は hilum。
□ 分子量の大きな蛋白は血管外より血管内に多い。アルブミンによる膠質浸透圧は 25 mmHg に相当し，この値を超える血管内圧では血漿から間質液へ水が移動しやすい。低アルブミン血症があれば，より低い PCWP でも間質浮腫が生じる。
□ アルブミンが問題になるのに，なぜグロブリンはどうでもいいのだろうか？ 後者の分子量が大きいので，重量当たりの分子数が少ない点でも浸透圧への関与は小さい。しかし，分子密度より，アルブミンが陰性に荷電し，Na$^+$ を引き付ける作用（Donnan 効果）をもつことが重要らしい。
□ 1 g のアルブミンで 20 ml の水を保持する。アルブミンの正常値が 4 g/dl あたりなので，1 dl のうちの 80 ml はアルブミンの存在により血管内にキー

プされる。
□ 心不全を治療すれば消化器官のうっ血もとれるし，呼吸も楽になって食べられるようになる。逆に，食べることがアルブミン値やヘモグロビン濃度を維持させて，心不全悪化の回避に貢献する面もある。

3）肺胞性浮腫と肺水腫（PCWP 25 mmHg～）
□ PCWP が 25 mmHg を超すと肺胞性浮腫（alveolar pulmonary edema）を生じ，両側肺門部を中心に斑状陰影が出現。
□ さらに，肺水腫（>30 mmHg）では陰影の融合が生じる。蝶が羽根を広げている姿に似ていることから butterfly shadow と呼ばれる。胸水は心不全の初期でも肺水腫の時期でも認めうる。
□ かつて肺炎と肺水腫を見分ける決定的な鑑別法はなかったが，今は BNP がある。BNP が高くても肺炎の合併はある。

■ 胸部 X 線判読で使う用語
- 耳にする。口に出してよい。
  Kerley's B line（カーリーの B ライン）
  peribronchial cuffing（気管支周囲の浮腫）
  vanishing tumor
  buttefly shadow
  Costophrenic（CP）angle の鈍化
- 耳にしない
  cephalization（角出し像：血流再分布）
  Kerley's A，Kerley's C
  SVC の拡大・突出
- 微妙
  perivascular cuffing

◎ 心不全患者に出会ったときの動き方

□ 酸素 2～10 L/min を開始。心原性ショックなら酸素を全開にしてよい。
- 呼吸苦があるとき，「酸素による呼吸抑制」はとりあえずない。
□ 酸素化が不十分あるいはその恐れがあれば，早めに NPPV（noninvasive positive pressure ventilation：非侵襲的陽圧呼吸）による呼吸管理を開始。
□ NPPV のモードとして，CPAP か BiPAP なのか。本邦の ATTEND Registry では，どっちも 15％ ほど使用されていた。
□ 挿管より負担が少ないので重宝される。ただし，循環血液量減少（hypovo-

lemic)状態では静脈還流がいっそう低下するので使えない。
□ NPPV は動脈血の酸素化の促進に加え，胸腔圧上昇を介して静脈還流量を減らし，前負荷を軽減する。NPPV による陽圧呼吸は心不全治療で補助的な役割を担うのではなく，いまや「禁忌でなければ試みる」という主要な治療法になった。NPPV で酸素化が不十分なら挿管となる。

● 対　処

■ 初期の対応
- 血圧測定
  血管確保前でも肺うっ血が明らかで，血圧が許せば(≧100 mmHg)……
  ▶ ミオコールスプレー® を 1 回吸入
  あるいは
  ▶ ニトロペン® 1 錠を舌下
- 血管確保，SpO_2
- 心電図および血圧モニター
- 重症心不全で詳細な血圧モニターを要するなら動脈ラインを確保
- 一般採血：血算/生化学(トロポニン，GOT，LDH，CK，CK-MB，Cre，BUN，CRP，血糖，HbA1C，BNP ほかたくさん)
  ・ときに，甲状腺疾患や脚気を否定するためのホルモンやビタミンの定量。
  ・BNP はルーチンに測定される。NT-pro BNP を勧める意見もあるが，どちらでもよい。
- 動脈血ガス：電解質などの情報も得られる。
- 胸部 X 線写真
- 簡単な心エコー
- 補正できる調律異常はないか：例えば，心房粗動や心房細動のレートコントロール。
- 全例ではないが，尿道カテーテルを留置して正確な尿量の把握
- 胸部の聴診，頸部・腹部・下肢の観察：Nohria 分類の各項目への記述があると気が利いたカルテになる。
- 患者の体位はしばしば起座位

□ 胸痛がなくても，「AMI」や「最近発症の心筋梗塞」の可能性を除外する。

■ 外科的対処は？
□ 心不全では外科的治療を要する疾患がある(表 2)。

表2　外科的対応を要する心不全の例
- AMIに伴う心室中隔穿孔や僧帽弁逆流(乳頭筋不全)
- 心臓弁膜症の増悪：大動脈弁狭窄，僧帽弁閉鎖不全，僧帽弁狭窄
- 人工弁の機能不全
- 新たに出現した弁膜症：僧帽弁腱索断裂
- 感染性心内膜炎

薬物治療の実際

急性心不全治療の発想

- ピンチのときは何かを犠牲にせざるを得ない。それでいて先のことも考えざるを得ない。
  - 急性期の治療：「不本意だが借財してでも当座をしのぐ」とは，血管拡張薬を優先しながらも，強心薬や利尿薬を併用すること。強心薬は予後改善を約束しないが，ときに使わざるを得ない。
  - 安定期の治療：心血管系に保護的な治療を心がける。強心薬は避ける。

使用される薬剤

1）利尿薬
- 多くはループ利尿薬。非ペプチド性バソプレシン V_2 受容体拮抗薬のトルバプタン(サムスカ®)は国産の水利尿薬。

2）血管拡張薬
- 血圧が維持されていれば優先して使われる〔ニトログリセリン，硝酸イソソルビド(ISDN)，ニコランジル〕。硝酸薬の取り柄は「スピード」。血管拡張薬はほぼすべて硝酸薬で間に合う。海外では「血管拡張薬＝硝酸薬」。
- 国内では「使い分けている気分を」とか「味のある薬剤を」というニーズにより，hANPやシグマートも使われる。いずれも国産である。

3）強心薬
- カテコラミン(ドパミン，ドブタミン，ノルアドレナリン)，PDEⅢ阻害薬(オルプリノンおよびミルリノン)，ジギタリス，コルホルシンダロパート(アデール®点滴静注用)。コルホルシンダロパートはほぼ使われていない。

4）カルペリチド(hANP：ハンプ®)
- 本邦で愛用されている。利尿作用と血管拡張作用があり，早めに使う風潮

になった．Forrester分類のサブセットⅡ，およびNohria分類のwet-warmが良い適応．
- □ 以下は，ほとんど他の血管拡張薬と共通した性質．
  - ● 心拍出量が維持されているか，血管拡張による心拍出量増加を期待するときに使う．
  - ● 血管内脱水がない．
  - ● 前負荷の軽減で心拍出量の低下する可能性のある症例（例えば，大動脈弁狭窄症，閉塞性肥大型心筋症，肺血栓塞栓症）ではリスクがある．
- □ 硝酸薬と異なる点は，1）利尿作用があること，2）硝酸薬は静脈拡張がメインだが，hANPは動脈拡張作用が硝酸薬より多い．使って悪いのは，ボリュームが足りないとき．

5）モルヒネ

- □ 重篤な心不全に使われる．米国のADHERE Registryでは14.1％（20,782/147,362）もの多数例に用いられている（Emerg Med J 2008）．モルヒネ使用群は呼吸管理の頻度が高く（15.4％ vs. 2.8％），死亡率も高かった（13.0％ vs. 2.4％）．
- □ 重症度を揃え，呼吸器を用いなかった症例に限ってもオッズ比4.84と死亡率はかなり高い．モルヒネを頻用するのは問題が多そうだ．国内のATTEND Registryでは使用率2.1％にとどまっている（Circ J 2013）．

Memo ■ 心不全治療の新しい光─トルバプタン（サムスカ®）

- □ トルバプタンはわが国で開発された水利尿薬．
- □ ループ利尿薬を使うと低ナトリウム血症が起きる．ならば，水だけ排除できれば都合がよい……というわけで，ADH（抗利尿ホルモン＝バソプレシン）に拮抗する薬剤が開発された．
- □ このバソプレシンV_2受容体拮抗薬（一般名：トルバプタン）を用いた試験では，慢性期の生命予後の顕著な改善は確認されていない．
- □ しかし，急性心不全の治療には必要な薬剤だ．カテコラミンも長期予後とは関係なく「苦しいときに使わざるを得ない」点では同じ．
- □ インパクトのある利尿を認める．急性心不全の薬物治療における，近年の大きな前進であり，この薬剤をまったく使用しない心不全治療は考えにくくなった．
- □ 臨床試験で明解なメリットを検出しにくいのは，強心薬と同じ．対象と投与期間に配慮すれば，予後をある程度改善するだろう．

6）経口の ARB/ACE 阻害薬，β 遮断薬
□ 経口の ARB・ACE 阻害薬・β 遮断薬については，どう使うか議論あり。国内外で使い方が異なる。日本では多少落ち着くまで使われない傾向にあったが，最近は早めに開始されている。
□ ATTEND Registry では入院時点で，ACE 阻害薬と ARB はおよそ 15％と 35％に投与されており，退院時は 30％と 50％。国外では ACE 阻害薬が多く使用されているが，RAS 抑制薬全体の使用頻度は日本と同じ。

■ 薬剤による血行動態の変化をベクトルで見る
□ 薬剤が Forrester 分類において心機能曲線をどっちの方向にシフトさせるかを把握することは，薬理作用の理解の第一歩になる。
□ 基本的には，図 7 のように……
 ● 利尿薬は心機能曲線上で左下方に動かす
 ● 血管拡張薬は左上方にシフト
 ● 強心薬は上やや左側にシフト

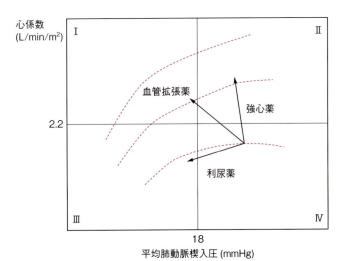

図 7　各薬剤の作用する方向

□ これらのベクトルはおよその傾向である。ベースラインの心機能曲線や薬剤の投与量でベクトルの向きも大きさも異なる。
□ 重篤な慢性心不全で，もとの心機能曲線が下方にあって右側が下向きになっている。この状況なら利尿薬は左方へのシフトとともに心拍出量は上

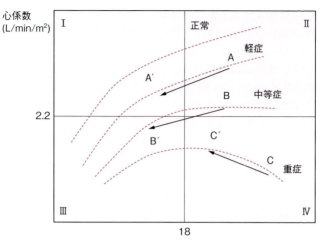

図8 心不全の重症度と利尿薬の作用

に向かい，肺うっ血は緩和する(図8のC→C′)。
- 軽症と中等症では利尿薬によってA→A′，あるいはB→B′に向かう。心拍出量の低下が末梢の組織灌流を目立って低下させない程度にとどめる。
- 心不全の薬物治療の目標は，薬剤ごとのベクトルを組み合わせて，サブセットⅡ・Ⅲ・ⅣからサブセットⅠに向かわせることにある(図9)。

■ なぜ急性期には血管拡張薬が優先されるのか？
- 静注血管拡張薬を利尿薬より優先する理由：
  - 利尿薬よりも効果の出現が速い
  - 用量調節しやすい
  - 利尿薬より電解質や腎機能への影響を回避できる
  ……という点は血管拡張薬が勝る。
- もし血管内ボリュームの増加があるなら，利尿薬は「問題を直接解決している」メリットがある。
- 心不全あるいは末梢の組織灌流不全はForrester分類のサブセットⅡ・Ⅲ・Ⅳのどこかにいる。これをサブセットⅠに移動させるには，図9の矢印のように左方向(A)，上方向(C)，左上方向(B)に引っ張らなければならない。ほとんどの場合，ベクトルとしてはBになる。

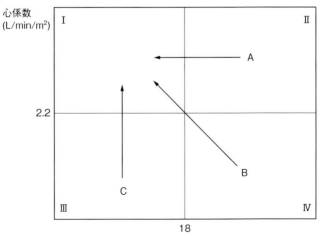

図9 サブセットⅡ・Ⅲ・ⅣからⅠへ向かうベクトル

実際に行われている治療

□ ATTEND Registry は日本の急性心不全治療の実態を観察した貴重な情報である(Sato N. Circ J 2013)。国内 52 施設の ACS を除く急性心不全 4,842 人が登録された。平均年齢 73 歳(男 58％)，初回入院 64％，高血圧 69％，糖尿病 34％，喫煙 43％，AF/AFL 40％。EF＜0.4 53％，収縮期血圧は，＞140 mmHg，100〜140 mmHg，＜100 mmHg それぞれ 50％，42％，8％。

□ 使用された静注薬を示す(表 3)。

表3 ATTEND Registry における急性心不全の治療

非薬物治療		薬物治療	
CPAP	15.4％	利尿薬	79.2％
BiPAP	16.0％	血管拡張薬	103.1％
挿管	7.5％	強心薬	35.8％
Swan-Ganz	16.7％	モルヒネ	2.1％
ペースメーカ	3.8％	β遮断薬	1.0％
PCI	8.0％	カルシウム拮抗薬	7.8％
CABG	1.3％		
弁置換	2.5％		
IABP	2.5％		
PCPS	0.7％		
LVAS	0.4％		

- 利尿薬：フロセミドなど(76.3%)，カンレノ酸カリウム(2.9%)
- 血管拡張薬：カルペリチド(58.2%)，ISDN(14.5%)，ニトログリセリン(20.8%)，ニコランジル(9.6%)
- 強心薬：ドパミン(8.8%)，ドブタミン(11.3%)，ノルアドレナリン(4.7%)，ミルリノン(3.3%)，オルプリノン(0.8%)，ジゴキシン(6.9%)
- 鎮静：モルヒネ(2.1%)
- β遮断薬：プロプラノロール(0.2%)，ランジオロール(0.8%)
- カルシウム拮抗薬：ジルチアゼム(2.5%)，ベラパミル(2.5%)，ニカルジピン(2.8%)

●「Forrester分類」に「佐々木の分類」を追加した薬物治療

☐ 状況を細かく分類すれば混乱する。大ざっぱ過ぎると治療に結びつけにくい。いくつかの指針のなかで，佐々木の提案する分類を参考にして，治療の考え方を記す(佐々木達哉. 心不全診療/管理のテクニック 4版. 医薬ジャーナル社, 2012, 192-9)。

☐ 佐々木は血管内ボリュームと肺うっ血に加えて，心エコーのDcT(E波減速時間 deceleration time)の長短で心不全を5タイプに分けている。

☐ DcTは拡張能を糸口にした心機能の目安として有用だが，「短時間にDcTを測定し，その意義を判断する診療力」は専門医以前の時期ではややしきいが高い。ここでは，DcTという拡張能の指標にこだわらず包括的に曖昧

表4 佐々木の分類(Sは佐々木のイニシャル)

タイプ		Forrester分類との対応	血管内ボリューム	肺うっ血	「心機能」	血圧	治療の基本
S-Ⅰ		Ⅰ	正常または過剰	−	維持〜やや低下		保存的
S-Ⅱ	Ⅱ-a	Ⅱ		+	やや低下	≧130 mmHg	血管拡張薬から
	Ⅱ-b	浅いⅣ		++	低下	90〜130 mmHg	
	Ⅱ-c	深いⅣ		+++	かなり低下	<90 mmHg	
S-Ⅲ		Ⅰ〜Ⅲ	低下	−	維持〜やや低下		輸液
S-Ⅳ		Ⅲ		+	低下		カテコラミン＋輸液
S-Ⅴ		Ⅳ		++	かなり低下		カテコラミン単独±輸液

さを残す「心機能」という言葉に置き換えて記述する。
□ 心機能は"収縮力"と"拡張能"を含み，心拍出量も末梢循環も血管抵抗により変動する．それゆえ心機能・心拍出量・末梢循環は必ずしも並行しないのだが，ある程度の依存関係を頼りにして，パラメータを減らし，シンプルな発想をねらいたい．
□ 記述の便宜のために，"心機能，心拍出量，末梢循環"をまとめて「心機能」と括弧付きで表す(表4，表5)．

表5 佐々木の分類による治療(Sは佐々木のイニシャル)

S-Ⅰ	●「心機能」ほどほど，肺うっ血なし ①安静，O_2 ②浮腫があれば利尿薬
S-Ⅱa	●「心機能」軽度低下，肺うっ血少々，血圧≧130 mmHg 血管内ボリューム過剰がおもな原因 ①硝酸薬，またはhANP，またはPDEⅢ阻害薬 　血管内ボリューム過剰が濃厚なら少量から利尿薬ファーストも併用可 ②利尿薬あるいは「hANP＋PDEⅢ阻害薬」 ③上記の単剤もしくは併用にドブタミン3γ以下
S-Ⅱb	●「心機能」中等度低下，肺うっ血少々，血圧130～90 mmHg 心機能低下が問題 ①硝酸薬＋ドブタミン3γ以上 　または，hANP＋ドブタミン3γ以上 　または，PDEⅢ阻害薬＋ドブタミン3γ以上 　血管内ボリューム過剰を疑えば少量の利尿薬を併用 ②上記に機械的補助
S-Ⅱc	●「心機能」高度低下，肺うっ血少々，血圧＜90 mmHg かなり心機能低下・利尿薬は危険 ①ドブタミン5γ以上 　血圧維持されているが乏尿なら，少量のhANP(0.025γ)かPDEⅢ阻害薬の併用 ②ドパミンあるいはノルアドレナリン併用 ③上記に機械的補助
S-Ⅲ	●「心機能」ほどほど維持され，肺うっ血なし ①輸液
S-Ⅳ	●「心機能」低下＋脱水 輸液のみでは肺うっ血を生じ，利尿薬は心拍出量低下の恐れ ①輸液＋3γ以下のドブタミン
S-Ⅴ	●ボリューム過剰ではないが，「心機能」高度低下のため肺うっ血あり 利尿薬は前負荷減少によるショックのリスクを考慮すれば使いにくい ①$5\gamma$以上のドブタミン ②血圧あっても利尿なしなら，少量のhANPかPDEⅢ阻害薬併用 ③機械的補助

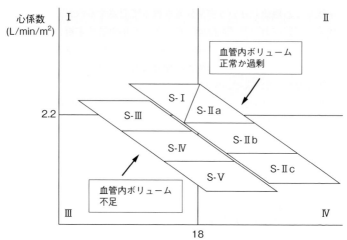

図10 佐々木の提案する急性心不全の血行動態の分類

□ この5タイプはForrester分類のなかで，図10のような位置にある。佐々木の分類は「血管内ボリューム不足のある急性心不全」と「血管内ボリューム正常か過剰な急性心不全」を別個にして考えている。

1 S-Ⅰ≒Forrester サブセット Ⅰ (CI>2.2 L/min/m², PCWP<18 mmHg)

□ 心機能の低下があれば，その背景疾患に応じた治療を行う。AMIであれば，ACE阻害薬やβ遮断薬の投与により心室リモデリングの予防や長期予後の向上を目指す。

□ 通常は経口薬で対応できる(Part Ⅰ-15章「慢性心不全」参照)。

2 S-Ⅱa≒Forrester サブセット Ⅱ (CI>2.2 L/min/m², PCWP>18 mmHg)

□ Forresterサブセット Ⅱなら，血管内ボリューム不足はない。
  ● 心拍出量は維持されているが，心機能がいま一歩で肺うっ血がある。たぶん血圧は許容範囲。

□ 血管内ボリューム過剰かどうか確信がないときは，まず血管拡張薬。硝酸薬・hANP・PDEⅢ阻害薬のいずれで始めてもよい。

□ ひと呼吸おいて，血管内ボリューム過剰の印象があれば利尿薬。あるいは，hANP+PDEⅢ阻害薬でさらに肺うっ血の緩和をねらう。

□ 血管内ボリュームを減らせば，前負荷は小さくなる．Starlingの法則によれば，「心臓の収縮力は左室拡張末期容積に依存する（心臓は大きくなったほうが力は出る）」というルールから，利尿薬を使えば左室拡張末期容積の減少のために心拍出量低下の恐れがある．
□ 硝酸薬やPDEⅢ阻害薬は血管抵抗減少と血管容積増加によって後負荷を減らす．心臓の仕事は楽になるが，著しい低血圧をまねくかもしれない．
□ この危惧から，ForresterサブセットⅡでも「少し背中を押す」というニュアンスでカテコラミンの出番はある．

＊　＊　＊

●状況1● 心不全の既往はない75歳の女性．心電図では高電位と軽度のストレインパターン．たぶん虚血ではない．ARBで高血圧治療中．夜になって呼吸苦が出現．血圧195/110 mmHg．胸部にcoarse crackle．心エコーでEF 50%，左室壁厚は中隔/後壁＝15/13 mm（正常は7～12）—
□ 肺うっ血があればNPPVをできるだけ装着．薬物治療としては，まず血管拡張薬．
▶ 救急外来でミオコールスプレー®を1吸入
□ 循環血液量の増加はたいしたことはなく，血液の分布の偏り（central volume shift）が原因となっている心不全なら，その不適切な血液分布を改善することが理にかなっている．
□ 血管拡張作用のある薬剤はhANPやカルシウム拮抗薬などいろいろあるのに，なぜ硝酸薬を選ぶかというと，
  ● 効果がすぐに現れ，作用の消失も速い
  ● 細かい用量調節ができる
  ● 静脈を開く力が強い
  ● 強心作用も陰性変力作用もないので状況を予測しやすい
  ● 安い
  ……という理由か．

＊　＊　＊

●状況2● 67歳，女性．中等度の僧帽弁閉鎖不全症．入院経験のある慢性心不全．肺うっ血も全身性浮腫も目立つ．前回退院時58 kgが，67 kgに増加．心機能は軽度低下（EF 50%）—
□ 例えば肝硬変という特別な状態なら，浮腫があっても血管内ボリューム過剰とはいえない．しかし，慢性心不全なら血管内ボリューム過剰が一般的．そうでないと心機能低下を代償できない．
▶ フロセミド（20 mg）1アンプルを側管から投与
□ ただし体重が増えていても，低アルブミン血症と低ナトリウム血症があれば血管内ボリュームが見た目ほど増えていない可能性はある．

- □ 利尿がいまひとつなら，フロセミドが足りないのではなく，血管内ボリュームが思ったほど増えていないかもしれない。
- □ 腎機能低下を伴えば，利尿はつきにくい。利尿薬以外の手段で尿量を確保できれば，そちらのほうが腎保護的である。利尿薬は腎臓を潤さない。
- □ hANP の静注や，経口 ACE 阻害薬はこの意図に沿う。
    - ▶ カルペリチド（hANP）1 バイアル（1,000 µg）を 5％ブドウ糖で 50 ml とし，3 ml/hr で開始
      体重 50 kg で 0.02 µg/kg/min
- □ 尿量が確保されていても，hANP を早めに気軽に使うことが多くなった。血管拡張薬だけで対処できないなら強心薬も使うかもしれない。また，水利尿薬のトルバプタンがこういう症例には使える。
- □ トルバプタンを活かせる状況は……
    - ● 体液貯留があり，
    - ● 通常量のループ利尿薬で効果が乏しい

> ## Memo ■ いつまでも Starling の法則
>
> - □ Starling（あるいは Frank-Starling）の法則を生理学で習う。「病態生理に基づいた循環器病診療」を目指すなら必要な発想だ。
>   - ● 1 回心拍出量は，流入してきた血液の量に依存する。
> - □ ただし，これは「Starling の心臓の法則」というもので，もともとの Starling の法則は，心筋の長さと収縮力の関係という，よりベーシックな視点から見た表現になっている。
> - □ Starling の心臓の法則を言い換えると……
>   - ● 前負荷にあたる左室拡張末期容積が増えると心拍出量が増えるということ。
> - □ 心臓より前方にある動脈の圧，つまり後負荷とは独立して認められる現象である。ただし，極端に後負荷が上昇したら成り立たない。
> - □ 全体の容積を大きくして，小さな左室駆出率でもそれなりの心拍出量を維持するのはわかるが，心筋の収縮力自体が増すというのはどうもわかりにくい。
> - □ この点について生理学の授業のとき，「Starling の法則がなければ腕相撲は成り立たない」と教えられた。
> - □ つまり，腕相撲で負けそうになったとき，腕を倒そうとする筋肉が伸ばされる → パワーが増す → ある程度拮抗した状態が出現する。勝つほうは，さらに大きな力を発揮して相手の限界を超える必要がある。

- 腎機能低下が顕著でない
- 高ナトリウム血症の気配がない

入院中に7.5 mg/日から開始されることが多い。反応が少なければ15 mgに増量される。

☐ 24時間以内に尿量が増え，体重が減るケースが多い。ワンテンポ遅れることもあるので2～3日様子を見ることもある。

☐ 腎機能が低下し，作用部位である集合管が機能不全になっているなら無効だが，それを前もって知ることは難しい。この薬剤は腎機能を悪化させる傾向はない。高ナトリウム血症に留意すれば試したい薬剤である。

* * *

●状況3● 尿量と血圧にさしあたり不安がなく（尿量＞50 ml/hr，収縮期血圧＞130 mmHg），肺うっ血もたいしたことがない―

▶ ニトログリセリン原液（0.05％）を3 ml/hrで開始

上記のニトログリセリンの量は0.5γ（μg/kg/min）。ニトログリセリンの効果発現は速やかである。ワンショット静注は先行させなくてよい。

☐ 血行動態に応じて投与量を調節する。血圧が安定していれば……

▶ 5分後にニトログリセリン5 ml/hrに増量

☐ 無理のないところとは，収縮期血圧が110 mmHgあたり。収縮期血圧が100 mmHgをときどき割り込むのは許容できるが，100 mmHgを大幅に下回ることは臓器灌流の面から避けたい。

☐ 改善傾向がなければ，hANPも使える。あるいは……

▶ フロセミド（20 mg）1アンプルを側管から投与

▶ フロセミドを2～3度追加して尿量の増加を実感できなければ，トルバプタンを追加する

* * *

●状況4● 尿量には不安はないが，心機能に不安あり（尿量＞50 ml/hr，収縮期血圧＞130 mmHgだが，EF＜40％）―

▶ ニトログリセリン（ミリスロール®）と併用して，

＋ドブタミン3 μg/kg/minで開始

☐ 尿量を稼ぐ必要もなく，急いで血圧を上げる必要がないなら，ドパミンを最初に選ぶ意味はない。ストレートな心筋収縮の向上をドブタミンに求める。

☐ いまひとつ改善がないなら……

▶ ミルリノン0.05～0.25 μg/kg/minに変更

☐ 肺血管と末梢動脈拡張作用とを期待して，攻めどころを替える。物足りなかったら，フロセミドも。

* * *

● **状況5** ● 尿量および血圧に不安があれば（尿量＜30 ml/hr，収縮期血圧＜110 mmHg）──
  ▶ フロセミド 20 mg
  ＋硝酸イソソルビド 4 ml/hr（0.1％）
  ＋ドパミン 3 µg/kg/min で開始

□ 血圧が低めのときニトログリセリンは使いにくい。ここでなぜ強心作用のある PDE Ⅲ阻害薬が最初でないのかと言うと，深い理由はない。硝酸薬が使えるなら，だいたい PDE Ⅲ阻害薬で置き換えられる。

□ 総輸液量が多くならないように，薬物投与ライン＋静脈確保ラインの総量を 1,000 ml/日とする。輸液総量はうっ血の程度と尿量により適宜調節を要し，「尿量が少ない＋血管内ボリューム過剰でない」ときなら輸液増量を考慮できる。

□ 利尿薬を多用すると電解質異常や BUN 上昇などの不都合も生じる。hANP を試すには，血圧 100 mmHg は必要。

3 S-Ⅲ と S-Ⅳ ≒ Forrester サブセットⅢ（CI＜2.2 L/min/m², PCWP＜18 mmHg）

□ 心拍出量低下に前負荷の減少を伴っている。左室機能はある程度維持されていても，なんらかの理由で左室まで血液が届かない。左室の空打ち状態。

□ 左室まで十分な血液が届かない理由は……
  ● 血管内ボリューム不足か
  ● 右室不全

□ 肺に問題がない右室不全は，下壁梗塞に合併する右室梗塞が知られている。右室梗塞は下壁梗塞の 1/2〜1/4，さらに右室梗塞が血行動態的に影響するのはその 1/2〜1/4（Ondrus T. Exp Clin Cardiol 2013）。実際どのくらいの頻度かよくわからない。

□ ともあれ，血管内ボリュームを増やすことから始まる。ただし，左室機能のレベルはいろいろ。左室の予備能を超えたボリューム負荷になると，Forrester のサブセットⅠではなくサブセットⅣに向かいかねない。

□ 図 11 に正常と心不全の心機能曲線および輸液への反応を示す。
  ● ボリューム負荷が心拍出量に直結するという Starling の法則に従えば，正常心ではボリューム負荷による左室拡張末期容積（PCWP で近似する）の上昇は小さくても，心拍出量は大きく増す（A 点から B 点に移動）。
  ● 一方，不全心では左室拡張末期容積に応じた心拍出量の伸びは小さく，肺うっ血ばかりが目立ってくる（C 点から D 点に移動）。

□ 血管内ボリューム不足が原因なら，ボリューム負荷をするほうが病態に即している。

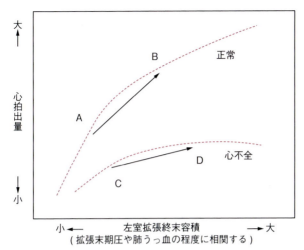

図11 心機能に依存する輸液の効果

□ カテコラミンが必要なら，ドブタミンを選ぶ．末梢動脈径の拡張は心拍出量増加に応じた軽微なものにとどまり，強心効果をストレートに活かせる．

* * *

●状況1● S-Ⅳ：血管内ボリューム不足かどうか自信がないとき（PCWP＞10 mmHg，右房圧＞4 mmHg，下大静脈径＞10 mm：呼吸相によらず，ある程度のサイズがあり，右室腔拡大もない）—

□ 血管内ボリューム不足はなさそうだが，心拍出量を稼げていない．ボリューム負荷はほどほどにして，少量のカテコラミンで心機能の底上げを試みる．
▶ ドブタミンを 3 μg/kg/min で開始

□ ボリューム負荷は急がず，維持液（Na^+ の少ない輸液）で行う．

* * *

●状況2● S-Ⅳ：食事量や飲水量から脱水らしい72歳．血管内ボリューム不足がありそう（PCWP＜10 mmHg，右房圧＜4 mmHg，下大静脈径＜10 mm：吸気時にサイズダウン，右室腔拡大なし）．呼吸苦はないが，元気もない．救急車で搬送—

□ 呼吸苦がなければ，たいてい左室不全はたいしたことはない．慢性心不全で右心不全があれば，かえって呼吸苦の症状は乏しくなる．

□ 血管内ボリュームを速やかに増やす．細胞外液補充液を用いる．
▶ ラクテック®注（500 ml）を 500 ml/hr で開始
＋ドブタミンは 3 μg/kg/min で開始

- □ ボリューム負荷で血行動態の指標が速やかな反応を示したら、輸液速度を落とす。
- □ 輸液に対する反応には、「好ましい反応」「好ましくない反応」「許容できる反応」および「不十分な反応」の4タイプがある(表6)。

表6 輸液に対する反応のいろいろ

好ましい反応	不十分な反応
・心拍出量：↑↑↑ ・PCWP：↑ 少し輸液速度を落とす カテコラミンを維持/減量	・心拍出量：→〜↑ ・PCWP：→〜↑ 輸液量を維持/増量 カテコラミンを維持
許容できる反応	好ましくない反応
・心拍出量：↑↑↑ ・PCWP：↑↑ 輸液速度を落とす カテコラミンを維持	・心拍出量：→〜↑ ・PCWP：↑↑↑ 輸液量を落とす/維持 カテコラミン/PDEⅢ阻害薬/hANP

- □ CI が 2.2 L/min/m^2 を超えながら、PCWP の上昇が 18 mmHg にとどまれば(サブセットIに移行すれば)、好ましい反応。
- □ CI の上昇は不十分であるにもかかわらず、PCWP の上昇のみ大きいときは、好ましくない反応。肺うっ血のみ出現して末梢循環が維持できないサブセットIVに向かっている。
- □ PCWP は正常を超えそうだが、CI が確保できている状態は許容できる反応。右心不全では、血管内脱水はないのに左室まで血液を送り込めないので、CI を高めるために PCWP が高めになるような(18 mmHg 前後)ボリューム負荷もやむを得ない。

4 S-Ⅱb, S-Ⅱc, S-V≒Forrester サブセットⅣ (CI<2.2 L/min/m^2, PCWP>18 mmHg)

- □ 心機能低下と肺うっ血の両方がある。不都合がなければNPPVを使う。血管内ボリューム不足の可能性はあるが、予備能が低いとボリューム負荷はできない。
- □ 血圧が維持されているときと、心原性ショックや低血圧があるときでは、治療選択が異なる。
- □ 心原性ショックおよびそれに近い病態なら、非薬物治療の必要性が高い。
- □ 非薬物治療とは、以下のものを含む。
    - ● 人工呼吸管理

- 胸水の穿刺：胸水が多いと酸素化の障害から脱出しにくい。早めに抜く。いつ抜くかというと，「簡単に穿刺できそうな量がエコーで見える」なら，そのタイミング。
- IABP(intra-aortic balloon pumping 大動脈内バルーンパンピング)：頻用される。
- CHDF(continuous hemodiafiltration 持続的血液透析濾過)とECUM(extracorporeal ultrafiltration 限外濾過)：利尿がつかないときに使用される。
- PCPS(percutaneous cardiopulmonary support 経皮的心肺補助)：重症の心不全にIABPと併用することが多い。
- LVAS(left ventricular assisting system 左心補助装置)：専門的施設で使用される。

Memo ■ 血管内ボリューム不足への対応

☐ 血管内ボリューム(あるいは細胞外液量)を増やすということは，水を補給することではない。
☐ 浸透圧は，
   - 電解質
   - 膠質(おもにアルブミン)

   ……に依存する。
☐ K^+は毛細血管壁の透過性が高いのに対し，Na^+は透過性が低い。分子量が大きい蛋白の透過性は低く，血管内外の勾配が大きい。
☐ 透過性の低い物質は，血管内に踏みとどまって血管内ボリュームの維持に貢献する。つまり血管内ボリューム不足の解消には，Na^+やアルブミンのような毛細血管壁の透過性が低い物質を血管内に送り込むことである。
☐ 大量出血などで循環血液量減少になったら，ソリタ®-T3号のような電解質の少ない維持輸液剤では間に合わない。生理食塩水や乳酸リンゲル液を使う。
☐ これらの輸液剤は細胞外液補充液と総称される。生理食塩水かラクテック®のどっちを選ぶかは，血清K^+濃度に左右される。
☐ 浸透圧の裏づけのない水分を補給しても，水は血管外に逃げる。
☐ 最近は「急性心不全のときに厳格な減塩食は理屈に合わない」と考えられている。確かに，低ナトリウム血症では血管内にボリュームを引っ張って腎臓に運び，体外に出すというプロセスを活かしにくい。
☐ 減塩は慢性心不全の治療。

□ サブセットⅣでは薬剤の併用が避けられない。ここで，各薬剤が心係数と肺動脈楔入圧をどう動かすかを図12にまとめる。これはおよその傾向であり，もとの心機能曲線の状況や薬剤の投与量にも影響される。

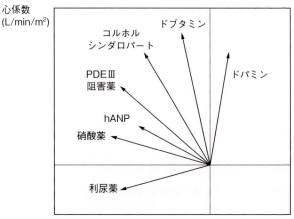

図12　薬剤の血行動態への影響

□ 薬剤の併用は単純な加算ではないし，個人差も大きい。ここでは，あくまで一般的な傾向をイメージするためにベクトルの加算で考えよう。図13は2剤あるいは3剤を併用したときのイメージ。A：強心薬＋血管拡張薬，B：強心薬＋利尿薬，C：強心薬＋血管拡張薬＋利尿薬。

□ Aの併用では，心係数は間に合っているが肺動脈楔入圧の低下が不十分。Bの併用はその逆で，肺動脈楔入圧は下がっても心係数が足りない。
Cの併用は，心係数と肺動脈楔入圧のいずれもクリアできている。

□ ここで気づいてほしいのは，Cの強心薬・血管拡張薬・利尿薬の投与量が，AやBより少ないということ。「併用すると，それぞれの投与量が少なくてもうまくいく」こともある。

* * *

●状況1● S-Ⅱb：血圧はほどほど維持されている。肺うっ血を認める─
□ 血圧がある程度（＞100 mmHg）あれば，降圧作用のある薬剤も使える。会話ができ病歴をとれるくらいなら，以下を最初から使う。

▶ 硝酸薬あるいはフロセミド 20 mg
　＋ドブタミンの点滴静注キット〔200 ml，0.1％（200 mg），あるいは 200 ml，0.3％（600 mg）〕で 5 μg/kg/min から開始（15 ml/hr あるいは 5 ml/hr）

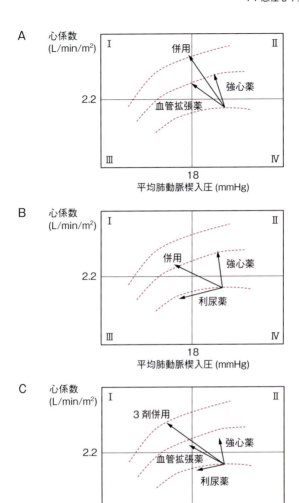

図13 薬剤併用とその効果

□ サブセットⅣでも，サブセットⅠに近いところにいる。佐々木の分類では S-Ⅱbにあたる。

＊ ＊ ＊

●状況2● S-Ⅱb または S-Ⅱc：血圧が低下している（＜100 mmHg）—
▶ ドブタミン 5 µg/kg/min

＋ドパミン 3 μg/kg/min
- □ ドブタミン＋ドパミン併用の効果が少ないときは，下記のものを選択して使用。

・・・

◎選択 1 ◎ミルリノン
- □ PDE Ⅲ阻害薬をカテコラミンに併用する。β遮断薬が入っているとカテコラミンへの反応が悪いので，最初から PDE Ⅲ阻害薬を選ぶ。$β_1$ 受容体とは関係なく，cAMP の代謝を阻害することで強心作用を発揮する。

> *In principle*
> β遮断薬が投与されていたら PDE Ⅲ阻害薬。

- □ ボーラス投与を先行させるという投与法もあるが，急激な血管拡張作用の出現は事態を難しくする。90％以上の施設がボーラス投与なしで使用している。
  - ▶ ミルリノン（ミルリーラ®，10 mg/10 ml）を 5％グルコース 40 ml で希釈し，50 ml を 1～3 ml/hr で開始

　これは体重 50 kg で 0.067～0.2 μg/kg/min（JCS 2017 では 0.05～0.2 μg/kg/min で開始，0.05～0.75 μg/kg/min で維持）

- □ 0.125 μg/kg/min あたりなら血管拡張作用が少なく，おもに強心作用が期待できる。それならドブタミンで間に合うのではないか。実際，そう思われがちなのか，PDE Ⅲ阻害薬の使用量は増えていない。しかし，愛用する専門医もいて，PDE Ⅲ阻害薬をメインに議論する研究会もある。それなりの魅力があるのだろう。
- □ ミルリノンとドブタミン，いずれも少量からの併用もある。PDE Ⅲ阻害薬の強心作用では不十分と感じるとき，ドブタミンで補うのだろう。
- □ 心不全の治療は「期待と思い込み」が入り込む余地がある。ロジックも医師ごとに差がある。
- □ PDE Ⅲ阻害薬とドブタミンの併用は，「末梢循環の改善に血管拡張が必要そうだが，血圧が低いので心もとないとき」に適している。
- □ ミルリノンもボーラス投与は流行っていない。もし，あせる気持ちがつのって試したくなったら，添付文書では，
  - ▶ ミルリノン 50 μg/kg を 10 分かけて投与

・・・

◎選択 2 ◎オルプリノン
  - ▶ オルプリノン（コアテック®，5 mg/5 ml）1 アンプルを 5％ブドウ糖で 50 ml に希釈し，3 ml/hr で開始

体重 50 kg で 0.1 μg/kg/min（JCS 2017 では 0.05〜0.2 μg/kg/min で開始，0.05〜0.5 μg/kg/min で維持）

・・・

◎選択 3 ◎ カルペリチド
- [ ] 収縮期血圧＞100 mmHg。利尿薬（フロセミド）の効果がいまひとつなら，hANP を用いる。
  - ▶ カルペリチド（ハンプ®）1 バイアル（1,000 μg）を 5％ブドウ糖で 50 ml に希釈し，3 ml/hr で開始（0.2 μg/kg/min）
- [ ] 薬物治療だけで逃げられない気配なら，早めに親切なエキスパートのサポートを求める。病態の解釈だけでなく，具体的な治療選択を提案してくれる人を探す。

＊ ＊ ＊

●**状況 3** ● S-Ⅱb：低血圧ではないが，肺うっ血が強い。浮腫も目立つ。他医でカテコラミンを投与されたが，肺うっ血は改善しなかった。血圧がある程度（〜100 mmHg）維持されているが，心機能の低下と溢水が著明─
- [ ] 呼吸困難が強く，会話も十分できないときには，最初から PDEⅢ阻害薬を使う。
  - ▶ フロセミド＋オルプリノンあるいはミルリノン
    カテコラミンの併用も可
- [ ] PDEⅢ阻害薬は，
  - ● β 遮断薬服用中，あるいは
  - ● カテコラミン抵抗性（これをどう確認するかは知らない）
  ……のときに有用性が高い。
- [ ] 強心作用としてはドブタミンやドパミンには劣る。血圧が許せば，カテコラミンが無効でないことが確認されなくても PDEⅢ阻害薬を使う。
- [ ] 血管拡張作用が肺うっ血を改善し，肺高血圧傾向があるときに有用性が高い。心室不整脈を惹起することが注意点だが，cAMP を増やすのだから当然でもある。
- [ ] 低ナトリウム血症があるか，少なくとも高ナトリウム血症でなく，ループ利尿薬で水を引っ張りきれないなら……
  - ▶ トルバプタン 1 錠 分 1
- [ ] 呼吸切迫があり，重症感が強いときは，
  - ▶ モルヒネ（10 mg/1 ml）1 アンプルをブドウ糖で合計 10 ml に希釈し，そのうちの 2〜5 ml を 3 分かけて静注
  なぜ 3 分なのかわからないが，「急速静注すべき薬剤」以外は多少の時間をかける。
- [ ] 急性心不全における肺水腫の治療には最初から 5 mg を投与してもよい。

- 前負荷や後負荷の軽減という血行動態上の利点に加え，
- 呼吸促迫による悪循環を断ち切るという期待もある。

☐ 症状の緩和がみられなければ……
  ▶ 5分後にモルヒネ 2～5 ml（2～5 mg）を追加。その後は症状と呼吸状態をみながら漸増

* * *

●状況 4● S-Ⅱc：血圧低下が著明―
☐ 左心不全に低血圧を伴うとき（収縮期血圧＜90 mmHg），血管拡張作用の強い PDEⅢ阻害薬と hANP は使いにくい。
☐ IABP など非薬物療法の手配を行い，
  ▶ ドブタミン 5 μg/kg/min から開始
  あるいは，
  ▶ ノルアドレナリン 5 mg（1 mg/1 A/1 ml×5本）＋5％ブドウ糖 45 ml。3 ml/hr で開始。体重 50 kg で 0.1 μg/kg/min
☐ 数年前まで，「血圧維持にはまずドパミン。それでだめならノルアドレナリン」の優先順位があった。最近，ドパミンへの風当たりが強い印象があるが，warm shock ほどの特別な事情がなければ，ノルアドレナリンにそれほどアドバンテージがある理由がよくわからない。
☐ ALARM-HF 試験（2011）では，ドパミンとドブタミンは入院中の死亡率を 1.6倍にし，ノルアドレナリンは 2.5 倍を超える死亡率の増加になっていた。
☐ ADHERE Registry では硝酸薬投与は PDEⅢ阻害薬やドブタミンと比較した入院中死亡のオッズ比は 0.69 と 0.46 であった（Abraham WT. J Am Coll Cardiol 2005）。
☐ ネシリチド（本邦未承認）の PDEⅢ阻害薬とドブタミンに対するオッズ比も，0.59 と 0.47 と有意に低かった。硝酸薬とネシリチドとの間に差は認められていない。

● 不整脈の合併

☐ 不整脈は急性心不全の直接の原因にもなるが，多くは心不全に合併する増悪因子として出現する。

■ 頻脈性心房細動
☐ 心不全の増悪因子となる不整脈のなかで最も多く遭遇する。
☐ 支障があれば，電気的除細動あるいはジギタリスによるレートコントロールを試みる。

In principle
急性心不全に合併する頻脈性不整脈へのⅠ群抗不整脈薬投与は，リスクが大きい。一般には行わない。

- □ 心房が洞調律であれば，拡張末期の atrial kick は心臓のポンプ機能の効率を高める。心房細動や心房粗動が生じることは，心房収縮の貢献を失うという不利益がある。
- □ しかし最大の損失は，高い心拍数のとき「拡張時間を確保できない」ことにある。
- □ そのため，心房細動や心房粗動が生じても心室レートが落ち着いていれば（例えば，<100/min），あわてて電気的除細動や薬物治療の追加を行わない。その理由は，
  - ● 心房細動や心房粗動はしばしば出現と消失を繰り返す。いちいち応対してはきりがない。
  - ● 電気的除細動の成功率は，しばらく様子を見たあとで施行してもあまり低下しない。
- □ そこで，
  - ● 血行動態不安定で緊急を要するなら，電気的除細動
  - ● 緊急ではないが血行動態的に不利なら，ジギタリス・ランジオロールを投与
  - ● 心室レートもほどほどで血行動態の悪化が顕著でなければ放置

  ……という選択を考える。

＊　＊　＊

●状況 1 ●心房細動—
- □ 心室レートが 120〜150/min。
  - ▶ ジゴキシン（0.25 mg）1 アンプルを側管から 3〜5 分かけて緩徐に投与
- □ ジギタリスは経口投与も可能だが，心不全に伴う消化管での薬剤吸収効率の低下を考慮して静注する。すぐには効かない。
- □ ジギタリスは，ワンショットで急速に投与してもまず問題はない。たぶん考えすぎだと思うが，細動脈攣縮による後負荷増加の指摘があるので，緩徐に投与する。
- □ 2〜5 時間後の心室レートがまだ 110/min 以上なら……
  - ▶ 塩酸ランジオロール 1 μg/kg/min で開始。心拍数と血行動態により 1〜10 μg/kg/min で調節

  あるいは
  - ▶ 最初からアミオダロンの静注
- □ アミオダロンは心房細動のレートコントロールでの有用性も評価されてい

る。救急受診した心不全症状を伴う頻脈性心房細動（≧110/min）において，ジゴキシンとの比較が報告された〔表7。Shojaee M. Emergency（Tehran）2017〕。心拍数80～100/minを目標にして……

表7　アミオダロンとジゴキシンによるAFのレートコントロール

両群ともn＝42	効果発現まで	治療成績
アミオダロン静注	57±40分	79%
ジゴキシン静注	135±110分	40%
	p＜0.001	p＜0.001

（Shojaee M, et al. Emerg（Tehran）2017；5：e29に基づいて作成）

□ 自然と心拍数が落ち着くケースもあるので，ジゴキシンの効果はアミオダロンにはかなり劣る。洞調律化した症例はなかったが，いずれの群でも低血圧や心拍数の下がりすぎは認めていない。
□「本気でレートコントロールを試みるならアミオダロン。日頃はランジオロール。とりあえずならジゴキシン」と思っている医師もいるが，アミオダロンのこの使い方はまだ定着はしていないのではないか。

* * *

● 状況2 ● 血栓形成の恐れのある心房細動—
□ 心房細動が持続すると血栓塞栓症が生じやすい。左室壁の運動低下は壁在血栓の素地となる。予防のためにヘパリンが使用されていた。
□ 心不全におけるヘパリンの適応は明解に決められているわけではない。
　▶ ソリタ®-T3号（500 ml）にヘパリン15,000 Uを入れ，20 ml/hrで点滴
　体重50 kgで600 U/hrとなる。500～800 U/hrが目安。
□ 現在はDOACがあるので，そちらも使いやすい。

Memo ■ イソプロテレノールはなぜ心不全に使えないのか？

- □ 心臓のエネルギー代謝における「ATP消費の経済性」として，
  - ● 心拍数の上昇
  - ● 1心拍ごとの機械的仕事の増加

  を比較すると，「心拍数上昇は効率が悪い」という考え方が基本にある。
- □ イソプロテレノールはおもに β_1 を刺激し，併せて β_2 にも作用する。β_1 刺激で心拍数は上がるが，α 刺激が乏しいので動脈を収縮させる作用はない。むしろ β_2 刺激は動脈を拡張させる。
- □ ドブタミンやドパミンは使うのに，なぜ心筋収縮力を高めるイソプロテレノールを使わないかというと，「心拍数を上げすぎる」のがマイナスだからだ。
- □ 心拍出量＝1回拍出量×心拍数。1回拍出量と心拍数のどちらも上昇させるイソプロテレノールなので，心拍出量はとりあえず増える。
- □ しかし，心拍出量と心拍数の関係は $y=x$ の単純な関係ではない。心拍数があるレベル（例えば，90/min）を超えると，心室が拡張する時間が十分にはとれない。心房から心室への血液流入も不完全になり，1回拍出量は低下する。
- □ 心拍数が上がると，エネルギー消費は増すのに，それに見合う心拍出量の増加は得られない。心室腔に「送り出すべき血液が十分に存在しない」から無駄に頑張っている。強心薬ではエネルギー効率が大事で，心拍数をあまり増やさずに収縮力で稼ぐほうが効率は良い。
- □ さらに，冠動脈には拡張期に動脈血が流れるので，拡張期が短くなると十分な酸素を心筋に供給する血流が確保できない。
- □「心拍数をあまり上げない」という条件をクリアできないイソプロテレノールは，心不全の治療には向いていない。

Memo ■ 収縮期血圧と血管作動薬の関係の概略

☐ 図14は「その薬剤の作用を100%としたときに，それぞれの薬理作用の割合はどうなっているか」を見ている。

☐ 薬剤の使い分けのベースは，
- 血管拡張作用が強い薬剤ほど，血圧が高めのときに使い，
- 血管収縮作用があれば，血圧が低めのときに使う

……という単純なルールだ。

☐ それに，利尿作用（hANP），肺動脈拡張作用（PDEⅢ阻害薬），冠動脈拡張作用（ニコランジル），強心作用などを加味して考える。この図は定量的に比較しにくい要素を，直感的な印象に基づいて作成したものであり，実際の効果と期待している効果とを区別していない。異なる見解もあるだろう。

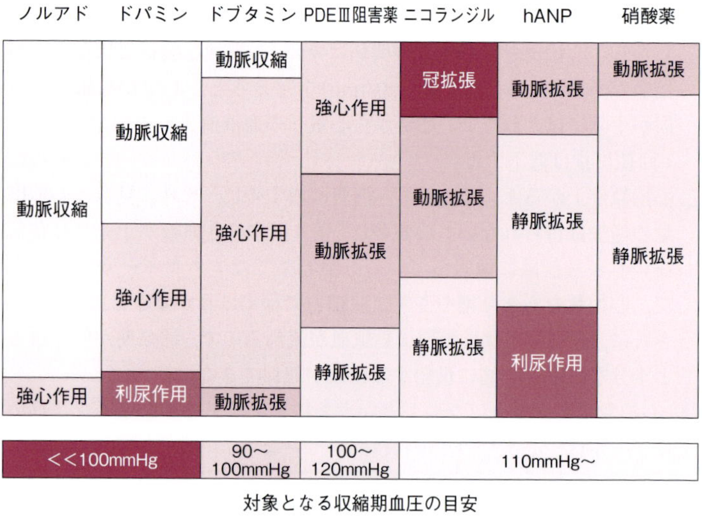

ノルアド	ドパミン	ドブタミン	PDEⅢ阻害薬	ニコランジル	hANP	硝酸薬
動脈収縮	動脈収縮	動脈収縮	強心作用	冠拡張	動脈拡張	動脈拡張
	強心作用	強心作用	動脈拡張	動脈拡張	静脈拡張	静脈拡張
強心作用	利尿作用	動脈拡張	静脈拡張	静脈拡張	利尿作用	

<<100mmHg	90〜100mmHg	100〜120mmHg	110mmHg〜

対象となる収縮期血圧の目安

図14 血圧から選ぶ強心薬と血管拡張薬

15 慢性心不全

> 治療の大筋は確立されている。予後や QOL の改善が期待される β 遮断薬・ACE 阻害薬・ARB，あるいはスピロノラクトンなどを投与する。強心薬・利尿薬・硝酸薬・カルシウム拮抗薬・ジギタリスは必然性があるときだけ使う。"匙加減"の余地は少ない。糖尿病治療薬の SGLT2 阻害薬が，クラスエフェクトとして心不全の二次予防に有効であることを示唆する報告がある。イバブラジンと「ネプリライシン阻害薬＋ARB の合剤」が近年上市された。

病態・診断・対処

● 病　態

□ 急性心不全では，まだ代償機転は十分機能していない。一方，慢性心不全では代償機転がある程度働いている。代償機転とは，
  ● 形態的なもの：心拡大，心肥大
  ● 自律神経とカテコラミン：交感神経活動の亢進，カテコラミンレベルの上昇
  ● 液性調節因子など：RAS，抗利尿ホルモン(ADH)，心房性ナトリウム利尿ペプチド(ANP)，脳性ナトリウム利尿ペプチド(BNP)，アドレノメデュリン，エンドセリンと多彩だ。
□ 心拡大や心肥大は心拍出量を増すのには都合がよいが，そのほかの代償機転は何の役に立っているだろうか？
  ● カテコラミンレベルの上昇：心筋の収縮力と心拍数を上げて心拍出量を維持。
  ● RAS の亢進：細胞外液量の増加と血管収縮により血圧維持と前負荷の増加。Frank-Starling の法則どおりなら，不全心でも心拍出量の低下は避けられる。

- ● ADHの増加：細胞外液量増加と血管収縮でRASと似た働きをする。
□ 代償機転がマイナスに働く理由は……
  - ● カテコラミンレベルの上昇：頻脈は拡張期充満障害や心筋の酸素需要を増加させる。虚血や不整脈の増悪の可能性がある。心筋細胞のリアノジン受容体(RYR)が関わるCa^{2+}ハンドリングのシステムを損なう。
  - ● レニン-アンジオテンシン系(RAS)の亢進：塩分と水分の貯留傾向(細胞外液量の増加) → 前負荷の増加，血管収縮による全身血管抵抗の増加 → 後負荷の増加，心肥大，線維化
  - ● ADHの増加：過剰な水分貯留と低張性の低ナトリウム血症

● 診 断

□ 以下の検査を行う。
  - ● 心電図，胸部X線写真
  - ● 一般採血にANP・BNP・甲状腺関連ホルモンなどを加える
  - ● 心エコー：必須
  - ● トレッドミルあるいはエルゴメータ運動負荷試験：冠動脈疾患を疑うなら
  - ● 虚血性心疾患のルールアウトを目的とした冠動脈MDCT
  - ● 心臓カテーテル検査
  - ● ホルター心電図：必須ではない
  - ● 核医学的検査とMRI：必須ではない。行う施設もある
  - ● レニン活性，アルドステロン

● 治療の考え方

□ 慢性心不全の原因は，虚血性心疾患・弁膜症・心筋症・高血圧など。
□ 慢性心不全の代償機転は「家計のやりくりつかないとき，自分たちの奢侈な生活はそのままにして借財する」ことに似ている。しばらくはしのげても，のちのちに禍根を残す。
□ β遮断薬やRAS抑制薬は，神経液性調節因子や心肥大などの代償機転に拮抗する。これらの薬剤を使うことは「長期的視点に立って生活のレベルを控えめにする」に似ている。

■ 治せる背景疾患がある場合
□ 弁膜疾患には薬物治療は限界が多い。冠動脈疾患なら心筋虚血をそのままにしておいては心筋が傷む。

- □ 進行性の弁膜疾患は，専門医か外科医にコンサルトする。中等症では，患者の年齢や身体活動との兼ね合いから，一概に手術とはいかない。「何を指標にして，どういうタイミングで侵襲的治療をするか」が難問。オペよりも侵襲性が低い治療が進歩しているものの，この壁がなかなか越えられない。

薬物治療の実際

● 薬物治療の考え方

- □ 慢性心不全の重症度と治療薬との関係について概要を示す（図1）。

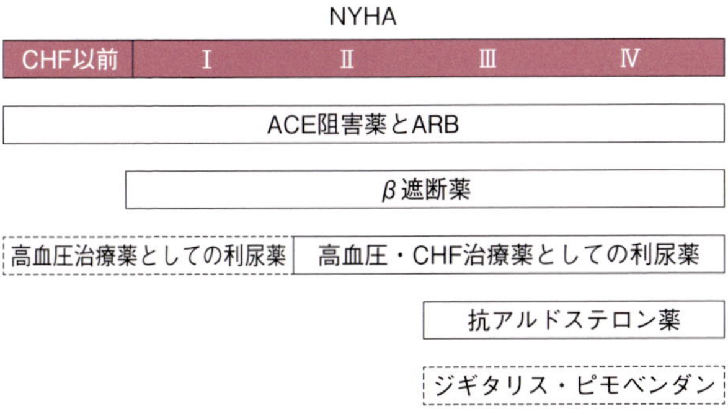

	NYHA				
CHF以前	Ⅰ	Ⅱ	Ⅲ	Ⅳ	
	ACE阻害薬とARB				
		β遮断薬			
高血圧治療薬としての利尿薬	高血圧・CHF治療薬としての利尿薬				
			抗アルドステロン薬		
			ジギタリス・ピモベンダン		

図1 重症度と薬物治療

- □ HFrEFについては，薬物治療の形はある程度定まった。HFpEFには「どれもいまいち」で決め手がない。
- □ どの薬剤も，「有意差をもってHFpEFには効くことが証明されていない」が，HRとしてはプラセボに対し1を下回っている。
- □ HFpEFでもHFrEFに準じた薬物治療を行うことは悪い影響をもつわけではない。一部の患者群，観察期間の長さによってはRAS抑制薬の意義も示唆されている。
- □「まったく薬物治療を行わない群」と「RAS抑制薬＋β遮断薬＋α群」の経過を比較するランダム化試験は倫理面から行いにくい。薬剤1つごとの予後改善効果の幅が小さく，技術的にメリットを確認しにくいのではないか。後者のような薬物治療が，HFpEFの予後改善に悪くはなかろうと期待するのは普通の感覚だ。

□ 積極的に使いたい薬剤
- ARB：完璧に心不全でのエビデンスがそろっているわけではないが，いまさらエビデンスはいらない。
- ACE 阻害薬：心不全でエビデンスが多い。日本での選択肢では，降圧効果が少ないので個人的には使わない。血圧低めのときに稀に使う。
- アルドステロン拮抗薬(カリウム保持性利尿薬)：スピロノラクトンは予後改善効果が示されている。エプレレノンも 2016 年に 25 mg 錠と 50 mg 錠のみ慢性心不全の適応が追加された。ACE 阻害薬/ARB・β 遮断薬・利尿薬などの基礎治療を受けている慢性心不全患者。
- β 遮断薬：たくさん投与するほうがいいのか，まだ諸説ある。開始のタイミングにも議論がある。大規模臨床試験の結果をふまえて，カルベジロールが大きな位置を占めているが，ビソプロロールもエビデンスがある。

□ ときには使う薬剤，使っても差し支えない薬剤
- ループ利尿薬：ジギタリスの意義について検討した DIG トライアルのサブ解析(Domanski M. J Card Fail 2006)においては，ループ利尿薬を用いている患者は利尿薬を投与していない群に比べて，オッズ比として死亡で 1.36，突然死 1.67，入院 1.68 と高い値であり，ネガティブな情報となっている。この結果は，利尿薬を用いている症例の重症度では説明できなかった。とはいえ，うっ血や浮腫があれば使わざるを得ないし，それで状況が良くなることを経験する。いまのところ，肺うっ血や全身性浮腫に使うのはクラス I (JCS 2017)。
- バソプレシン V_2 受容体拮抗薬：経口投与のトルバプタンは水利尿薬。低ナトリウム血症を伴う浮腫や心不全には都合が良い。使い始めには 1 日 4 L も薄い尿が出ることがある。口渇に応じた水分摂取ができないと，高ナトリウム血症になる。水制限はしない。最近は外来で開始することもあるが，用量は少なめになる。
- ジギタリス：しぶい立場を保っている。生命予後まではともかく，心不全による入院回数を減らすことが期待される。21 世紀中は消えない。
- 経口 PDE III 阻害薬：強心薬は使わないトレンドだが，ピモベンダンだけは踏ん張って生き残っている。生存率向上は確認できていないが，入院回数の減少や運動耐容能の維持を示した EPOCH 試験(2002)が，この薬の価値を支持している。
- カルシウム拮抗薬：1996 年に報告された PRAISE 試験で，アムロジピンは心不全患者の予後を悪化させなかった。ことに拡張型心筋症による非虚血性心不全では，アムロジピンは有意な延命効果を示した。その後に行われた PRAISE II 試験では，アムロジピンの優越性は確認されな

かったが，高血圧治療としてなら出番は多い。
- 抗凝固薬：心不全は AF の血栓塞栓症を生じやすくする。AF がなくても，陳旧性心筋梗塞の左室瘤や拡張型心筋症では左室に血栓を認める。
- レニン阻害薬：広く使われてはいない。ATMOSPHERE 試験(2016)では，「アリスキレン」，「エナラプリル」，「アリスキレン＋エナラプリル」の3群で心血管系死亡または心不全入院の複合エンドポイントに差はなかった。不都合なことに，併用群では低血圧・Cre 上昇・高カリウム血症が多く，ACE 阻害薬にレニン阻害薬を追加するメリットはないと結論された。廉価なエナラプリルを超える効果が得られなかったので，積極的にアリスキレンを使う理由がなくなった。
- 新しい薬剤：β遮断作用を介さず洞レートを低下させるイバブラジン塩酸塩（コララン®，2019 年）とアンジオテンシン受容体ネプリライシン阻害薬（ARNI）の配合錠（エンレスト®，2020 年）が使用可能となった。従来薬に抵抗性のときの選択肢が広がった。

□ 慢性心不全で旗色の悪い薬剤
- 硝酸薬：かつては慢性心不全にも悪くはないと思われていた。V-HeFT 試験(1986)では「α遮断薬（プラゾシン）」と「硝酸イソソルビド＋ヒドララジン」が慢性心不全の予後にどう影響するか比較された。2 年間の累積死亡率は，プラゾシンでは改善はなかったが，「ISDN＋ヒドララジン」は 25％減少させた。その後の V-HeFT での 2 年間の死亡率は，「ISDN＋ヒドララジン」はエナラプリルに劣っていた（25％ vs. 18％）。この組み合わせはクラスⅡb。HFpEF の予後改善を狙った使用はクラスⅢ。硝酸薬は心不全の標準治療薬ではなくなった。
- 抗不整脈薬：Ⅰ群薬は予後を悪化させる可能性がある。基本的に使えない。アミオダロンしか選択できない。
- α遮断薬：ALLHAT 試験(2002)では，α遮断薬のドキサゾシンとサイアザイド系のクロルタリドンの間で冠動脈疾患や心血管系疾患の発症頻度が比較された。α遮断薬群は，一次エンドポイントの冠動脈疾患の発症では差がなかったが，心不全の増加が目立った。そのため，α遮断薬群の試験は早期に終了している。α遮断薬は心不全治療薬としてはクラスⅢになっている。

ACE 阻害薬と ARB の併用について

□ 海外では価格，用量，選択肢，咳嗽が日本人より少ないなどの面で ACE 阻害薬は ARB よりアドバンテージがある。本邦で ACE 阻害薬が大きな顔をできないのは咳嗽のこともあるが，それ以前に切れ味のよい降圧を印象

□ エビデンスの蓄積が多い ACE 阻害薬を第一選択とし，咳嗽などの副作用があれば ARB に切り替えるという考え方もある．しかし，いちいち副作用が出てから変更するより，はじめから ARB を使うほうが現実的だ．
□ 両者の併用に関するメタアナリシス(Lee VC. Ann Intern Med 2004)では，ACE 阻害薬に ARB を併用しても，ACE 阻害薬を上回る予後改善効果は確認されていない．
□ ACE 阻害薬と ARB の併用は勧められない．これはかなり大事な知識だ．

● 強心薬

□ ジギタリスも強心薬だが，ここではそれ以外の強心薬について述べる．経口強心薬には種々あるが，実際に使用されるのはピモベンダンのみになった．
□ ピモベンダンは PDE Ⅲ阻害作用をもち，かつ Ca^{2+} 感受性を増強する．「Ca^{2+} 感受性の増強」とは細胞の Ca^{2+} 過負荷なしに心筋収縮力を増すことであり，カテコラミンのようなマイナスはないのではないかと期待される．
□ 2000 年の日本心不全学会では，平均 EF 33％の 276 症例(過半数が拡張型心筋症)を用いてピモベンダンとプラセボでの予後改善効果を比較したトライアル(EPOCH)の結果が報告された．その結果は……
  ● 突然死・心不全死・心不全増悪による入院には有意差はなかったが，ピモベンダン群で少ない傾向はあった．
  ● NYHA のグレードや EF の改善は，ピモベンダン群で有意であった．
  ● さらに，追跡調査の結果を含めると，ピモベンダンは心不全の増悪と死亡を半減していた．
□ ピモベンダンのみが，使うべき根拠をもつ強心薬とみなされている．

● β遮断薬

□ 心不全治療薬としての β 遮断薬の意義は確立されているが，その機序については突出した 1 つの理由が挙げられているわけではない．
□ 可能性として……
  ● 心拍数低下によるエネルギー効率の改善
  ● カテコラミンによる Ca^{2+} 過負荷の軽減
  ● RAS による体液貯留や血管収縮の抑制
  ● 不整脈の誘発性の低下
  ……などが考えられている．

- 心筋細胞の電気的・機械的活動の至る所で，PKA(proteikinase A)依存性リン酸化とCaMKⅡ(Ca^{2+}/calmodulin-dependent proteinkinaseⅡ)依存性リン酸化による制御が行われている。「至る所」とは，INCX(Na^+/Ca^{2+}交換輸送体)，L型Ca^{2+}チャネル，RyR2受容体のサブユニット，SERCA2 (sarcoendoplasmic reticulum Ca^{2+}-ATPase：筋小胞体-滑面小胞体Ca^{2+}-ATPase)，心筋フィラメントなどである。
- 心臓の後天的負荷や先天異常による過リン酸化が，Ca^{2+}ハンドリングにたずさわるこれらの部位の機能を損なうことは，心不全や致死性不整脈の出現をまねく。
- 「β遮断薬→cAMP依存性であるPKAの抑制→PKA依存性リン酸化の制御→心筋細胞の電気的・機械的活動の修飾」という大筋は了解しやすいが，どの部位への作用が大きいのかわからない。
- β遮断薬は使い方が良ければ，細胞内Ca^{2+}ハンドリングを改善する。Ca^{2+}は，SERCAという経路を通り，細胞質から筋小胞体へ流入する。筋小胞体からはリアノジン受容体(RYR2)を通って排出される。
- リアノジン受容体は4つのサブユニットからできている。それぞれにFKBP(FK506 binding protein) 12.6と呼ばれる調節蛋白がある。
- 心不全のときには，脱リン酸化酵素の活性が低下し，リアノジン受容体の「過リン酸化」が起こり，RyR2結合型の調節蛋白FKBP12.6が解離してしまう。本来，4つのサブユニットそれぞれにFKBP12.6が結合し，RyR受容体の安定化に働く。
- β遮断薬によるRyR2の過リン酸化の緩和は，FKBP12.6のRyR2からの解離を抑制する。この一連の機序がCa^{2+}の筋小胞体からのleakを防ぎ，Ca^{2+}過負荷を軽減させる。
- RAS抑制薬もβ遮断薬と似て，RyR2や筋小胞体へのCa^{2+}の取り込み口となる心筋小胞体Ca^{2+}-ATPase(SERCA2a)の機能の回復や維持に有効である。
- 一方，β遮断薬・RAS抑制薬・抗アルドステロン薬は，細胞内Ca^{2+}過負荷や活性酸素種産生の軽減により，CaMKⅡ活性を低下させる。この作用も，これらの薬剤が心不全に有効である説明の1つになる(辻幸臣. 心電図 2016)。
- また，選択的I_fチャンネル阻害薬イバブラジンを用いたSHIFT試験は，心拍数低下そのものが心不全の予後を改善することを証明した(Swedberg K. Lancet 2010)。

■ 誰に？ いつ？ いつまで？

- 無症候であっても，BNPが高いなどで心不全を疑えば投与の対象になる。

- □ CIBIS I（1994）で，陳旧性心筋梗塞のある患者群では生存率の改善がみられなかったことから，虚血群と非虚血群でβ遮断薬の有用性に差があるのではと思われた。しかし，症例数が増すにつれて，虚血群でも死亡率や突然死率が減少した（CIBIS II 1999）。
- □ 虚血性心疾患か非虚血性心疾患かは問わないが，弁膜症など外科的な対処が優先されるべきものは適応が低い。
- □ CIBIS III（2005）では，ACE阻害薬とβ遮断薬のどちらを先に投与したほうがよいかが検討され，どちらが先でもよいと結論された。
- □ 心不全による入院の回復期にβ遮断薬が導入されることが多く，以前は外

Memo ■ 心拍数を薬剤で下げて意味があるか？

- □ 心拍数が生命予後に反映されることは，Framingham研究などで明らかになっている。そこで疑問なのは，「心拍数を下げると寿命が延びるか？」ということ。
- □ β遮断薬で試したのでは，心拍数とは別なメカニズムを介して予後を改善するかもしれないので，「純粋に心拍数の影響を見る」という目的にはそぐわない。
- □ 近年上市されたイバブラジンという選択的洞結節抑制薬がある。洞房結節のIf電流を抑制する。If電流は洞房結節がペースメーカとして機能するための電流で，固有心筋の収縮・拡張とは縁のない電流。
- □ このイバブラジンで心拍数を下げると心不全の予後はどうなるかという試験（SHIFT）が行われ，2010年の欧州心臓病学会（ESC）で報告された。
- □ 90％の症例ではβ遮断薬も投与されており，そこにイバブラジンかプラセボが追加されている。ベースラインの平均心拍数は80/min。1カ月後，プラセボ群は75/min，イバブラジン群は64/min。およそ2年の観察期間で，「心血管疾患による死亡＋心不全による入院」はプラセボ群29％，イバブラジン群24％であり（p＜0.0001），イバブラジンの効果が示された。
- □ β遮断薬のみでは陰性変力作用もあり十分に心拍数が下げられないことがある。今後，心不全の治療にイバブラジンは選択肢となるだろう。
- □ EF≦0.35とかβ遮断薬を使用できないなどのしばりもつくだろうが，比較的低い薬価が予想されている。実際には心拍数とBNPという目に見える指標があり，比較的安全に使える薬剤と思われる。

来でβ遮断薬を開始することは少なかった。しかし，β遮断薬による心不全治療の経験が豊富になった現在では，外来でも開始される。
- □ β遮断薬への耐容性を欠く理由には，カテコラミンからの離脱不能かそれに近い心不全，徐拍などがある。
- □ 多くの大規模臨床試験(CIBIS Ⅰ・Ⅱ，MOCHA，USCHFS，COPERNICUS)でNYHA Ⅳの患者についてもβ遮断薬の使用を試みているので，専門医によるものであればNYHA Ⅳも対象となる。
- □ このあたりは，医師の経験や考え方で適応の範囲は異なる。大規模臨床試験ではEF 40％あるいは35％以下が多かったが，今はHFrEFに幅広く使用する。HFpEFにはクラスⅡbだが，少なくない用量(例えば，カルベジロール10 mg/日)なら有用性があることを示唆する報告もある(Yamamoto K. J Cardiol 2014)。
- □ β遮断薬の投与により，自覚症状のみならず心胸郭比や心エコーのデータが著明に改善しても，β遮断薬は継続する。
- □ また，明らかな改善を認めないからといってβ遮断薬が無効とは判断できない。悪くならないのも，効果のうちかもしれない。

■ どのβ遮断薬を使うか？
- □ 内因性交感神経刺激作用(ISA)のない薬剤が有効とされる。
- □ 大規模臨床試験で効果が確認された薬剤のうち，国内で使えるのは次の2つ。
  - ● ビソプロロール
  - ● カルベジロール
- □ カルベジロールについては国外(USCHFS，MOCHA，COPERNICUS)のみならず，わが国でも研究(MUCHA試験2004)が行われた。
- □ メトプロロールコハク酸塩もエビデンスのある薬剤だが，わが国ではメトプロロール酒石酸塩。半減期が違う。心不全治療では使われない。

■ β遮断薬の投与法
- □ 常用量はカルベジロール10 mg/日，ビソプロロール5 mg/日。
- □ RAS抑制薬などの治療薬も用いながら，以下の条件を満たせば……
  - ● 肺うっ血が改善し，静注カテコラミンを必要としない
  - ● 血管内脱水がない。あればβ遮断薬で心拍出量が大きく低下しかねない
  - ● 収縮期血圧がやや低くても許容される限り使う
  - ▲ 軽度の房室伝導障害(PQ延長)は許容
  - ▲ 脚ブロックがあってもよい
  - ▶ 開始用量はカルベジロール1.25 mg/日，あるいはビソプロロール0.625 mg/

日。どちらも常用量の1/8。これより少なくても多くても可
- □ 臨床症状・BNP・胸部 X 線写真・心エコーをフォローする。収縮期血圧の低下，徐拍に注意。β 遮断薬では通常，血圧の低下は少ない。
- □ 心不全の増悪を検出するわかりやすい指標として，体重の推移を追う。心不全が増悪するなら β 遮断薬増量後 2〜3 日で徴候が現れる。
- □ きわどい増量は週のはじめに行うことがポイントだと，どこかで聞いた。確かに，カテコラミンを始めなければならないなら，週末は避けたい。
- □ 予後改善効果の用量依存性を疑問視する研究もあるが，一般には許容できるなら段階的に増量。ただし，アーチストなら 2.5 mg ずつの漸増が無難。
  ▶ カルベジロール 10 mg/日
  維持量はカルベジロール 5〜20 mg/日 分 2，ビソプロロール 1.25〜5 mg/日 分 1
- □ この 10 mg/日で退院というケースが多いのではないか。欧米では 50 mg/日というのもあって，β 遮断薬の耐容性には人種差が大きい。
- □ β 遮断薬の用量が多いことが大事か，心拍数が下がることが大事か？ ある報告では β 遮断薬の投与量は予後に反映されていたが，心拍数の高低は予後への関与は顕著ではなかった（図 2。HF-ACTION Trial 2016）。
- □ 心機能が心もとないときには，PDE Ⅲ阻害薬（ピモベンダン）と β 遮断薬を併用して開始するという手段もある。この併用はガイドラインには記載はない。

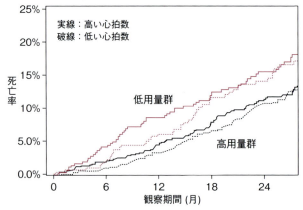

図2　β 遮断薬と死亡率：用量か心拍数か？（Fiuzat M, et al. Heart rate or beta-blocker dose? Association with outcomes in ambulatory heart failure patients with systolic dysfunction：results from the HF-ACTION Trial. JACC Heart Fail 2016；4：109-15, Elsevier を改変）

●状況● β遮断薬増量中あるいは維持投与中に心不全増悪が生じたとき—
- 基本的にβ遮断薬は急に中止しない。
- 投与量を減らす。
- 減量で間に合わないようなら，PDE Ⅲ阻害薬でバックアップ。

□ β遮断薬投与後に心不全が悪化しても，短絡的に投与を中止しないことが勧められている。

□ 心不全の治療におけるβ遮断薬は，時間をかけて少しずつ心機能とそれをとりまく神経液性調節因子を適合させるというプロセスをとっている。

□ 心不全徴候がみられたからといって，その経緯をすべて無駄にするのはもったいない。事態が許せば，少し後退してやり直すほうが効率がよい。

□ 心不全の増悪がβ遮断薬によるものでないことがあり，中止することでいっそう状況を悪化させるかもしれない。

□ カルベジロールとビソプロロールとどちらがいいかと聞かれても，よくわからない。どう使い分けるかといえば，カルベジロールのα遮断作用が血圧の過剰な低下やふらつきをまねいている気配があれば，ビソプロロール

Memo ■ J-CHF 試験：カルベジロールは用量依存的に予後を改善するか？

□ 本邦の J-CHF 試験では，EF≦40% で NYHA Ⅱ・Ⅲ の心不全症例におけるカルベジロール（アーチスト®）の至適用量が検討された（Okamoto H. Int J Cardiol 2013）。患者は 1.25 mg 1 日 2 回から開始し，それぞれ 8 週以内に，2.5 mg/日，5.0 mg/日，20 mg/日の 3 群に割り付けられた。平均 3 年間の観察期間で「全死亡＋心血管系疾患での入院」の頻度に 3 群間で差はなく，2.5 mg/日群に対する HR は，5.0 mg/日で 0.86，20 mg/日は 1.004。カルベジロール投与後の心拍数の低下と BNP の変化が予後改善に関連していた。

□ 同じく本邦の MUCHA 試験では，有意差はないものの，5 mg/日よりも 20 mg/日のほうが EF は改善しているように見えたが，J-CHF 試験の結果からは無理に増やさなくてよい症例もいるようだ。

□ 目に見えて心拍数が下がったり，BNP が改善していれば，それ以上増量しなくてもよいことになる。

□ 前述の米国における HF-ACTION とは，かなり乖離する結果になっている。β遮断薬への耐性や代謝の人種差，試験デザインの差異がどうこれらの結果に結び付いたか，よくわからない。

□ 食い違う報告のどちらにも沿うことは困難だが，可能な範囲で多めにすれば悪くないのではないだろうか。

に変更するなどだが,経験したことはない。心拍数の抑制はビソプロロールが強い。気管支喘息があれば,β_1選択性の高いビソプロロールを選ぶ。

● カルシウム拮抗薬

□ 動脈拡張による後負荷の減少は,心不全の治療になる。しかし,ジヒドロピリジン系のニフェジピンは,心拍数を増大させるという不利益が指摘され,カルシウム拮抗薬は心不全の治療においてネガティブなイメージがあった。

□ ベンゾチアゼピン系(ジルチアゼム)やフェニルアルキルアミン系(ベラパミル)は,心抑制があり積極的な適応はない。

□ 高血圧は心不全の原因であり増悪因子でもある。ジヒドロピリジン系カルシウム拮抗薬は間接的には心不全治療に貢献する。

Memo ■ カルシウム拮抗薬のトライアル

□ 基本的情報として知っておくべきことは……
　1) ニフェジピン(カプセル)は心筋梗塞後の予後を改善しない,あるいは用量依存性に悪化させる(Furberg CD. Circulation 1995)。推測されている理由は……
　　● 心拍数の上昇
　　● 急激な血圧の変化
　2) ジルチアゼムやベラパミルは,概して予後を改善しない。
　3) ただし,心筋梗塞後でも非貫壁性梗塞のように心機能にゆとりのある患者群に限定すると,ジルチアゼムは再梗塞率を減少させている(MDPIT 1988)。

□ PRAISE試験(1998)では,アムロジピンの重度心不全患者への影響が検討された。およそ14カ月の観察期間に,虚血による心不全では予後改善はなかったが,非虚血性の心不全では心不全による死亡も突然死もおよそ40%減らしている。

□ 引き続いての試験(PRAISE II試験)では,非虚血性の心不全症例でのアムロジピンのメリットを追認できなかったが,少なくとも予後を悪化させることはなかった。

□ 高血圧合併例に長時間作用型ジヒドロピリジン系カルシウム拮抗薬を回避する理由はない。むしろ勧めている(クラスIIa)。

● イバブラジン(コララン®)

- □ 「洞調律かつ投与開始時の安静時心拍数が75/min以上の慢性心不全」が対象となる。β遮断薬で間に合わないときに用いる。自他覚徴候やBNPを目安に用量を調節できるように，2.5 mg，5 mg，7.5 mgと3剤形がある。それほど対象症例は多くないだろう。
- □ 洞結節にある過分極活性化環状ヌクレオチド依存性チャネル(HCN)を阻害する。聞き慣れない用語だが，洞結節の自動能に関わる過分極活性化陽イオン電流(If)の抑制のことだ。固有心筋の伝導性にも収縮機能にも影響せず，全身の血管系にも影響がない。

● アンジオテンシン受容体ネプリライシン阻害薬(ARNI/エンレスト®)

- □ プロドラッグとして，体内でサクビトリルとバルサルタンに解離する。サクビトリルはネプリライシン阻害作用をもつ。ネプリライシンはナトリウム利尿ペプチドやブラジキニンなどの血管作動性ペプチドを処理する酵素なので，血管作動性ペプチドの分解は遅延する。ANPやBNPを投与していることと同じ意味になる。
- □ 一方のバルサルタンのAT1受容体拮抗作用から，血管収縮，さまざまな液性調節の適正化，心筋や血管の変性の緩和が期待される。
- □ ARBとACE阻害薬の併用は従来からメリットがないことが知られているが，ANRIとACE阻害薬の併用も，ブラジキニンの分解が抑制され，血管浮腫のリスクを増加するので禁忌になる。
- □ 既存の治療薬が十分入っているところで追加するので，トライアルのときから症候性低血圧が多めになった。実際使ってみたら，確かに血圧が90 mmHgを下回ることがある。

症例からのアプローチ

Case 1

38歳，会社員，男性。高血圧の家族歴が濃厚。身長176 cm，体重88 kg，178/100 mmHg。20歳代から高血圧あり。労作時にやや息切れ。EF 42%，LVDd/s＝60/50 mm。IVS/PW(心室中隔/後壁)は15/13 mm。Cre 1.3 mg/dl。BNP 230 pg/ml。

- □ 高血圧性心筋症を疑う。RAS抑制薬を選択する。

- [ ] 腎機能低下はあるが,このくらいなら RAS 抑制薬は使える。
  ▶ エナラプリル 2.5 mg 分 1 朝
- [ ] ACE 阻害薬には多くの薬剤がある。わが国で販売されているものは,常用量ではどれもたいした降圧効果はない。十分な降圧が期待できる投与量ではないので,副作用がなければ増量。
  ▶ エナラプリル 5 mg 分 1 朝
- [ ] ACE 阻害薬で Cre は上昇することも低下することもある。
- [ ] ACE 阻害薬による血管浮腫の頻度はかなり低い。しかし,顔面発赤にとどまらず,気道閉塞まで生じるリスクがある。喉頭違和感を訴える患者なら出会った経験がある。
- [ ] 上記でもまだ降圧不十分の可能性が高い。頻脈傾向があれば β 遮断薬も考慮するが,通常はカルシウム拮抗薬を併用する。
  ▶ アムロジピン 5 mg 分 1 朝(クラスⅡa)
- [ ] 以下の 3 つも「高血圧を合併した HFrEF」にはいずれもクラスⅠ。
  - 利尿薬:例 フロセミド 20 mg 分 1
  - MRA(ミネラルコルチコイド受容体拮抗薬):例 スピロノラクトン 25 mg 分 1
  - β 遮断薬:例 カルベジロール 2.5 mg 分 2 から

  これらの一部あるいはすべてを,外来受診時に 1 剤ずつ段階的に追加する。
- [ ] どの順番がいいか。いくつまで使用すべきかわからない。若年であれば,心拡大の解消をねらう。BNP も正常にできるだけ近づける。複数の薬物治療を継続すれば,心エコー所見など見違えるほど改善し,薬剤の減量が可能となることもある。
- [ ] 状況が良くなると,ときに外来通院を中止したり,怠薬が目立つようになる。治療へのモチベーションの維持が難しい。
- [ ] この体型で高血圧と心不全があれば,睡眠時無呼吸症候群の関与が疑われる。

*　　　　*　　　　*

Case 2

拡張型心筋症を疑われる 44 歳の男性。身長 166 cm。1 カ月前は体重は 65 kg,今は 70 kg。130/80 mmHg,心筋虚血はない。洞調律,心拍数 88/min。全身性浮腫あり。NYHA Ⅱ,EF 43%,LVDd/s = 64/53 mm。僧帽弁閉鎖不全 3 度,軽度の肺うっ血。労作時の心不全症状あり。低ナトリウム血症はない。Cre 0.7 mg/dl。BNP 760 pg/ml。

- [ ] ACE 阻害薬と ARB は RAS における作用機転が異なるが,使い分けるだけの根拠は思いつかない。

- [ ] ELITE II（2000）では両者の予後改善率に優劣は認められなかった。
    - ▶ ロサルタン 25 mg 分 1
    - ＋フロセミド 25 mg 分 1
    - ＋スピロノラクトン 25 mg 分 1
- [ ] ARB には咳嗽の副作用はない。ACE 阻害薬では，ブラジキニン（血管拡張作用ほか多彩な生理活性のあるペプチド）の蓄積が咳嗽や血管浮腫の主因と考えられている。ところが，ブラジキニンが蓄積しないはずの ARB でも血管浮腫の副作用はあるらしい。
- [ ] 僧帽弁閉鎖不全症が原因の心不全なら，僧帽弁閉鎖不全症を手術するというのもある。しかし，左室拡大に伴う僧帽弁逆流なら，まず左室腔を小さくし逆流を少なくして，どうなるかを見たい。
- [ ] 利尿薬の効果が不十分ならフロセミドを増量。BNP を指標に ARB を増やす。2 カ月で体重は 66 kg，BNP は 116 pg/ml になった。
    - ▶ カルベジロール 1.25 mg/日 分 1 朝 を追加
- [ ] カルベジロール，ロサルタンの増量に反応不良なら，エンレスト®の使用を考慮したくなる。どの時期で開始するか経験が少ないので確信はないが，弁膜症など外科的に介入すべき背景がなければ，次第に早期から導入されるようになるのではないか。

* * *

Case 3

77 歳，男性。20 年以上前に下壁梗塞。MDCT で右冠動脈 #2 に完全閉塞。心拡大があり，EF 38％。IVS/PW＝14/12 mm。庭仕事をすると心不全になる。心房期外収縮が多発。心拍数は 90/min。血圧 155/95 mmHg。NYHA II〜III。弁逆流はあるが中等度以下。抗血小板薬と硝酸薬が処方されている。

- [ ] 心筋梗塞後のリモデリングを考える。硝酸薬は陳旧性心筋梗塞で二次予防として必須ではないが，心不全があれば使って悪いとは思えない（クラス IIa）。まず，以下を追加。
    - ▶ バルサルタン 80 mg 分 1 朝
    - ＋トラセミド 4 mg 分 1 朝
- [ ] ベースラインの BNP は 388 pg/ml。1 カ月後は 206 pg/ml。
    - ▶ ビソプロロール 0.625 mg 分 1 朝 を追加
- [ ] 臨床症状の悪化はないので，ビソプロロールは 1.25 mg/日，2.5 mg/日，を経て 3.75 mg/日に増量。BNP は 331 pg/ml になったが，臨床的に増悪はないのでその量で継続。

* * *

Case 4

68歳，男性。慢性心房細動を伴っており，労作時に動悸感がある。胸部X線で心拡大。びまん性左室壁運動低下，EF 45%。IVS/PW = 10/11 mm，左房径 62 mm。心拍数は 110/min。血圧 145/90 mmHg。僧帽弁閉鎖不全は中等度。

☐ 心機能の改善のみでなく，房室伝導を抑制するという点からもジギタリスを選択。
▶ アゾセミド 60 mg 分 1
＋テルミサルタン 40 mg 分 1
＋ジゴキシン 0.125 mg 1 錠 分 1
＋リバーロキサバン 15 mg 1 錠 分 1

☐ ループ利尿薬は血清 K$^+$ 濃度を低下させる。ジギタリス中毒が低カリウム血症があると生じやすいので，以前はときどきカリウム製剤を併用していた。

☐ しかし，RAS 抑制薬はある程度 K$^+$ 濃度を高める方向に働くし，抗アルドステロン薬を追加する選択もある。これら K$^+$ 保持性薬剤がルーチンで併用されることもあって，カリウム製剤が投与されている患者は少なくなったのではないか。

☐ 低心機能は心房細動の血栓塞栓症のリスクを高める。原則として抗凝固療法を行う。

☐ フロセミドに比べて，アゾセミドやトラセミドは半減期が長い。慢性心不全の治療にはこの性質は有利かもしれない。フロセミドとアゾセミドを比較した試験では，イベント発生率は有意に後者で低かった（J-MELODIC 2012）。生命予後としても差はないが，慢性心不全の治療ではフロセミド以外の利尿薬を選ぶ理由はある。

☐ ならばフロセミドでいくのはどうかというと，「使用経験がある」とか「広範に使われている」という理由から心情的に離れられない医師は多い。薬物治療における選択は目に見える要素と表現しにくい要素があり，それほど厳格に決まるものではない。

* * *

●状況 1●浮腫傾向があるもラシックスの効果がいまひとつ，利尿さえつけばもう少し楽になりそう—
▶ フロセミドに加えて，
トルバプタン（サムスカ®）7.5 mg 1 錠 分 1 朝

☐ 高ナトリウム血症がなければトルバプタンは浮腫に有用である。
☐ どういう場合にトルバプタンを考慮すべきか？

ループ利尿薬の通常量でコントロールが難しいときである。フロセミド 40 mg を超えるなら，トルバプタンを選んでよい。
□ トルバプタンが必要な状況は，
  ● ループ利尿薬で対処できないとき
  ● 低ナトリウム血症
  ● 浮腫が著明なとき
  ● 腎機能悪化の回避を期待するとき
□ サイアザイド系の併用を考えるのであれば，
  ▶ ループ利尿薬に併用して
    トリクロルメチアジド（フルイトラン®）1 錠 分 1 朝
□ 利尿効果という点では，サイアザイド系のトリクロルメチアジドはフロセミドにかなり劣る。
□ しかし，これらの利尿薬は作用部位が異なる。フロセミドの効きが悪いときには，トリクロルメチアジドで尿量が増えることがある。
□ フロセミドは，より近位にある Henle ループの太い上行脚に作用する。サイアザイドの作用部位は，それより先にある遠位尿細管。
□ 生理的に，フロセミドの再吸収抑制効果を打ち消すように遠位尿細管での再吸収が亢進している可能性がある。この亢進した遠位尿細管での再吸収を阻止すれば，それなりの利尿が得られるのではないかと期待してサイアザイドを併用する。
□ サイアザイド系利尿薬は，腎機能低下例（CCr≦50 ml/min，Cre＞1.5 mg/dl）では利尿効果がなく，むしろ有害。

＊　　　＊　　　＊

●状況 2 ●アルドステロン拮抗薬（カリウム保持性利尿薬）の追加—
□ カリウム保持性利尿薬を併用する意図は 2 点ある。
  ● 1 つは，フロセミドによる低カリウム血症に拮抗すること。
  ● もう 1 点は，スピロノラクトンやエプレレノンが「アルドステロンの心筋肥大や線維化の促進」を直接的・間接的に抑制する可能性への期待。
□ 大規模臨床試験（RALES study 1999）において，ジギタリス・ループ利尿薬・ACE 阻害薬が投与されている心不全例にさらにスピロノラクトンを併用すると，生命予後が有意に改善することが明らかとなった。

＊　　　＊　　　＊

Case 5

25歳。身長175 cm，体重64 kg。労作時のみ息切れ。心筋炎や心不全を惹起しそうな病態は思いつかない。QRS幅はやや広いが，定型的な脚ブロックではない。86/minの洞調律，V_5のR波は38 mmと高電位，ST-T変化は目立たない。心胸郭比（CTR）55％。EF 18％，LVDd/s＝63/59 mm。心室壁は薄くIVS/PW 9/8 mm。

- □ 若年の特発性拡張型心筋症の可能性がある。とりあえずRAS抑制薬と利尿薬を導入しても，リスクは高い。年齢からみても，心不全の専門家へのコンサルトが望ましい。
- □ どういう症例を心不全専門家に送るかは，CRT-DやLVAD（補助人工心臓）を要するかどうかが判断の1つになる。高齢患者では適応は低くなる。さまざまなデバイスのアップデートの適応を教えてもらう意味でも，コンタクトしておきたい。

Memo ■ アンジオテンシン受容体ネプリライシン阻害薬(ARNI/エンレスト®)の臨床試験

☐ ネプリライシンは,ANPやBNPを分解する酵素。ネプリライシン阻害薬はこれらの利尿ペプチドの代謝分解を遅延させ,血管拡張作用と利尿作用を発揮する。

☐ 先行する試験で「ネプリライシン阻害薬＋ACE阻害薬」の意義が検討されたが,血管浮腫の頻度が高く,この組み合わせは放棄された。

☐ 2014年に報告されたPARADIGM-HF試験では,「ネプリライシン阻害薬＋ARB」の合剤が試され,ACE阻害薬のエナラプリル単独より死亡率を含むすべてのエンドポイントで優越性を示している(N Engl J Med 2014)。

☐ もともと,平均LVEF 30%であり,利尿薬80%,ジギタリス30%,β遮断薬93%,アルドステロン拮抗薬55%と濃厚な治療が行われているうえでの比較であり,利尿ペプチド,ことにBNPの増加は慢性心不全患者の予後改善へのインパクトが大きいことがうかがえる。

☐ 「合剤にして単独のACE阻害薬群とRCTを行うのは,ネプリライシン阻害薬もARBも単独ではACE阻害薬を超える予後改善効果を期待できないからだ」という意見もあるが,そうであってもかまわない。

☐ 薬理作用の異なる2薬剤を併用しても,「相加的な効果」を得られるとは限らない。少なくとも,この合剤は確かに「相加的な効果」をもつ。それだけでも,かなり大きな前進だ。心不全治療は「なかなか勝てない相手と戦っている」。さわやかな勝ち方でなくても,結果を出すのなら立派な治療だ。

16 肥大型心筋症

心室壁肥厚 15 mm 以上を診断基準とすれば，肥大型心筋症は多い。しかし，症状をもつ閉塞性肥大型心筋症は少ない。肥大型が拡張型へ移行することもあるが，これも典型例は少ない。60 歳を超えた症例のびまん性左室壁運動低下は，心筋症ではあっても「特発性拡張型心筋症」ではない。これらは心房細動，重症高血圧，あるいは冠動脈疾患などそれなりの理由がある心筋症である。

病態・診断・対処

● 病 態

□ 心筋症は以下に大別される。
- 肥大型心筋症(hypertrophic cardiomyopathy：HCM)：軽度のものにはしばしば出会う。
- 拡張型心筋症(dilated cardiomyopathy：DCM)：特発性はごくたまに出会う。
- 拘束型心筋症(restrictive cardiomyopathy：RCM)：経験がない。
- 不整脈原性右室心筋症(arrhythmogenic right ventricular cardiomyopathy：ARVC)：VT/VF を認める典型例は少ない。

□ 閉塞機転の詳細などわからないが，健常者と比較した HCM のリスクが英国から報告されている(平均観察期間 4 年。Pujades-Rodriguez M. PLoS One 2018)。
- 329 万人中 1,160 人(0.04％)の HCM，女性 41％，平均年齢 57 歳
- 重篤な心室不整脈　　23.5 倍
- 突然死あるいは蘇生　6.3 倍
- 心不全　　　　　　　4.3 倍
- 心房細動　　　　　　3.8 倍

- 冠動脈血行再建　　　2.3倍
- 3年間の心血管死　　　8.4％

診断

☐ 肥大型心筋症の多くはスクリーニングの心電図で発見され，心エコーで確定する．特発性拡張型心筋症はしばしば症状で見つかる．
☐ 閉塞性肥大型心筋症（HOCM）は労作時の息切れで診断に至る．
☐ 肥大型心筋症の肥大の局在はMRIが有用だ．高電位とST-T変化から肥大型心筋症らしく見えても，心エコーでは肥厚が目立たないことがある．肥厚が局所的であれば心エコーでは見えなくても，ST-T変化は顕著になる．

薬物治療の実際

閉塞性肥大型心筋症

☐ 圧較差をもつ閉塞性肥大型心筋症（hypertrophic obstructive cardiomyopathy：HOCM）は稀ではないが，心不全や強い症状に至る頻度は低い．外科治療の対象となった患者の平均年齢は40（6～73）歳という報告がある（Schulte HD. Z Kardiol 1987）．
☐ 多くのHCMは大動脈弁下の心室中隔が肥厚し，左室後壁の肥大は著明ではない．収縮期に中隔厚が増し，僧帽弁前尖との隙間が狭くなる．
☐ 肥厚が進み，左室流出路が狭小化するなんらかの誘因があれば血流速度の高まりがVenturi（ベンチュリー）効果を生じて，僧帽弁前尖は中隔側に吸い寄せられる．これを収縮期前方運動（systolic anterior motion：SAM）という．
☐ 前尖が心室中隔に接近すれば，急に流出路が閉ざされ，強い症状が現れる．
☐ なぜそれまで無症候であったのに，中高年になってから有症候性になるのか．肥厚の進行だけでなく，貧血や脱水など左室腔がせまくなる事情があるのだろう．
☐ 国外のガイドライン（ESC 2014）では，Valsalva負荷や運動負荷時の左室流出路圧較差が治療選択を左右する．
☐ 負荷心エコーを日常的に行っていない施設が多いと思われるが，安静時圧較差と労作時の症状から重症度の推測は可能だろう．

■ HOCM の薬物治療
□ 一般に使用される薬剤は……
　● β遮断薬
　● カルシウム拮抗薬：ベラパミルとジルチアゼム
　● 抗不整脈薬：シベンゾリンなど陰性変力作用を有する I 群薬
□ およそ 100 mmHg の圧較差のある HOCM を対象にした検討(Kajimoto K. Am J Cardiol 2010)によれば，急性薬物投与による圧較差減少はおよそ以下のとおり。
　● ベラパミル　　　　10%
　● プロプラノロール　20%
　● ジソピラミド　　　50%
　● シベンゾリン　　　50%
　● ピルシカイニド　　50%
□ 投与量にも依存するが，I 群薬は欠かせない。
□ β遮断薬は……
　1) 心筋肥大の進行を防ぐ効果に期待 → 証明されていない
　2) 左室の拡張能を改善 → 証拠はない
　3) HOCM では左室流出路の閉塞を軽減 → これは本当
□ β遮断薬は HOCM には有用であり，非閉塞性肥大型心筋症(HNCM)にはなんとなく期待を込めて投与されることがある。拡張機能障害の改善があるとすれば，心拍数低下による間接的な効果だろう。
□ 一般に望ましくない薬剤
　×ニフェジピン
　×ジギタリスなどの強心薬
　×血管拡張薬(HOCM への RAS 抑制薬も)
　×利尿薬
□ HOCM にとって都合の悪いことは……
　● 心収縮性の亢進
　● 血管拡張
　● 左室腔の狭小化
□「収縮性の亢進と心室容積の減少が狭窄をより厳しくする」というのはわかる。しかし，血管拡張薬がなぜいけないのか，ピンときにくい。
□ 1つは，急に体循環のほうに血液が移動すれば，左室内容積が小さくなり，閉塞機転を生じやすい。中・長期的には，代償機転によってこの現象は解消される。
□ 血管拡張薬を使いにくい理由はもう1つ。こちらのほうが問題かもしれないが，血管拡張による血圧低下を補うために心拍出量を増やさなければな

らず，ときに反射性の交感神経活動の亢進も生じる．これらは閉塞を悪化させうる．ACE 阻害薬と ARB は交感神経活動を亢進させないが，血管拡張作用により不都合を生じる可能性はある．一方では，肥大抑制効果を期待しての投与はあながち否定もしがたい．高度の HOCM では使えない．

- □ 処方例：併用でも単独でも，
  - ▶ ビソプロロール（5 mg）1 錠 分 1
  - ▶ シベンゾリン（100 mg）3 錠 分 3
- □ ジソピラミドよりもシベンゾリンのほうが抗コリン作用は少ないので心拍数増加の不利益が少ないという見方ができるが，β 遮断薬を併用すれば実質的には差はない．
- □ 薬物治療で十分な効果を得られないときには，中隔心筋切除術や経皮的中隔心筋焼灼術（PTSMA）も選択される．一部の病院でのみ行われている．DDD ペースメーカの植込みも行われていたが，効果がはっきりしないため流行らなくなった．
- □ 薬物の各病状への効果を図1に示す（Ammirati E. Eur J Heart Fail 2016）．

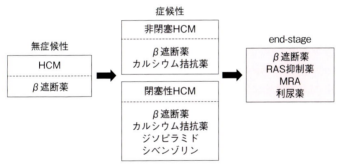

図1 薬物の各病状への効果（Ammirati E, et al. Eur J Heart Fail 2016；18：1106-18 を参考に作成）

- □ さらに薬物がどの病態に有効かを表1にすると……
- □ HCM では心筋細胞内の Ca^{2+} 濃度（$[Ca^{2+}]_i$）の顕著な上昇が指摘されている．$[Ca^{2+}]_i$ の上昇は心肥大と拡張機能低下の理由になる．
- □ Ⅰ群抗不整脈薬が Na^+ チャネルを抑制し，$[Na^+]_i$ を低下させ，引き続く Na^+/Ca^{2+} 交換輸送系の亢進は細胞内 Ca^{2+} 負荷を減少させる．これは短期的には心筋収縮力を低下させるが，一方では拡張機能には好影響をもつ可能性がある．
- □ 心筋での $[Ca^{2+}]_i$ の正常化は心肥大の進行を妨げ，肥大の退縮，心不全の

表1　心臓の病態に対する各薬剤の有効性

	圧較差	左室拡張能	左室肥大	心不全
β遮断薬	△〜○	△	△	△
カルシウム拮抗薬	○〜▲	○	△	△
ジソピラミド	○〜◎	○〜◎	?	?
シベンゾリン	◎	◎	○〜◎	◎
RAS抑制薬	▲	○〜△	○〜△	○

△無効，▲増悪，○有効，◎著効，?不詳
(Hamada M, et al. J Cardiol 2014；64：1-10 を参考に作成)

進行回避を期待させる。
□ シベンゾリンが他のⅠ群薬より HCM への有効性が高い理由は，再分極時間を延長させることと，Na^+ チャネル遮断作用が強いことが関与しているのだろうか．本邦の1施設では350人の HCM へのシベンゾリン投与で，torsades de pointes はまったく認めなかったという(濱田希臣. 循環器内科 2017)。

● 非閉塞性肥大型心筋症

□ 非閉塞性肥大型心筋症(hypertrophic non-obstructive cardiomyopathy：HNCM)での薬物治療は確立されていない。
□ HNCM の突然死は稀であり，突然死のリスクを予測することも難しい。
□ 無症状でも，進行を緩徐にする意図をもって β遮断薬や ACE 阻害薬などが用いられることはある。左室の拡張障害の緩和は期待されるが，予後への意義は不明。拡張相となれば，慢性心不全に対する治療が行われる(図1)。
□ 心房細動の血栓塞栓症の危険因子として，HCM が挙げられている。心房細動があればハイリスク群として抗凝固療法が望ましい。
□ 閉塞の有無によらず，HCM には心房細動が多い。ガイドラインでは 10〜20% と書いてあるが，過大評価に見える。
□ 8年間の観察で，洞調律なら 1.4%，心房細動では 27.1% も血栓塞栓症を認めている(橋本隆一. 肥大型心筋症の予後. in 戸嶋裕徳 監. 症例に学ぶ肥大型心筋症. 新幸印刷 1994，p.185)。
□ 900人の HCM をおよそ8年間観察したところ，51人(6%)で血栓塞栓症を認め，このうち脳血管障害は 44人であった(Maron BJ. J Am Coll Cardiol 2002)。0.8%/年のイベント率だが，60歳以上では 1.9% にも上昇した。この 51人のうち 45人(88%)が発作性または慢性の心房細動を有していた。

- 心不全も独立した因子であった。また，左房サイズの大きさも重要である。
- 約5年の観察期間中，抗凝固療法の有無により血栓塞栓症の頻度は2%と14%と大きな差がある(Rowin EJ. Circulation. 2017)。
- HCMにおいて心房細動は血栓塞栓症発症のリスクであり，早めに抗凝固薬を開始すべきである。個人的な経験からも，「HCM＋AF」に対し抗凝固療法を強く勧める。
- 今は適応は広がったが，かつて心房細動へのアミオダロンの適応はHCMに限られていた。
- 心房細動の既往があれば……
    ▶ アミオダロン(100 mg) 4錠 分2 から開始
    2週間後から
    ▶ アミオダロン(100 mg) 2錠 分2 で維持
- アミオダロンの維持量は，稀ならず100 mg/日で間に合う。
- 海外ではソタロールも頻用されている。心房細動のカテーテルアブレーションも試みられている。1年後の再発は56%という数値が，Rowinらのレポートにある。

● 心尖部肥大型心筋症

- 心尖部肥大型心筋症(apical hypertrophic cardiomyopathy：AHCM)は陰性T波を特徴とする。巨大陰性T波(giant negative T)と呼ばれる。わが国において1つの病型として確立された。
- この特徴的な陰性T波は，心肥大のみによって説明可能であり，器質的冠動脈疾患とは無縁であることが周知されている。「虚血性心疾患のルールアウトを目的とした冠動脈造影」は行われない。
- 通常の心エコーでは，心尖部肥大の評価は十分にはできないが，意識して心尖部肥大を探せば，ある程度の所見は得られる。
- 比較的短期間に心電図所見の進行を認め，それに応じた肥大の進展が確認されることもある。予後は良好であり，薬物治療は必須ではない。

17 急性心膜炎

> 急性心膜炎の頻度がどのくらいなのかは見当がつかない。稀ではない。見過ごしてばかりだと稀な印象をもつ。

病態・診断・対処

● 病　態

- □ ST上昇は心膜の炎症のみに由来するとは限らない。心外膜直下の心筋の炎症も多少はあるだろう。急性心膜炎の実態は心筋心膜炎だと教わった。
- □ 心筋炎と心膜炎には，心房細動と心房粗動のように中間型がある。心筋炎では広範な心筋が障害されるが，心膜炎は心筋障害が軽微で心膜の炎症が目立つものなのだろう。
- □ ウイルス感染のみならず，結核などの細菌，およびマイコプラズマなどさまざまな微生物が原因となる。心筋梗塞・腫瘍・放射線被曝・SLE・関節リウマチなど微生物によらないものもある。
- □ ウイルス性心膜炎はおおむね自然に治癒し，頻度を知ることは難しい。胸痛を訴えて受診した204人のうち，9人が心膜炎だった(Launbjerg J. Cardiology 1996)。

● 診　断

- □ 軽い胸痛を訴える患者に広範なST上昇が認められたら，心膜炎を疑う。

> ***In principle***
> 「我慢できる胸痛＋広範なST上昇」は心膜炎を考える。

- □ 呼吸運動に応じて痛みが変化する。聴診上，特徴的な心雑音(心膜摩擦音

□ pericardial friction rub)が聞こえると診断学の本には書いてあるが，そのときそのときで心雑音の性状は異なる。
□ 驚くほど大きな異音が聞こえることがある。信じてもらえないほど大きな音で，蒸気機関車様(locomotive murmur)と形容される。
□ 1枚の心電図では断定し難い。経時的な心電図の変化によって診断を確定する。
□ 心膜炎105人(平均36歳)で，心筋トロポニンT上昇は64人(60.9％)に認められた。ことに若年者で陽性になる頻度が高かった〔Gamaza-Chulián S. J Cardiovasc Med(Hagerstown) 2014〕。
□ 心筋トロポニンT上昇は再発やタンポナーデの進行とは関連がなく，左室機能の低下も認められない。

● 治療の考え方

□ 基礎疾患がなく，原因不明が多い(特発性心膜炎)。なんとなく腑に落ちなかったら，膠原病・結核・薬物などの検索を行う。ウイルス抗体(コクサッキー，エコー，インフルエンザ，アデノ，ムンプスなど)で核心に触れる結果を得た経験がない。数日で改善すると思えば，オーダーする意欲がなくなる。

薬物治療の実際

□ 適切に診断されたために，かえって不必要な投薬が行われることがある。

> *In principle*
> 心膜炎は症状が軽ければ投薬はしない。

□ 消炎鎮痛薬によりかえって治癒が遷延するという噂があるので，一律の投与は勧められていない。
□ 疼痛が強ければ，非ステロイド系の消炎鎮痛薬(NSAIDs)を用いる。症状によりステロイドの選択も考慮されるが，ウイルスによるものでそこまでの症例にはまず出会わないのではないか。
□ カテーテルアブレーション後の合併症としての心膜炎なら，ステロイドが投与される。
▶ ロキソプロフェン(60 mg)疼痛の強いとき1錠
□ 最近，コルヒチンをNSAIDsと併用することで心膜炎の再発や症状の遷延を回避できることが示された(Imazio M. N Engl J Med 2013)。対象の3/4

は特発性であり，3カ月間投与量は 0.5～1.0 mg/日が継続されている。NSAIDs で速やかに沈静できないときは考慮される。
□ コルヒチンは痛風の治療薬であり，白血球の遊走阻止というメカニズムをもつ。なんとなくありそうな組み合わせだが，心膜炎に有効な本当の理由はわからない。

■ AMI の心膜炎
□ 心膜炎および心タンポナーデを引き起こす病態として，AMI がある。
□ Figueras J らの報告（Circulation 2010）では，AMI 4,446 例中，厚さ5～9 mm の軽度の心膜液貯留を 257 人に，10 mm 以上の心膜液貯留を 218 人に認めている。この数字は実感よりも多い。
□ 心タンポナーデの穿刺液のヘマトクリットは血液と近似しており，自由壁破裂の関与が示唆される。特発性心膜炎や心膜切開後症候群，Dressler 症候群など自己免疫が関わる病態とは異なる。後者はステロイドが著効する。
□ AMI の発症当初はわずかな心膜液でも，中等度～高度の液貯留に進展するのは 15％。心タンポナーデがなくても中等度以上の心膜液貯留があれば，30 日以内の死亡は 16.7％にのぼり，わずかな心膜液貯留にとどまるときの死亡率 9.6％より高い。
□ 薬物治療でどうこうしようもないが，出会うかもしれない心膜液貯留なので取り上げた。

18 感染性心内膜炎

感染性心内膜炎(IE)はすべての診療科で気になる疾患である。鑑別疾患に挙がる頻度は高い。とりあえずIEを疑って心エコーを行うことは多い。

病態・診断・対処

- 感染性心内膜炎(infectious endocarditis：IE)には手を焼く。弁置換など侵襲性の高い治療をタイミングよく決断するのは誰にとっても難しい。診断のロジック，抗菌薬治療の忍耐，外科治療の判断，患者への根気のいる説明など，医師の能力を試される。患者と医者の両方にとって"消耗性"疾患である。
- 求められることは……
  1) IEを疑い，
  2) 血液培養を正しく行い，
  3) 黄色ブドウ球菌などの急性型と亜急性型のいずれかを思案し，
  4) 「レジデントのための感染症診療マニュアル」第3版(青木眞. 医学書院 2015)など中身の濃い本を開く。JCS「感染性心内膜炎の予防と治療に関するガイドライン(2017改訂版)」も懇切である。
  5) 抗菌薬治療の選択は，感染症専門医もしくはこの疾患に経験のある循環器内科医にコンサルトする。
- 周囲に助言を求めるにしても，自分で多少は勉強しておかないと状況の共有や議論ができない。

● 病 態

- IEは心臓の内膜と弁組織の感染症であり，種々の臨床像は以下の機転で出現する。

- 感染症としての発熱や菌血症
- 弁の破壊による心雑音やポンプ失調
- 心臓以外の臓器の症状：感染性動脈瘤，感染性梗塞（脳梗塞，腎梗塞），膿瘍形成，皮疹，貧血
- 免疫反応による症状：脾腫，リウマチ因子の出現，免疫複合体による腎炎など

☐ 菌血症は稀ではない。抜歯で何％に菌血症が起きるのか？ 18〜100％という記載がある（JCS 2017）。ブラッシングや咀嚼ですら菌血症が起こる。日常の行為に注意することは意味がない。大半の人は心内膜が滑らかなので，細菌が居座れない。

☐ 先天性心疾患や後天性弁膜症で，速い血流が心内膜に強くぶつかると内膜表層が傷む。内膜が傷み，外因系の凝固カスケードが作動して血小板とフィブリンが沈着し，非細菌性血栓性疣腫（ゆうしゅ vegetation）が成長する。

☐ 心臓にシャントがあっても，ジェット流でないと心内膜は傷つかない。二次孔開存型の心房中隔欠損（ASD）は，低圧の左房から低圧の右房への「左→右シャント」の緩やかな流れ。心内膜が粗にならないので，IEのリスクは低い。

☐ 非細菌性血栓性疣腫の周りに細菌が付着して増殖すれば，細菌性血栓性疣腫になる。IE発症の流れを理解することは，循環器診療全般への注意点を教えてくれる。それは，余計なカテーテルを血管内や心腔内に入れて血管内皮や心内膜を傷つけることの不利益である。

● 診 断

☐ IE診療の特徴は，
- 症状に特異性が少ない → なんでもIEに見えてくる
- 心エコーに経験が必要 → プロでも悩む
- ときに外科手術
- 菌の同定と抗菌薬の使い方に知識を要する → 感染症専門医は頼りになる
- 根治までに時間がかかる。

☐ IEに自然治癒なし。治療失敗はしばしば致死的。

☐ Dukeの診断基準がスタンダード（表1，表2）。「まずIEを思い浮かべる」ことで前に進む。

☐ IEを考慮すべき状況とは，「弁膜症や人工弁の植込み術後などのリスクをかかえた患者の発熱」ばかりではない。IE症例118人をまとめた報告（Naderi HR. Epidemiol Infect 2018）では，64人（54.2％）が入院時にIE以

表1 Duke の診断基準(改訂版)
A．確診
　a．病理学に基づく基準
　　(1) 培養，疣腫，疣腫が飛んだ塞栓，心内の膿瘍の培養や組織検査で病原微生物が検出されるか，
　　(2) 疣腫や心内膿瘍に組織学的に活動性の心内膜炎を認める
　b．臨床的な診断基準
　　(1) 大基準2，または
　　(2) 大基準1および小基準3，または
　　(3) 小基準5
B．疑診
　(1) 大基準1および小基準1，または
　(2) 小基準3
C．IE は否定的
　(1) 症状について他の確定診断がある
　(2) 心内膜炎症状が4日かそれより短期間の抗菌薬治療で消失
　(3) 4日以内の抗菌薬治療にもかかわらず，手術または剖検で得られた組織に IE の病理学的所見がない
　(4) または，上記の疑診の診断基準を満たさないとき

(Li JS, et al. Proposed modifications to the Duke criteria for the diagnosis of infective endocarditis. Clin Infect Dis 2000；30：633-8, by permission of Infectious Diseases Society of America)

外の疾患の可能性が高いと考えられていた．入院時点で「IE 間違いなし」と確診できたのは，ほとんど機械弁が植込まれている症例だった．
□ 心不全患者で思いがけず重症化して転帰不良となった症例には，IE が含まれているかもしれない．血液培養が行われなければ，気づきにくい．

> *In principle*
> 器質的心疾患の有無にかかわらず，原因がピンとこない発熱・寝汗・体重減少では IE を思い浮かべる．

□ 従来の IE の診断は，
　● 発熱
　● 心雑音の出現
　● 血液培養
　……の3徴に重きを置いたが，現在は「血液培養＋心エコーの疣腫の確認」が IE 診断へのアプローチ．
□ 血液培養で緑色連鎖球菌あるいは黄色ブドウ球菌のようなグラム陽性球菌を認めたら，疣腫の有無によらず IE の可能性を残す．
□ 国内の277施設，848症例の集計（Nakatani S. Circ J 2003）では，

表2 Dukeの診断基準の大基準と小基準

A．大基準
　a．血液培養陽性
　　(1) 2回の血液培養でIE起因菌として頻度の高い病原体を検出
　　　● *Streptococcus viridans*, *Streptococcus bovis*, HACACKグループ, *Staphylococcus aureus*, または
　　　● ほかに感染巣がないが, 市中感染として*Enterococcus*を検出
　　(2) 血液培養でIEを生じうる病原体をくり返し認めたとき
　　　● 12時間より時間をおいて採取した血液検体で少なくとも2回陽性, または
　　　● 3回の血液培養すべて陽性。あるいは4回以上採取したら大半の検体が陽性(最初と最後の採血の間隔は1時間以上)
　　(3) 1回でも*Coxiella burnetii*を検出, または抗phase 1 IgG抗体価>1：800
　b．心内膜病変の所見
　c．IEを示唆する心エコー所見(人工弁置換後, 臨床基準で疑診, 弁輪部膿瘍などを合併し状況が厳しいIEでは経食道心エコーが勧められる。それ以外はまず経胸壁心エコー)
　　(1) 弁や支持組織, 逆流ジェット, 人工弁に付着する塊を認める。解剖学的に本来は認められないもので, 固定していない, または
　　(2) 膿瘍
　　(3) 人工弁に新たな部分的裂開, または新たな弁逆流(すでに存在した雑音が増大したり変化したものは該当しない)
B．小基準
　a．臨床背景：IEを生じやすい心疾患, 静注薬剤の常用
　b．発熱：体温>38℃
　c．血管の所見：主要動脈の塞栓, 敗血症性肺梗塞, 真菌性動脈瘤, 頭蓋内出血, 眼球結膜出血, Janeway斑
　d．免疫学的所見：糸球体腎炎, Osler結節, Roth斑, リウマチ因子
　e．微生物学的所見：大基準のいずれも欠き, IEに定型的な微生物感染を思わせる活動性炎症の血清学的証左はないものの, 血液培養は陽性*
改訂に伴い心エコーの小基準は削除

＊コアグラーゼ陰性ブドウ球菌や心内膜炎を引き起こさない微生物を1回だけ検出したときは該当しない。
(Li JS, et al. Proposed modifications to the Duke criteria for the diagnosis of infective endocarditis. Clin Infect Dis 2000；30：633-8, by permission of Infectious Diseases Society of America)

- 689例(81%)で起因菌が同定され,
- 弁膜症62%, 基礎疾患なし1%, 手術の既往16%, 僧帽弁逸脱症非手術例が多い
- 歯科治療関連が17%, 52%は感染経路不明

□ 原因菌の頻度は以下のとおり(697株)。
　● グラム陽性菌：649(93%)

- *Streptococcus viridans*（緑色連鎖球菌）：269（39％）
- *Staphylococcus aureus*（黄色ブドウ球菌）：145（21％，うち MRSA 51）
- グラム陰性菌：41（6％）
- 真菌：7（1％）

薬物治療の実際

□「IE を疑ったら，できるだけ起因菌の同定を優先する」とはいえ，急性のIE で病態が許さないなら，経験的な抗菌薬選択はやむを得ない。頻度が高い緑色連鎖球菌，黄色ブドウ球菌あたりにねらいをつける。具体的な抗菌薬の選択は，培養が陽性か陰性か，検出菌，人工弁の有無などをベースに，決まったメニューがある。
□ IE の病勢と起因菌の関係は……
  - 急性 → 黄色ブドウ球菌（感染力強い）
  - 亜急性 → 緑色連鎖球菌，表皮ブドウ球菌，腸球菌など（感染力弱い）
□ 海外では麻薬静注に伴うものが多いので黄色ブドウ球菌が増えるのはわかるが，国内でも黄色ブドウ球菌の割合は増えている。黄色ブドウ球菌が起因菌である割合は 30％前後か。
□ 普通の循環器科医師，つまり感染症と抗菌薬治療に格別の自己主張がないときは，ガイドラインに則って抗菌薬を選ぶ。JCS ガイドライン 2017 に，目的・状況に応じた抗菌薬の選択が詳しく記載されている。
□ 治療効果の判定は血液培養の陰性化の有無による。発熱や CRP 高値があっても，血液培養で細菌の陰性化が認められたら治療を継続してよい。
□ 治療が有効でも発熱が続くことがある。一部は drug fever で説明されるが，原因がわからないこともある。それでも，IE としての治療は達成される可能性はある。抗菌薬を始めて 1 週間で解熱するなら期待がもてるらしいが，どのくらいこういう状況があるのか知らない。
□ IE は抗菌薬のみでは根治できないことがある。弁不全の心不全のコントロールができない場合もあれば，感染の浸潤を外科的に排除せざるを得ないこともある。
□ 手術が考慮される状況とは……
  - 僧帽弁閉鎖不全や大動脈穿孔などによる心不全
  - 真菌や緑膿菌による IE
  - 弁周囲への感染の波及

■ 抗菌薬の予防的投与

□ IE のリスクや既往のある患者では，抜歯や扁桃腺切除などの処置に際して

予防的抗菌薬治療を行うことが勧められてきた．ところが，2007年のAHAガイドラインやその後のESCガイドラインでも，
- 人工弁
- IEの既往
- 一部の先天性心疾患
- 移植心で弁膜症のあるとき

……などハイリスクのときのみ予防治療を行うことを勧めた．

□ 2008年にNICE（英国国立医療技術評価機構）はさらに踏み込んで，ハイリスクも含め，いっさいの予防的抗菌薬投与の中止を勧告し，歯科医のほとんどはこの勧告に従った．かくして，アモキシシリンの使用頻度は90％以上減少した．

□ しかし，2014年のLancetに，予防的抗菌薬の中止時期に一致したIEの漸増が報告された（図1．Dayer MJ. Lancet 2015）．

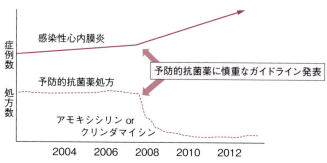

図1 抗菌薬の予防的投与の中止勧告とIEの増加

□ この「予防投与の減少を契機にIEが増加している」ことを示す報告から，「予防的抗菌薬も捨てがたい」という方向に揺り戻しが起きた．
□ 2016年のESCのガイドラインでは，

抗菌薬の予防投与としては……
- 心疾患からみたクラスⅡa
  - a．TAVIなど経カテーテル的治療を含む人工弁術後，および弁修復に人工物が使われているもの．生体弁も該当しそうだ．
  - b．IE既往があるとき
  - c．チアノーゼを伴う先天性心疾患において，人工物を伴う修復を受けたあと術後6ヵ月以内．シャントや弁逆流が残るときは6ヵ月以後も予防投与を行う．
- 歯科治療からみたクラスⅡa
  歯肉や根尖周囲の処置，あるいは口腔粘膜の穿通を要するもの

- □ IE は 1 人では診療できない。このガイドラインの末尾に「感染症専門医，微生物学者，循環器科医，画像検査の専門医，心臓外科医，さらに可能なら先天性心疾患専門医が集まって診ること」とある。
- □ あらたな本邦のガイドライン（JCS 2017）ではこうした経緯に基づいて，「ベースの心疾患がハイリスク」なら「手技・治療が中等度以上のリスク」に応じて予防投与を勧めている。
- □「ベースの心疾患が中リスク」だと「弱く推奨」と書いてあり，予防的抗菌薬の推奨レベルが少し落ちる（図2）。「弱く推奨」という表現は，「少しだけ大喜びした」というのと似て，日本語として馴染みにくいが，つまり「微妙」という意味だろう。

		心疾患としてIEへのリスク	
		高リスク群	中リスク群
手技・治療のIEへのリスク	高い	強く推奨	行ったほうがよい
	やや高い	行ったほうがよい	投薬可・IE既往では推奨
	中等度	投薬可・IE既往では推奨	推奨しない
	低い	推奨しない	推奨しない

図2　予防的抗菌薬の推奨レベル

- □「心疾患としてのIEのリスク」と「手技・治療のIEへのリスク」の2点から状況を把握する。後者のほうは直感的にはわからないこともある。実際の患者に遭遇したら，ガイドラインを開かれるべし。
- □ 標準的な予防的経口抗菌薬としては，下記のものが挙げられている。
  - ▶ アモキシシリン 2 g 1 回 処置の 1 時間前

19　弁　膜　症

> 心房中隔欠損は症状がなくても手術を勧める。手術を考える心室中隔欠損は成人では出会わない。僧帽弁閉鎖不全と大動脈弁閉鎖不全は「手術しかない」と「手術はない」の間に「今でなくても」というグレイゾーンが広い。

病態・診断・対処

● 病　態

□ 内科で出会う先天性弁膜症は……
- ● 心房中隔欠損（atrial septal defect：ASD）：成人では最も頻度が高い。若年なら無症状，高齢者では心不全あり。
- ● 心室中隔欠損（ventricular septal defect：VSD）：2番目に多い。Eisenmenger症候群のVSDには，この20年に1度出会った。

□ 後天性の弁膜症
- ● 僧帽弁狭窄症：リウマチ熱（溶連菌感染）の後遺症として現れる弁膜症はこれに尽きる。大動脈弁が傷害されているとしても，僧帽弁狭窄に合併したもの。衛生状態に依存して発症するらしく，リウマチ熱はほぼゼロになった。わが国では新規のリウマチ性弁膜症は発症しない。遭遇する患者は高齢者。
- ● 僧帽弁閉鎖不全症：はっきりした誘因を説明できない弁自体の変性が多い。リウマチ性病変・感染性心内膜炎・僧帽弁逸脱から進展した弁組織の破損によるもの，あるいは虚血性心疾患などを契機に腱索断裂や乳頭筋不全による弁支持組織の病変などで説明されるものもある。心不全で心腔拡大に伴う二次性のものもある。
- ● 大動脈弁狭窄症：大動脈弁狭窄症は2種類。1つは先天性の二尖弁を背景に，40歳代から症状が出現するもの。もう1つは加齢に伴う硬化性病

変。先天性やリウマチ性もあるが，弁の石灰化と硬化によるものが大半を占める。
- 大動脈弁閉鎖不全症：ほとんどが動脈硬化性や大動脈疾患による。
- 三尖弁閉鎖不全症：心不全や肺高血圧症に伴う二次性が多い。機序がよくわからないものもある。通常，右心系の逆流は左心系ほど切実でない。

● 治療の考え方

□ 弁膜症そのものに，気の利いた薬物治療はない。病勢の進行を緩徐にしてQOLを維持するとか，開心術やTAVIなどの経カテーテル的治療までのつなぎにとどまる。

薬物治療の実際

● 僧帽弁狭窄症

□ かつては「心房細動の出現に伴って肺うっ血が進行し，呼吸困難が出現する」ケースによく遭遇した。経皮的僧帽裂開術（PTMC）は条件があって，対象は限られていたが，近年は疾患そのものが少なくなったので激減している。
□ 僧帽弁狭窄症だけで閉鎖不全症を合併していなければ，左室の拡大や心不全はきたしにくい。閉鎖不全とは異なり，自覚症状がないうちに侵襲的治療を行う必然性は低い。
□ 僧帽弁口面積 $1.5 \mathrm{~cm}^2$ くらいまでは症状が少なく，それ以下では息切れが現れる。
□ 心房細動の発作で入院するようなことがあれば，手術が考慮されてきた。その前に内科的に落ち着かせる必要がある。入院してきたら，酸素を投与して血管確保。
□ 心房細動に伴う心拍数増加のため，十分な拡張時間をとれなくなる。拡張期の短縮は肺うっ血をまねく。うっ血が顕著で緊急性があれば直流通電によって洞調律化を試みてもよいが，心房への負荷が多く，血行動態も不安定な状況で，洞調律維持に大きな期待はできない。
□ 本来は左室機能の障害のない僧帽弁狭窄症なので，陰性変力作用はあっても房室伝導抑制効果に勝るベラパミルやβ遮断薬を優先するほうが合理的である。しかし，肺うっ血症状と左心不全とを明解に分けられなかった歴史的かつ心情的な背景があって，薬物によるレートコントロールにはジギタリスが尊重されてきた。

- ☐ 今はジギタリスを第一選択にする必然性はないが……
  - ▶ ジゴキシン（ジゴシン®注）1 アンプル（0.25 mg）を側管から 3 分かけて緩徐に投与する
- ☐ 2〜5 時間後の心室レートがまだ 110/min 以上なら……
  - ▶ ジゴキシン（0.25 mg）1 アンプルを側管からワンショットで追加投与
- ☐ レートコントロールにジギタリスは頼りにならない。
- ☐ かなり急いで心拍数を下げたいときも，PSVT など頻拍そのものを止める状況とは異なる。急に血中濃度を上げる意味はない。
  - ▶ ジルチアゼム（50 mg）の 3 アンプル（150 mg）を 5％ブドウ糖で 50 ml に薄める。体重 50 kg なら 1 ml/hr で 1 μg/kg/min。5 ml/min（5 μg/kg/min）で開始 効果を見て増減。1〜15 μg/kg/min が治療域
- ☐ ベラパミルなら……
  - ▶ ベラパミル 1 アンプル（5 mg）を生理食塩水で 10 ml にし，5 分かけて半量を投与する。心拍数の低下が不十分なときは全量を投与
- ☐ β遮断薬の静注もよい。プロプラノロールが一般的だったが，今は短時間作用型のランジオロールも優れた選択である。
- ☐ 体液の貯留がなくても，利尿薬による前負荷の軽減は肺うっ血の改善に有用。
  - ▶ フロセミド（20 mg）1 アンプルを側管より投与
- ☐ 利尿薬にニトログリセリンなどの血管拡張薬を加えれば，前負荷の低下は大きいが，ほとんどは利尿薬までで間に合う。
- ☐ 僧帽弁狭窄症のみでも血栓ができやすいのに，これに心房細動が加わると余計に血栓塞栓症のリスクは高まる。
  - ▶ ワルファリンによる抗血栓療法を開始
- ☐ 非弁膜症性 AF という言葉は「僧帽弁狭窄症でない」という意味。僧帽弁閉鎖不全症や大動脈弁狭窄症があっても「非弁膜症性 AF」であって，「弁膜症性 AF」ではない。僧帽弁狭窄症のときの左房内は，並の AF より凝固亢進状態であり，DOAC では間に合わないという発想による。
- ☐ 抗凝固療法は，ワルファリンなら PT-INR の目標値は 2.0〜3.0 とし，2.0 をつねにクリアする。非弁膜症性 AF を適応とする DOAC は用いられない。抗凝固療法は洞調律化した後も継続。
- ☐ 侵襲的治療を考慮して，心臓カテーテル検査を含めた精査のスケジュールを立てる。
- ☐ 内科的なフォローの適応となれば……
  - ● 洞調律で肺うっ血もなければ，継続的投薬なしでもほとんど大丈夫。しかし心情的な理由からか，フロセミドが投与されることが多い。抗凝固療法は必須。

- 洞調律の僧帽弁狭窄症にジギタリスを投与するのはおかしい。僧帽弁狭窄症では左心機能は障害されない。ジギタリスは心房細動中の拡張期を延ばして，左房から左室に十分な血液を移動させるために用いる。
- 心房細動を伴うときの処方例：
  ▶ ジゴキシン（0.25 mg）1 錠 分 1 朝
  ＋フロセミド（20 mg）1 錠 分 1 朝
□ レートコントロールが不十分なら，β遮断薬やベラパミルを単独，あるいは併用で。心不全のジゴキシンは 0.125 mg/日で十分だが，レートコントロールにはもの足りない。

● 僧帽弁閉鎖不全症

□ 逆流性弁膜症は僧帽弁閉鎖不全症にしろ，大動脈弁閉鎖不全症にしろ，容量負荷が蓄積的な左室の障害をもたらす。
□ 僧帽弁閉鎖不全症の手術適応は，弁の障害が弁置換を必要とするか，弁形成術で間に合うかどうかによって異なる。
  - 弁形成術可能なら，症状が軽いうちから適応。
  - 弁置換なら，左心機能にちょっと不安を感じるまでなかなか手術に踏み切れないが，左室機能に余力のある時期の手術が望ましい。
□ どういう症例が手術適応か悩むのは時間の無駄。手術する外科医の事情がある。外科医は「術後の結果」で内科医を説得する。心不全で入院したことがあるのなら，たぶん手術してもらうのがよい。経カテーテル的 mitral clip は一部の患者では開心術に代わる選択肢となる。
□ 僧帽弁閉鎖不全症も心房細動になりやすいが，血栓塞栓症のリスクは狭窄よりかなり低い。
□ 利尿薬により循環血液量を減らし，血管拡張作用のある薬剤が用いられる。いずれも心仕事量を軽減する。
□ 左室機能障害や心房細動を認めれば，ジギタリスも用いる。
□ これらの姑息的薬物治療を漫然と続け，左心機能に不可逆的な障害が生じることは望ましくない。
□ 処方例：
  ▶ フロセミド（20 mg）1 錠 分 1 朝
  ＋テルミサルタン（40 mg）1 錠 分 1 朝
  ＋硝酸イソソルビド（20 mg）2 カプセル 分 2
□ ACE 阻害薬や ARB に意味があるかというと，断定的な結論はない。逆流量を減らすという報告はある（Strauss CE. J Heart Valve Dis 2012）。高血圧があるなら，降圧を介したメリットはあるだろう。

- □ 硝酸イソソルビド 分2では十分に血中濃度が低下する時間帯がないので，不適切な使用法であるという見方もある．高血圧がないときは，「悪くはなかろう」という淡い期待をもって使われることもあるだろう．意味があるのかないのか，わからない．
- □ 硝酸薬の耐性を考慮した投与法を挙げると……
    - ● 通常1日2回の服用が指示されている薬剤を1日1回にする．
    - ● 心不全なら夜間のみの使用，狭心症なら昼間のみ使用とする．
- □ 心房細動があるとき……
    - ▶ フロセミド（20 mg）1 錠 分 1 朝
    - ＋バルサルタン（20 mg）1 錠 分 1 朝
    - ＋ジゴキシン（0.25 mg）1 錠 分 1 朝
    - ＋ACE 阻害薬と ARB のどれを使うかは好みで選ぶ
- □ 心房細動のレートコントロールがジギタリスのみでは不十分なとき……
    - ▶ フロセミド（20 mg）1 錠 分 1 朝
    - ＋ロサルタン（25 mg）1 錠 分 1 朝
    - ＋ジゴキシン（0.25 mg）1 錠 分 1 朝
    - ＋ベラパミル（40 mg）3 錠 分 3
- □ レートコントロールを目的としても，β遮断薬は陰性変力作用があるために使いにくい．ベラパミルなら大丈夫なのかというとそうでもないが，気分的にβ遮断薬は遠ざけられている．

● 大動脈弁狭窄症

- □ 無症候性で圧較差や弁口面積の狭小化が軽いものは，経過観察．大動脈弁口は正常では 4 cm^2．多少の狭窄では症状も圧負荷も生じない．
- □ 狭窄性弁膜症に対して心臓はかなり耐えられるが，ある時点から急激に心不全になる．TAVI の進化が速いので，適応もどんどん変化している．
- □ 大動脈弁狭窄症の重症度は弁口面積と圧較差によって決まるはずだが，年齢や活動度との兼ね合いがあるので，何がベストの治療かなかなか見極められない．高齢者で無症状なら予後は良いと考えられている．
- □ 大動脈弁狭窄症に有効な薬物治療はない．心不全を呈し，手術を忌避あるいは不能となった患者では，やむを得ず利尿薬などを用いる．
- □ 血管拡張薬はときに大きなリスクとなる．心拍出量が少ないとき，ショックを生じやすくなる．これを知ったうえで，RAS 抑制薬を降圧目的に使用することは可能である．
- □ RAS 抑制薬や脂質異常の治療が大動脈弁狭窄症の進行を抑制するのではないかという検討もあったが，ポジティブな結果は得られていない．

□ 心不全になっても，入院するとなんとなく元気になって退院できる例は多い。安静がもたらす心仕事量の低下は有効な治療。

● 大動脈弁閉鎖不全症

□ 左室径や EF の絶対値ではなく，その変化に注目する。
□ やむを得ず薬物治療を行うときは，利尿薬と血管拡張作用を有する薬剤が用いられる。処方例として……
  ▶ フロセミド（20 mg）1 錠 分 1 朝
  ＋硝酸イソソルビド（20 mg）2 カプセル 分 2
  ＋カンデサルタン（12 mg）1 錠 分 1
□ RAS抑制薬が逆流性弁膜症そのものに意味があるという証拠はない。あくまで「悪くはなかろう」というイメージで使われる。

20 大動脈解離

> 大動脈瘤や大動脈解離に出会う頻度は高くなった。虚血性心疾患を治療するつもりで入院したら，腹部大動脈瘤や内頸動脈の狭窄が見つかる。大動脈瘤の術前検査では冠動脈疾患が見つかる。血管はつながっている。

病態・診断・対処

● 病　態

☐ 大動脈解離は珍しくない。胸腹部痛の患者をみたら大動脈解離を念頭に置く。胸痛を訴えて受診した患者の1％という数字がある(Launbjerg J. Cardiology 1996)。

☐ 大動脈解離は高血圧と密接に関係する。基本は「高血圧なくして大動脈解離なし」。血圧が10 mmHg上昇すると，リスクは2.4倍に増える(Strachan DP. Br J Surg 1991)。

☐ ということは，血圧が40 mmHg高いと，およそ30倍のリスク。Marfan症候群など高血圧以外の病態も原因となる(7％)。

● 診　断

☐ 診断は，
- 持続性胸痛(59％)，背部痛(19％)，および腹痛(10％)。
- 血圧の上下差や左右差が現れる頻度は低い。
- 胸部X線で大動脈弓の拡大/突出があれば，可能性はある。しかし，高齢者の大動脈はしばしば屈曲・拡大している。
- 早めに造影CT。

☐ 真腔と偽腔を分ける壁をintimal flap(解離内膜)と呼び，しばしば狭いほう

が真腔。
- □ 上行大動脈に解離があるとき，レベルの高いエコーが要求される。心電図と採血データで虚血性心疾患をルールアウトする。
- □ 合併症：
  - ● ショック
  - ● 心タンポナーデ
  - ● 大動脈弁閉鎖不全
  - ● 分枝閉塞による臓器虚血

● 治療の考え方

- □ Stanford 分類(表1)は治療方針との関連が明確だ。ただし，長い習慣からか，「Stanford A 型で，DeBakey で I 型」と言う人もいる。

表1　Stanford 分類

A 型	上行大動脈に解離あり……ほかの部位の解離があってもなくてもよい
B 型	上行大動脈に解離なし……ほかの部位の進展度は考慮しない

- □ なぜ Stanford の分類が核心をついているのか？
  - ● 上行大動脈に解離があれば，頭部に向かう重要な動脈や冠動脈を含む病変となり，リスクが大きい。例外がないわけではないが……
  - ● Stanford A 型 → 手術適応
    Stanford B 型 → 保存的治療

という割り切ったルールができる(表2)。複雑な分類なら誰でも作れる。こうした「簡単な分類」を作るのが難しい。

表2　大動脈解離の治療

- ● A 型解離：
  - ・偽腔開存型(血栓閉塞以外)は外科手術がクラス I の緊急事態
  - ・偽腔閉塞型でも重症合併症(偽腔の破裂，再解離，心タンポナーデ，脳循環障害，大動脈弁閉鎖不全，心筋梗塞，腸管虚血，四肢血栓塞栓症など)があれば手術がクラス I
  - ・無症候の偽腔閉塞型は外科治療か内科治療かは微妙で，手術はクラス IIb
- ● B 型解離：
  - ・重症合併症があれば手術がクラス I。合併症なしなら，偽腔開存型も偽腔閉塞型も内科治療がクラス I
  - ・薬物治療で疼痛が残るなら手術もクラス IIa

詳細は日本循環器学会の「大動脈瘤・大動脈解離診療ガイドライン」(2011年改訂版)を参照。

- □ ところで，この定義でいけば「大動脈弓部のみの解離」はB型になる。腕頭動脈・左総頸動脈・左鎖骨下動脈という大事な枝が出ている部位なのに，なぜ保存的治療を選ぶB型なのだろう？
- □ 大動脈解離の発症パターンとして，「大動脈弓部のみの解離に出会わない」という事情によるのだろう。
- □ 血栓閉塞型解離（偽腔閉塞型解離）をどう扱っていいか悩む。症状からみて急性に発症した大動脈解離と思われても，偽腔が血栓で閉塞しているものが稀ならずある。ときに再解離する。
- □ 大動脈解離に合併する心筋虚血は5〜10%。上行大動脈の解離は右前方に多く，右冠動脈の虚血が生じやすい。

薬物治療の実際

- □ 手術適応でない大動脈解離に対する薬物治療は……
  - 収縮期血圧をできるだけ下げて，解離の進行と破裂を防止。
  - 血圧の継続的モニター：収縮期血圧を100〜120 mmHgにする。
  - 繊細な調節ができるように静注薬が基本。
  - 心拍数を上昇させない薬剤を選ぶ：血管壁は防波堤，波の力が強いだけでなく，波が来る回数が多いほど壊れやすい。
  - 心拍数が高めならβ遮断薬で下げる。
  - 急性期の1週間前後継続。
- □ 急性期にはカルシウム拮抗薬のニカルジピンが用いられる。なぜ，ほかの血管拡張薬ではないのか？
- □ 治療の目的は心臓の負担を減らすことではなく，血管の負担を減らすことにある。ジヒドロピリジン系カルシウム拮抗薬で動脈だけを拡張させ，静脈や心筋に触らないほうが管理しやすい。
- □ ニトログリセリンは動脈も開くが，容量血管（静脈）の拡張により前負荷が減る。静脈還流量を増やして心拍出量をやり繰りしている心臓なら，心拍出量が落ちてくる可能性がある。心拍数も上昇するかもしれない。
- □ PDEⅢ阻害薬では血管拡張作用で大動脈の負担を減らしても，強心作用で心拍出量を増やす。血圧はあまり低下せず，心拍数は不変か，やや上昇。
- □ カルペリチドはどうかといえば，悪くはない。心拍数は上がらないし，血圧も下がる。心不全のときより多めの用量になるだろう。

＊ ＊ ＊

◎選択1◎ニカルジピン

- □ 胸腹部痛があるB型偽腔開存型。収縮期血圧160〜180 mmHg，心拍数50〜80/min，体重50 kgとして……

- ▶ ニカルジピン（ペルジピン®）原液を 6 ml/hr で開始
   2 μg/kg/min に相当する
- ＋塩酸モルヒネ®（10 mg/1 ml）1 アンプルをブドウ糖か生理食塩水で 10 ml に希釈し，側管から痛みが弱ければ 2 ml，強ければ 5 ml を投与
□ 収縮期血圧が高めなら（例えば，＞160 mmHg），維持投与の前に 1，2，あるいは 3 ml を 0.5 ml/min で投与。この投与速度に深い意味はない。「様子を見ながら」という意味。
□ ニカルジピンは，高血圧緊急症では 0.5〜6 μg/kg/min で維持すると添付文書にある。投与量が増えても，血圧をコントロールできればよい。5〜10 分後の血圧が 120 mmHg を超えていれば，
- ▶ ニカルジピン原液で 10 ml/hr（3.3 μg/kg/min）に増量
収縮期血圧 100〜120 mmHg となるように調節する。
□ ニカルジピンは心拍数への影響は少ない。末梢からの投与では静脈炎を起こしやすい。末梢から長期間投与するなら，生理食塩水か 5％ブドウ糖で薄める。

* * *

◎選択 2 ◎ジルチアゼム
□ 収縮期血圧 120〜160 mmHg，心拍数がやや高め 80〜100/min，体重 50 kg として……
- ▶ ジルチアゼム 5 μg/kg/min で開始
   ・10 mg/V の 3 バイアルを全量 10 ml に溶解すれば持続注入器にて 5 ml/hr
   ・50 mg/V の 3 バイアルを全量 50 ml に溶解すれば 5 ml/hr
   ・250 mg/V なら 1 バイエルを溶解して全量 83 ml にして 5 ml/hr
□ 降圧が目的のジルチアゼムは 5〜15 μg/kg/min での維持が目安。10 分後の血圧が 120 mmHg を超えていれば，
- ▶ ジルチアゼムを 10 μg/kg/min に増量
収縮期血圧 100〜120 mmHg となるように調節。
□ ジルチアゼムによる血圧降下作用はマイルドだが，心拍数を下げる（陰性変時）作用を利用する。
□ 治療開始時や必要に応じて上記の 10 ml（10 mg）を緩徐に静注。

* * *

◎選択 3 ◎ニトログリセリン
□ ニカルジピンが見当たらないか，硝酸薬に使い慣れているなら。
□ 収縮期血圧＞150 mmHg で強力に血圧を下げたいときの静注薬は，体重 50 kg として……
- ▶ ニトログリセリン原液（0.05％）を 3 ml/hr で開始
上記のニトログリセリンの量は 0.5γ（μg/kg/min）。収縮期血圧が高くても

（例えば，180 mmHg），漸増するほうが安心。
- □ 10分経過して，血圧がまだ120 mmHg以上なら……
  - ▶ 5分後にニトログリセリン5 ml/hrに増量

  まだ120 mmHg以上なら……
  - ▶ さらに10分後にニトログリセリン7 ml/hrに増量
- □ ニトログリセリンの効果には個人差がある。循環血液量の変化によって，効果も変動する。ニトログリセリンのように血管拡張作用の強い薬剤では，心拍数が高めになりやすい。
- □ ジルチアゼムあるいはニカルジピンとの併用も可。ジルチアゼムの陰性変時作用も都合が良い。
- □ 心拍数の抑制および降圧を目的として，β遮断薬も使用される。以前はβ遮断薬を静注で使用することは稀だったが，最近は慣れている施設が多い。大動脈解離に対しては選択肢となる。
- □ ランジオロールの持続投与の用量を記載したテキストは少ない。

  添付文書上「心機能低下例における下記の頻脈性不整脈」ではかなり控えめの量（1 μg/kg/minで開始）になっている。

  心機能の心配がないのなら，次の「手術後の循環動態監視下における下記の頻脈性不整脈に対する緊急処置：心房細動，心房粗動，洞性頻脈」の適応に沿うほうが速い。
  - ▶ ランジオロール塩酸塩として，1分間0.06 mg/kg/minの速度で静脈内持続投与
  - ▶ その後，0.02 mg/kg/minの速度で静脈内持続投与を開始
  - ▶ 5〜10分を目安に目標とする徐拍作用が得られない場合は，1分間0.125 mg/kg/minの速度で静脈内持続投与した後，0.04 mg/kg/minの速度で静脈内持続投与

  投与中は心拍数，血圧を測定し0.01〜0.04 mg/kg/minの用量で適宜調節する。
- □ β遮断薬の降圧効果は小さい。降圧を弱めに，心拍数を低下させたいときは単独で使用できる。
- □ ランジオロールがなければ，プロプラノロールを使う。プロプラノロールについても持続投与の用量を記載したテキストは少ない。
  - ▶ プロプラノロール0.02 mg/kg/hr

  1アンプル2 mg/2 ml。体重50 kgでは1日に12アンプルになる。そんなに長期間使うのを見たことがないので。
- □ 経口のβ遮断薬をベースにおいて，細かい血圧の調節は静注のカルシウム拮抗薬やニトログリセリンで行ってよい。経口ならプロプラノロールを使えるが，ビソノテープも選択できる。

　　　　　　　　＊　＊　＊

◎選択 4 ◎ RAS 抑制薬とβ遮断薬
□ 入院して種々の検査データがそろい，経静脈的薬物投与を開始してから，
　▶ カンデサルタン（4 mg）1 錠
　　ビソプロロール（2.5 mg）1 錠
　　両薬剤を投与
□ 急性期は静注薬でのコントロールが主体であり，経口薬の投与量は少なめから開始。カンデサルタンは 2，4，8，12 mg と用量設定が細かいところがよい。ただし，院内には 1 つか 2 つの用量のものしかないことが多い。
□ 来院直後にはデータが揃っていない。経口薬は効果発現までに時間もかかる。あわてて投与しなくてもよい。
□ 初期の病態と薬物治療への反応に応じて……
　▶ カンデサルタン（8 mg）1 錠
　　＋ビソプロロール（5 mg）1 錠
　　＋ニフェジピン徐放剤（20 mg）1 錠
□ 血圧と心拍数のさらなるコントロールをねらって……
　▶ カンデサルタン（12 mg）1 錠
　　＋ビソプロロール（5 mg）1 錠
　　＋ニフェジピン徐放剤（40 mg）1 錠
□ 大動脈解離の急性期も慢性期も，血圧と心拍数を下げられるなら，どんな薬剤でも結果に差はない。

21　肺血栓塞栓症

この20年で肺塞栓症に対する意識がだいぶ高まってきた。意識が高まると，下肢の深部静脈血栓(DVT)も見つかるようになった。肺血栓塞栓症は，マイナーな疾患から日常的な疾患になった。もう再発しないかと思っても再発する。

病態・診断・対処

● 病　態

□ 肺血栓塞栓症のハイリスク群とは……
　1）血流停滞：長期臥床，肥満，妊娠，心肺疾患，下肢麻痺，下肢ギプス包帯固定，加齢
　2）血管内皮障害：各種手術，外傷，中心静脈カテーテル留置，血管炎，抗リン脂質抗体症候群，膠原病，喫煙，高ホモシステイン血症
　3）血液凝固能亢進：悪性腫瘍，妊娠・産後，外傷，骨折，熱傷，薬物(経口避妊薬，エストロゲン製剤など)，抗リン脂質抗体症候群，プロテインC欠乏症，プロテインS欠乏症

□ 先天性血液凝固能の亢進はわが国では少ないが，抗リン脂質抗体症候群はたまにいるらしい。「流産を繰り返す女性で抗リン脂質抗体症候群を疑う」というイメージでいると，高齢者では調べるのを忘れがち。

● 診　断

□ 肺塞栓症の診断としていくつかのクライテリアが提案されている。そのなかの1つ，Wellsの基準はそのスコアに応じた動き方も教える。
□ 呼吸困難と胸痛はそれぞれ70％，50％くらいに認める。どちらの症状もなければ急性肺塞栓症は否定できそうだが……

- 失神が最初の徴候である重症例（20％）
- 動悸（20％），発熱（10〜20％），咳嗽（10％〜），喘鳴（14％），冷汗（8％，25％），血痰（6％）

……という記載がある（JCS 2017）。

□ 肺血栓塞栓症でみられる心電図所見はどれも特異性に欠けるが，基本は右心負荷所見である。
- 右軸偏位　　　　　　7％
- S I Q III T III　　　　12％
- V_1〜V_4の陰性 T 波　42％
- V_5, V_6の深い S　　7％
- 右脚ブロック型の変化（V_1の rSR′ など）　15％
- 洞頻脈

（Stein PD. Prog Cardiovasc Dis 1975）

□ 右軸偏位や右室負荷のクライテリアは満たさなくても，右軸方向へのシフトと心拍数上昇はほぼ必発。

□ D ダイマーの結果を待たずに画像検査を行うことも多い。肺塞栓症発症直後はフィブリンがまだ壊れていないから，D ダイマーが上昇する時間がない。D ダイマーから重症度を知ることはできない。

□ どれか 1 つでもそれらしければ確度は高い。
- 心エコー：右室拡大があれば診断的。急性期はしばしばそれほど目立たない。
- 造影肺動脈 CT：情報は多い，必須に近い。
- 換気・血流肺シンチ：情報にはなるが最近はほぼ行われない。

> *In principle*
> 肺血栓塞栓症の心電図：I 誘導の R 波減高＋心拍数やや高め。

● 治療の考え方

□ 重篤例はしばしば致死的であるため，真の発症頻度を知ることは難しい。病院にたどりつけたら，多くは内科的に対処できる。

> *In principle*
> 急性期の肺塞栓の治療の鍵は，悪化させない，再発させないということ → さらなる血栓形成を抑える。

□ 肺塞栓症の血栓は線溶系の亢進で徐々に消失する部分が多い。繰り返すと

きは，血流欠損が残る。
- □ 抗凝固療法が適切に行われれば予後は良いが，不十分な治療では血行動態が落ち着いていても再発する。抗凝固療法なしでは21人中7人に再発死を認め，抗凝固療法を行えば0%と報告されている(Ota M. Circ J 2003)。
- □ 基本は(JCS 2017)……
  1）血圧安定＋右心機能障害なし → 抗凝固療法を第一選択とする。
  2）血圧安定＋右心機能障害あり＋心筋バイオマーカー陽性 → 循環動態の悪化があれば血栓溶解療法を考慮。
  3）ショックや低血圧が遷延 → 禁忌例を除いて，抗凝固療法に加えて血栓溶解療法を第一選択とする。
- □ 心筋バイオマーカーはトロポニンとBNP。心エコーで右心機能不全を疑っても，バイオマーカーの動きが小さいなら血栓溶解療法は考慮されない。
- □ 深部静脈血栓症下大静脈フィルターは，海外より日本で多く用いられていた。肺塞栓を減らすが，その後の静脈血栓は増やすという報告があり，最近は使用される頻度が激減，ほぼ行われることがない。
- □ 近位部の症候性DVTの治療において，DOACに加えて血栓内血栓溶解薬治療(tPA)＋血栓を迅速に除去するカテーテル治療併用の効果が検討されたが，血栓後症候群について有意な改善はなく，大出血が増えている (Vedantham S. N Engl J Med 2017)。
- □ なお，下肢のDVTのうち膝下のみに血栓を認める末梢型は抗凝固療法の対象ではない。探せば高頻度に見つかり，肺塞栓症の原因とはなりにくい。

薬物治療の実際

● ヘパリンの投与量

- □「絶対にこの量で」というルールはない。「状況の緊迫度」により加減する。肺塞栓ができているなら，ワンショットをまず行うことが重要である。
  - ▶ massiveな血栓ができているとき，ともかく体重換算なしでなら
    5,000 Uをワンショットで静注＋維持量 1,000 U/hr

  あるいは，体重を考慮するなら，
  - ▶ 80 U/kgをワンショットで静注＋維持量 18 U/kg/hr
- □ 高齢者ではこの用量は多すぎると感じるなら，維持量 12 U/kg/hrも勧められる。
- □ 治療開始6時間後に活性化部分トロンボプラスチン時間(aPTT)を測定する。投与量を変更したら6時間後にaPTTを測定する。
- □ ヘパリンの投与期間にルールはない。5日間と10日間でどう違うかの検討

では，再発率は 7.1% と 7.0% と差はなかった(Hull RD. N Engl J Med 1990)。
- □ この試験で，5日間コースはワルファリンを最初の日から開始し，10日間コースでは5日目から開始されている。
- □ 経口の抗凝固療法にきちんとつながっていれば，ヘパリン治療の期間は予後に大きな影響をもたないことがわかる。
- □ そのほか，整形外科手術後の予防がおもな適応だが，有効と思われるのは……
  - ● 合成 Xa 阻害薬：フォンダパリヌクス(アリクストラ®)。2011年より使用できるようになった。
- □ 一方，低分子ヘパリン(フラグミン®)の効果は個体差が少なく，半減期が長い。通常の未分画ヘパリンと同等以上の血栓進展抑制効果と血栓の消退が確認されているが，予防のみの認可となっている。
- □ 大きな肺塞栓症では血行動態の悪化もみられる。血圧の低下や乏尿などがあれば，カテコラミンも使用される。PDEⅢ阻害薬も含め，「肺塞栓症ではこう使う」という指針はない。

■ 最近は DOAC

- □ DOAC 4剤のうち3剤が DVT と肺血栓塞栓症の適応を得ている。おおむね出血合併症が少なく，再発予防にも優れている(Hokusai-VTE Investigators. N Engl J Med 2013)。
- □ DOAC を中心にした治療と予防がメインになりつつある(表1)。

表1 肺塞栓症での DOAC の投与量

	エドキサバン	リバーロキサバン	アピキサバン
静注薬の先行	基本あり	なしでも可	なしでも可
強化期間	なし	3週以内/30 mg 分2	1週以内/20 mg 分2
維持期間	60 mg 分1	15 mg 分1	10 mg 分2
減量基準	あり	なし	なし

● tPA を使う

- □ ヘパリンや経口抗凝固薬で逃げ切れるかどうか不安なときは，tPA を使う「心のスタンバイ」をしておく。
  - ▶ モンテプラーゼ(クリアクター® 80万U および 160万U)をそれぞれ生理食塩水 10 ml あるいは 20 ml に溶解。13,750〜27,500 U/kg を2分間で投与する

▶ 体重 50 kg ならおよそ 70 万～140 万 U
▶ 続いて，上記の溶解液 8.5～17 ml を 2 分間で投与

☐ 血栓溶解療法でどのくらい改善するかは，かなり少数での検討しかない。重症例は治療なしでは高率に致死的であり，試験を行うことが倫理的にできない。tPA の作用時間を考慮して，時間を置いてからヘパリンを開始するか，そのまま併用するか，決まりはない。凝固系や血小板凝集能のリバウンドに備え，ひと呼吸置いてヘパリンを再開したい気もするが，添付文書に「クリアクター投与 6 時間以内のヘパリン投与は脳出血が増える」とある。

☐ tPA は禁忌がいろいろある。以前の ESC の Task Force Report では，重症肺塞栓症における血栓溶解療法の絶対禁忌として，「頭蓋内，体内に出血あり」が挙げられている（Eur Heart J 2000）。

☐ さらに，相対禁忌は以下の 4 項目を含む。
- 血圧のコントロール不良（>180/100 mmHg）
- 「10 日以内の消化管出血・大手術・出産・生検・圧迫不能部位の穿刺」，「15 日以内の外傷」，「1 カ月以内の脳外科・眼科手術」，「2 カ月以内の脳梗塞」，「最近の心肺蘇生」
- 血小板＜10 万/m^3，PT＜50％
- 妊娠中・感染性心内膜炎・糖尿病性出血性網膜症

☐ 最新の ESC の Task Force Report にはこれに関連したリストはない（Euro Heart J 2014；35：3033）。禁忌とすべきものが多岐にわたるので，個別にとりあげにくいのかもしれない。

症例からのアプローチ

Case 1

64 歳の女性。20 年来，関節リウマチのためプレドニン®や消炎鎮痛薬を服用。昨日，突然に呼吸苦が出現。今日も胸部不快と呼吸苦が続き，入院となる。右下腿の表在静脈の怒張あり。心拍数 79/min の洞調律，右軸偏位。胸部 X 線の CTR 57％。酸素 2 L/min を開始。心エコーでは心腔拡大や壁運動低下はないが，右室収縮期圧 54 mmHg（正常は 15～30 mmHg）と肺高血圧を疑う。胸部 CT でも両側肺動脈の拡張と血栓を認める。

☐ 肺塞栓症を疑ったら……

- ヘパリン禁忌の気配がなかったら，積極的にヘパリンを使う施設がある。
  ▶ ヘパリン 5,000 U を静注
☐ 肺血栓塞栓症の診断がついたところで，ベースラインの凝固学的検査（aPTT，PT，TT，ATⅢ，フィブリノーゲン，Dダイマー，FDP，抗リン脂質抗体，抗カルジオリピン抗体，ループスアンチコアグラント，STS など）を行い……
  ▶ エドキサバン（リクシアナ®）60 mg 分 1
☐ リクシアナの「効能・効果に関連する使用上の注意」には「急性期への適切な初期治療（ヘパリン投与等）がなされた後に投与すること」となっている。これは「短期間でもヘパリンの投与を先行させることが原則」という意味ではない。たぶん酸素投与も初期治療に含まれる。
☐ 効果発現の速やかさを考慮して，ヘパリンなしでエドキサバンを開始されることも多い。最近のフォンダパリヌクスと「ヘパリンなしでエドキサバン開始」の比較では，深部静脈血栓症にも肺塞栓症にも近似する有効性を認めている（Hisatake S. Circ J 2017）。
☐ アピキサバンでもリバーロキサバンでも，同様な効果が期待される。これらは心房細動のときよりも投与量が増える。

＊　＊　＊

●状況 1● aPTT ではヘパリンの効果が発揮されているのに，ACT の延長がぱっとしない―
☐ 患者は特異的な凝固機能を有しているのだろうか？
☐ たぶん，そうではないだろう。凝固機能の評価，特に ACT は試験管のサイズや温度などさまざまな因子に影響される。
☐ 落ち着いていれば，ヘパリンにこだわる理由はない。ヘパリン使用後であれば，維持量から DOAC を開始。
  ▶ アピキサバン（エリキュース® 5 mg）2 錠 分 2
  あるいは
  ▶ リバーロキサバン（イグザレルト® 15 mg）1 錠 分 1
☐ もしワルファリンを使うなら，JCS 2017 では肺血栓塞栓症の急性期には PT-INR 1.5〜2.5 を勧められている。血栓ができていることがわかっているときには，強めに効かせたくなる。心情的には PT-INR 2.0〜3.0 に向かうのではないか。

＊　＊　＊

●状況 2●その後―
☐ 3 週間の入院で退院となった。しばらく通院しているうちに，患者は抗凝固薬を服用するのが面倒になる。
☐ 抗凝固薬はいつまで継続すればよいのだろうか？ 深部静脈血栓症の再発

は10年で30%。
- □ 「可逆的な背景でも,少なくとも3カ月は抗凝固療法を続ける。リスクの消失に確信がなかったら,できるだけ長く使う」というのが大筋。
- □ 血栓形成の促進因子となっていた悪性腫瘍が取り除かれるというような明らかな状況の変化がないなら,リスクはまだあると悲観的に考えるのがよい。

22 閉塞性動脈硬化症

閉塞性動脈硬化症は，診断技術と治療手技の進歩により，循環器診療に占める割合が大きくなった。膝より上の局在した狭窄は血行再建術で対処できる。びまん性の病変，膝下遠位部の狭窄にもよく出会う。薬物治療もそれなりに有効であり，出番は多い。

病態・診断・対処

● 病 態

□ 末梢動脈の狭窄病変で生じた上下肢循環障害を末梢動脈閉塞症（peripheral arterial disease：PAD）という。そのうち動脈硬化が原因のものが閉塞性動脈硬化症（arteriosclerosis obliterans：ASO）だが，ほぼ同じ意味で用いられている。

□ かつては，ASO とバージャー（Buerger）病（閉塞性血栓血管炎 thromboangiitis obliterans：TAO）は近似した疾患と思われていた。1980 年頃から TAO は減少の一途をたどり，最近はほぼ見ない。

□ 衛生レベルの向上がこの血管疾患を駆逐しているように見える。欧米諸国でも TAO は漸減して見かけなくなったが，途上国にはまだたくさんみられる。

□ TAO の患部血管から歯周病菌などが検出され，喫煙習慣に伴う口腔衛生の不良が関与している可能性が報告されている。

□ ASO のほうは，ABI 検査（ankle-brachial index：足関節上腕血圧比）がルーチンとなってから，見つかる例が増えた。その病態は，内膜の粥状硬化。

□ 動脈硬化には 3 種類ある。
  1) 粥状硬化（アテローム性硬化 atherosclerosis）
     冠動脈の粥状硬化が破綻すれば ACS を起こす。ある程度サイズのある

血管での動脈硬化はこれ。
2）メンケベルグ型動脈硬化（Moenckeberg arteriosclerosis）
中動脈と細動脈の中膜の硬化。加齢によって生じ，多くは高度狭窄には至らず，それ自体は ASO の原因にはならない。
3）細動脈硬化（arteriolosclerosis）
おもに抵抗血管（細動脈）での変化。血管壁肥厚が生じ，管腔径が小さくなる。高血圧や糖尿病により進行。腎糸球体の細動脈硬化が腎硬化症をまねく。

- □ ASO は糖尿病・高血圧・脂質異常・喫煙が背景となる。ASO があれば，冠動脈疾患・頸動脈狭窄・脳血管障害，ついでに大動脈病変まで，「たたけばいくらでもホコリが出る」ケースにしばしば出会う。
- □ 糖尿病患者では，粥状硬化のみでなく，高度のメンケベルグ型の中膜石灰化を認め，病変が末梢下腿にまで及びやすい。
- □ 動脈硬化疾患として，ASO は冠動脈や脳血管よりも症状を生じにくい。冠動脈疾患患者には稀ならず ASO を認め，ASO にはしばしば冠動脈疾患を認める。

● 症状と診断

- □ 下肢の虚血症状としては間欠性跛行がおもなもの。進行すれば持続的疼痛を訴える。足背動脈をしっかり触れるなら，重篤な ASO ではない。
  - ● ASO は冠動脈疾患や脳血管疾患より単独で現れる割合が少ない。
  - ● 歩行は ASO の治療の 1 つである。
- □ 脊柱管狭窄でも似たような間欠性跛行を訴える。脊柱管狭窄の症状は体位に関係し，歩行時間への依存が明解でないところが ASO と異なる。
- □ 検査は，
  - ● 脈波検査（ABI/PWV）
  - ● 超音波検査
  - ● CT
  - ● MRI

薬物治療の実際

- □ 経皮的血管形成術（percutaneous transluminal angioplasty：PTA）が増えてきた。外腸骨動脈領域の病変だけでなく，膝上まで治療効果は高い。
- □ PTA 施行にかかわらず症候性 ASO なら，可能な範囲で歩行は続け，心脳血管イベント予防に，

▶ バイアスピリン®1錠 分1

あるいは

▶ クロピドグレル（75 mg）1錠 分1

- 「脳卒中の二次予防に，心不全がない条件で（JCS 2017）」あるが，ASO の症状緩和も期待できる治療として，

▶ シロスタゾール（100 mg）2錠 分2

- シロスタゾールが無効，あるいは頻脈傾向など副作用で使用できない，あるいはシロスタゾールを使用できても症状が残れば，

▶ ベラプロスト（ドルナー®20 μg）6錠

プロスタサイクリンの誘導体。血管や血小板のプロスタサイクリン受容体に作用。

▶ サルポグレラート（アンプラーグ®100 mg）3錠 分3

セロトニン受容体拮抗薬。血小板凝集や血管収縮の抑制により，末梢循環改善を目指す。ドルナーとアンプラークは本邦で使用頻度が高い。

- あるいは併用して，

▶ エイコサペント酸エチル（エパデール®）

- これらの薬剤がどのくらい症状改善に貢献するかは，多数例での知見がないので確信はない。しかし，血行再建なしに症状が軽快し，QOL が向上している症例には遭遇する。当初の改善度は小さくても，歩行距離が徐々に延びることで相乗的に効果を発揮しているのかもしれない。
- また，スタチンや RAS 抑制薬も用いられる。一部の薬剤は歩行距離の延長などが報告されている。症状・病変の程度・合併症など病状にはバリエーションが多いが，基本的に動脈硬化性疾患であり，これらの薬剤の併用はよく行われる。
- 無症候の ASO への血行再建術は支持されていない。

23 高血圧

> ニフェジピンが現れる前は気持ちの良い降圧薬はなかった。今になれば，高血圧治療は誰にでもできる。とはいえ，多少の理屈を並べて，処方の意図を説明できるほうが味わい深い。

病態・診断・対処

- □ きちんと血圧を下げること以上の魔法はない。
- □ 高血圧ガイドライン 2014 の第 5 章「降圧薬治療」の冒頭に「降圧薬の心血管病抑制効果の大部分は，その種類よりも降圧度によって規定される（推奨グレード A，エビデンスレベル I）」と記載されている。高血圧の診療で大事なことの 90％ はこれに尽きる。
- □ ところが，しばしば不十分な降圧にとどまる。理由は 2 つ。
  1）患者の薬物治療への抵抗感。
  2）不十分な降圧の不利益を医師が実感していない。
- □ ところで，「降圧目標」の数値には深い意味を感じない。多少は風向きを変えなければならないから，ガイドライン改訂のおりに目標値も変わるだろう。降圧目標値の設定には医療経済学的な面もある。

薬物治療の実際

● 臨床背景と使いたい薬剤

- □ 高血圧治療ガイドライン 2014 の「主要降圧薬の積極的な適応」を表 1 に掲げる。2019 年版では，CKD（蛋白尿−）と脳血管障害慢性期以下の項目は表に含まれていない。
- □ 「積極的に用いるべき薬剤」だけでは降圧が達成できないこともある。より広い適応として，それぞれの病態で多く用いられる薬剤を挙げれば……

表1 主要降圧薬の積極的適応

	Ca拮抗薬	ARB/ACE阻害薬	サイアザイド系利尿薬	β遮断薬
左室肥大	●	●		
心不全		●*1	●	●*1
頻脈	●(非ジヒドロピリジン系)			●
狭心症	●			●*2
心筋梗塞後		●		●
CKD (蛋白尿−)	●	●	●	
CKD (蛋白尿+)		●		
脳血管障害慢性期	●	●	●	
糖尿病/MetS*3		●		
骨粗鬆症			●	
誤嚥性肺炎		●(ACE阻害薬)		

*1 少量から開始し,注意深く漸増する。*2 冠攣縮性狭心症には注意。
*3 メタボリックシンドローム
(日本高血圧学会 高血圧治療ガイドライン作成委員会 編.高血圧治療ガイドライン2014, p.46 表5-1 より許可を得て転載)

1) 左室肥大:ARB,カルシウム拮抗薬
   ● RAS抑制薬は,降圧とは独立したメカニズムにも期待して使われる。
2) 心不全:カルベジロールかビソプロロール,ARB/ACE阻害薬,利尿薬,カルシウム拮抗薬
   ● β遮断薬とRAS抑制薬は使わなければならない。
   ● ALLHAT試験(2002)には,高血圧のほかに冠動脈危険因子をもつ55歳以上の4万人が参加した。各種の降圧薬のなかで,α遮断薬群で心不全が多かったため,この群の試験は中止された。α遮断薬以外は心不全に使える。
3) 心房細動:ARB/ACE阻害薬,ジルチアゼム,β遮断薬
   ● レートコントロールがどの程度かによって組み合わせは異なる。RAS抑制薬により再発予防は確認できなかったが,発症の抑制ならたぶん期待できる。
4) 洞頻脈:β遮断薬,ジルチアゼム
   ● β遮断薬のほうがレートコントロールしやすい。
5) 冠攣縮:ニフェジピン徐放剤,ジルチアゼム,ベニジピン

●ニフェジピンを勧める。血圧が下がりすぎるなら，ジルチアゼム。ベニジピンは異型狭心症には有効だが降圧はニフェジピンにゆずる。
　6）労作性狭心症：β遮断薬，ジルチアゼム，ACE阻害薬/ARB
　　　●PCIを行った後，冠動脈病変の進行を抑えるにはRAS抑制薬はあったほうがよい。ARBよりACE阻害薬が優れているという話は，トライアルの解釈論としては面白いが，日常診療ではどちらでもよいのではないか。
　7）陳旧性心筋梗塞：ARB/ACE阻害薬，β遮断薬
　　　●降圧不十分なら，カルシウム拮抗薬も使用される。
　8）腎機能低下：ARB/ACE阻害薬，利尿薬，一部のカルシウム拮抗薬（シルニジピンなど）
　　　●腎機能低下が進んだら（Cre＞2 mg/dlやeGFR＜30 ml/min/1.73 m^2），サイアザイド系は効かない。ループ利尿薬を選ぶ。
　9）脳血管障害：ACE阻害薬/ARB，カルシウム拮抗薬，利尿薬
　10）糖尿病：ARB/ACE阻害薬，カルシウム拮抗薬
　　　●腎機能の保護，蛋白尿の軽減などRAS抑制薬の意義が強調されている。β遮断薬はあえて使わないが，洞頻脈など切実な理由があれば使う。
　11）前立腺肥大症：α遮断薬
　12）脂質異常症：α遮断薬を使うという発想はあるが，脂質異常症には素直にスタチンを使えばよい。

● 日頃の高血圧治療は……

1）無症状で収縮期血圧が200 mmHgまでの高血圧なら，単剤で開始する。
　　●最初から複数の薬剤を処方すると，抵抗感が強い。
　　●副作用が出たときに，両方とも中止することになる。
　　●ふらつきなどの症状が出ると，治療への意欲が低下する。
　　●低血圧のイベントを回避。
2）カルシウム拮抗薬かARBで開始。
　　●β遮断薬や利尿薬より敷居が低い。
　　●降圧効果に劣るので，利尿薬とACE阻害薬は勧めない。最初の薬である程度の降圧を得ないと，治療へのモチベーションが上がらない。
3）心拍数が高めなら，β遮断薬を追加。
　　●β遮断薬では大幅には血圧は下がらない。1剤目には使わない。洞頻脈傾向あればβ遮断薬を併用。

● 心拍数を下げることは，しばしば QOL を上げる。
4) 頻拍症や狭心症があり積極的な適応があれば，カルシウム拮抗薬や β 遮断薬の併用を考慮。
5) 脂質異常症や糖尿病合併例，心血管系疾患既往例では降圧の徹底。「この患者の高血圧は徹底的に治療して心血管系疾患を予防する」とか，「この患者は軽く保険をかけておく」など治療の強弱をつける。

□ 降圧目標について最近の SPRINT 試験は大きな影響をもっている(N Engl J Med 2015)。糖尿病のない，冠危険因子をもつ母集団で，厳格な降圧群(＜120 mmHg)と標準治療(＜140 mmHg)の予後が比較された。
□ およそ 3 年の観察期間で，厳格降圧群はイベント発生率を低下させ，死亡率の低下も明らかであり，試験は早期に中止された。使用された降圧薬は標準治療群でおおむね 2 剤，厳格治療群で 3 剤である。
□ ふらつきなどの副作用が多少増え，急性腎機能低下の頻度も厳格治療群で高くなることはマイナスの 1 つである(4.1% vs. 2.5%)。
□ ところで，SPRINT 試験ではなぜ DM 合併例を除いたかというと，DM の母集団ではすでに試験が行われていたからである。先行する，ハイリスクの II 型糖尿病患者を対象とした ACCORD BP 試験(2010)では，収縮期血圧＜120 mmHg を目指した強化降圧療法の有効性は確認できなかった。
□ 母集団の年齢や併存疾患により，必要な降圧の程度に差がある。だからといって，患者ごとに詳細なリスク評価に意味があるとは思えない。そういう頭でっかちな姿勢は現実的ではない。不都合がないなら，ほとんどの患者で十分な降圧を目指せばよい。

● 高血圧緊急症

□ 収縮期血圧が 240 mmHg でも，「肩がこる」くらいでは高血圧緊急症(hypertensive emergency/hypertensive urgency)ではない。頭痛・嘔吐・視力障害・意識障害や痙攣などの症状を伴うものを指す。
□ 頭部 MRI は髄膜炎やくも膜下出血を除外する。心情的に 1 時間で収縮期血圧が 200 mmHg を下回るくらいにはなってほしいが，あわてて"正常"血圧に近づく必要はない。
□ 組織と血管内圧との不自然な乖離は，急激な浸透圧の変化をまねき，不都合が生じる。疾患ごとに高血圧のリスク，降圧に伴う臓器障害，不整脈，血栓塞栓症，ショックなどを考慮して，おおよその目安がある。
● 大動脈解離：可及的に収縮期血圧を 100～120 mmHg に。
● 脳梗塞急性期：血栓溶解療法が行われないと，超急性期(発症 24 時間以内)，急性期(発症 2 週以内)では，収縮期＞220 mmHg か拡張期＞120

mmHg が降圧対象。降圧前値の 85〜90％に。
● 脳出血急性期：発症 24 時間以内の超急性期，急性期，亜急性期では収縮期＞180 mmHg または平均血圧＞130 mmHg が降圧対象。前値の 80％を目安とする。

☐ 静注カルシウム拮抗薬のニカルジピンが第一選択。ニトログリセリンも選択できるが，頭痛が起きやすいし，静脈拡張がおもな仕事で，パワーが足りない。

▶ ニカルジピン原液 6 ml/hr で開始

治療域は 0.5〜6 μg/kg/min とあるが，体重 50 kg なら 1.5〜18 ml/hr にあたる。6 ml/hr は 2 μg/kg/min。数分もすれば効果は現れる。10 分経過して期待した血圧にならないなら，増量する。

▶ ニカルジピンの効果がもの足りないときは，ニトログリセリンを併用する。2〜5 分で効果を認める。

◉ メリットの多い経口降圧薬の併用

☐ 適切な併用を示した図が高血圧治療ガイドライン（JSH 2014）に載っている（図1）が，この図は JSH 2019 でも用いられている。この図をまとめると，
1）カルシウム拮抗薬はどの薬剤とでも OK
2）残るは「利尿薬と RAS 抑制薬」の組み合わせ

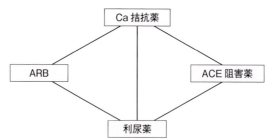

図1 2剤の併用。推奨される併用を実線で示す。（日本高血圧学会 高血圧治療ガイドライン作成委員会 編. 高血圧治療ガイドライン 2014, p.48 より許可を得て一部改変し転載）

■ カルシウム拮抗薬
1）カルシウム拮抗薬は"深み"がないか？
☐ カルシウム拮抗薬の利点は，
 1）降圧効果が高い

2）代謝への影響が少なく，併用の幅も広い
　3）薬価が低い
□ しばらく前まで，ACE阻害薬やARBは「降圧を超えた臓器保護効果」をもっているのに，カルシウム拮抗薬は「プラスαのない薬剤」と思われていた。
□ しかしメタアナリシスでは，カルシウム拮抗薬とACE阻害薬の間に総合的な優劣はなく，せいぜいACE阻害薬が虚血性心疾患に，カルシウム拮抗薬が脳血管障害に分が良いことが示唆されている（Verdecchia P. Hypertension 2005）。

2）腎保護的なのはRAS抑制薬だけか？

□ 「RAS抑制薬は腎保護的で，カルシウム拮抗薬はそうでもない」という話もあるが，降圧自体が十分に腎保護的である。
□ ニフェジピンは「世界初の本物の降圧薬」だった。現在は長時間作用型のニフェジピン徐放剤を使う。ニフェジピン徐放剤は，難治例では今でも処方される。
□ アムロジピンが最も多く使われている。半減期が長く，しっかりした降圧効果が持続する。ときに10 mg/日 分2でも用いる。
□ これまでカルシウム拮抗薬が腎保護的でないというイメージで語られていたのは，L型Ca^{2+}チャネル遮断作用のみでは輸入細動脈は開いても輸出細動脈の拡張は乏しく，糸球体圧が上昇するデメリットが懸念されたからだ。
□ シルニジピンはN型Ca^{2+}チャネルを遮断して輸出細動脈を開き，腎保護的だと主張している。腎保護を念頭にシルニジピンを選択する医師が一部にいる。
□ ベニジピンの降圧効果は普通だが，異型狭心症への効果と腎保護作用を特徴とする。L型Ca^{2+}チャネルだけでなくT型Ca^{2+}チャネルも遮断して，糸球体の輸出細動脈も拡張させる。以上はどれもジヒドロピリジン系。
□ ジルチアゼムはベンゾチアゼピン系。冠攣縮にも心筋にも作用するが，降圧の切れ味は悪い。冠攣縮がらみ，刺激伝導系を抑えたいとき，例えば心房細動のレートコントロールも兼ねたいときに選ばれる。
□ ベラパミルはフェニルアルキルアミン系。何系かどうか覚えてもしようがない。ジヒドロピリジン系と「それ以外」でよい。
□ ベラパミルは刺激伝導系に作用し，血管への作用は乏しい。虚血にも高血圧にも使わない。とはいえ，1960年前後の開発当初は虚血性心疾患をターゲットにしていた。その名残りで今も狭心症が適応になっている。添付文書の適応をそのまま鵜呑みにはできない。

■ ACE 阻害薬と ARB

- 日本で使える ACE 阻害薬は降圧作用が弱い。エビデンスが豊富で素性がよいので，エナラプリル（レニベース®）が処方されることが多い。
- ペリンドプリル，シラザプリル，イミダプリルなど使った経験から言うと，心血管疾患への予防効果はいずれもあるだろうが，それぞれの差がよくわからない。
- ARB も最初のうちは降圧効果がマイルドだった（ロサルタンやカンデサルタン）。そのうち，テルミサルタンやバルサルタン，オルメサルタン，アジルサルタンで降圧効果を実感できた。
- ところで，加齢に伴い血管壁の硬化が進み，レニン-アンジオテンシン系の活動は低下する。これにより，高齢者ではカルシウム拮抗薬が，若年者では RAS 抑制薬が，降圧作用を発揮しやすいという考え方がある。
- アムロジピン 5 mg とアジルサルタン 20 mg の 24 時間血圧への効果を比較すると，確かにアムロジピンは年齢が高いほうでより大きな血圧低下をもたらしている（Kario K. Hypertension 2015）。

● カルシウム拮抗薬の降圧	高齢者＞＞若年者
● RAS 抑制薬の降圧	高齢者＜若年者

- 人種による降圧薬の効果の差もよく知られているが，国内で治療するにはそれほど重要な情報ではない。
- CKD では RA 系抑制薬（ACE 阻害薬や ARB）投与により Cre は上昇しうる。前値から 30% 未満の上昇なら，継続投与可能である。CKD のガイドラインには「Cre 1.34 mg/dl なら，治療後 1.74 mg/dl までの上昇は許容範囲」と記載がある。2 mg/dl を超えていると腎機能の悪化の頻度も高まるので，低用量からの開始が勧められる。
  - RAS 抑制薬は腎機能保存の効果もあるため，できるだけ使用する
  - 一方，蛋白尿のない CKD では RA 系抑制薬の腎保護作用は確立されていない。

■ なぜサイアザイド系利尿薬か？

- 高血圧に使う利尿薬の基本はサイアザイド系。利尿効果はループ利尿薬のフロセミドのほうが段違いに強いのに，なぜ高血圧での第一選択ではないのかというと……
- フロセミドは強い利尿効果で循環血液量を減少させる。その状況を相殺する生理的反動として自律神経と RAS が反応し，血管を収縮させ，Na^+ 貯留を促す。
- マイルドな利尿効果のサイアザイド系は，この生理的反動が少ないという

点では高血圧治療に向いている。
□ サイアザイド系は少量が良い。トリクロルメチアジドなら0.5 mgと1 mgのいずれかを勧める。添付文書の2〜8 mg/日の記載よりかなり少ない。少量が勧められている根拠は，降圧効果はそれほど減少することはないが，副作用が少なくなるからである。ALLHAT試験で使われたクロルタリドン（国内では販売中止）の用量も少なかった。
□ カルシウム拮抗薬・β遮断薬・利尿薬の副作用は，用量依存的に増える。ACE阻害薬の副作用である咳嗽は，用量への依存性が少ない。
□ 循環器治療薬のなかでも，以下の3つは少量投与が基本となっている。
  ● アスピリン
  ● ジギタリス
  ● サイアザイド系
□ 腎機能低下（Cre≧2 mg/dl）や，うっ血のある高血圧には，ループ利尿薬を使う。フロセミドのマイナス面を補うものとして，トラセミド（ルプラック®）の緩徐な効果を評価する人もいる。

■ β遮断薬

□ メタ解析では，高血圧治療の第一選択薬としてβ遮断薬は，心血管疾患をやや減少させるが，RAS抑制薬・カルシウム拮抗薬・利尿薬には劣る（Wiysonge CS. Cochrane Database Syst Rev 2012）。最近の高血圧治療ガイドライン（JSH 2014, JSH 2019）では，降圧薬の第一選択には含まれていない。
□ 降圧薬として羽振りが悪い理由は，β遮断薬の臨床試験の多くで水溶性のアテノロールが用いられていることも関係している。非高齢者ではアテノロールとそれ以外のβ遮断薬でも心血管イベントの頻度は同じだったが，高齢者ではアテノロールで脳卒中が増える傾向が認められている（Kuyper LM. Can J Cardiol 2014）。
□ β遮断薬で血圧が下がる理由，そしてその降圧作用が小さいことの理由も，よくわからない面がある。動脈系スペースに心臓が少なめの血液を送り出せば，血管壁のテンションが下がるのは納得できる。しかし，RASの反応も自律神経を介した血管系の変化も，大きな血圧の変化が生じないようなシステムになっている。
□ β遮断薬は，数値として見れば降圧薬としては非力である。ほとんど血圧は下がらない。とはいえ，心不全や虚血性心疾患が顕在化していなくても，その気配を感じる高血圧症例では，脂溶性β遮断薬を併用したくなる医師は少なからずいる。

■ α遮断薬は生きているか？

- ALLHAT 試験で心不全を増やしたα遮断薬は，高血圧治療の最前線から引っ込められてしまった。
- しかしα遮断薬は，他群の併用で 160/100 mmHg までしか落ちないと使いたくなる。
- ドキサゾシン（カルデナリン® 2 mg）を 2 錠追加すると，かなりの降圧が期待できる。これでコントロールできないときは，二次性高血圧も考慮したい。
- 個人的には，α遮断薬は生きていると思う。高血圧専門家の 1 人は一切α遮断薬を使わないと言っていた。それでも，「ときに使わざるを得ない」と言う専門家も少なくない。

■ 混ぜるとよいのか？

- 病態を深く考慮せずに，3〜4 種類の降圧薬を少量ずつ併用する方法はあるだろうか？ ある研究（Mahmud A. Hypertension 2007）で，4 剤併用と単独群が比較された。
  - 単独群：アムロジピン 5 mg，サイアザイド系（bendroflume thiazide）2.5 mg，カプトプリル 100 mg，あるいはアテノロール 50 mg のいずれか
  - 併用群：上の 4 剤をそれぞれ 1/4 ずつ混ぜたカプセルを 1 つ
- 4 週後の収縮期圧の低下幅から，併用の有用性を支持する結果を得ている。また，140/90 mmHg 以下の目標達成は，単剤群で 15〜45％ だったが，4 剤併用は 60％ だった。併用の仕方によって，降圧が増強するメカニズムは一様ではないだろうが，「難しく考えずに，混ぜるだけで得する」ことが示された。
- 個々の患者の臨床像をよく考えて併用するのも楽しいが，降圧薬は「適当に混ぜても」いい味が出る。

■ カルシウム拮抗薬と RAS 抑制薬の併用：降圧と副作用

- 用量依存的な降圧はジヒドロピリジン系カルシウム拮抗薬の優れた点である。用量依存的と言ってもストレートに相関するわけではなく，次第に降下率は鈍るかもしれない。それでも倍量にすれば通常量よりは低くなる（図 2）。
- 一方の RAS 抑制薬は，比較的早めに効果の頭打ちが始まる。倍量にしても，効果の増加は実感できない。これは高血圧治療を行っている医師に共通した実感だ。
- ある報告では，カルシウム拮抗薬の増量や ACE 阻害薬との併用がもたらす降圧効果および副作用出現の頻度を検討している（Messerli FH. Am J

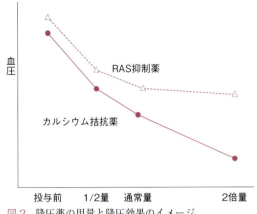
図2　降圧薬の用量と降圧効果のイメージ

Cardiol 2000)。アモロジピンを倍量の10 mgにすると，より強い降圧が確保されている。
□ アムロジピン5 mgとACE阻害薬のベナゼプリル10 mgとの併用は，アムロジピン10 mgと同等の降圧を達成できた。ところが，副作用はアムロジピン10 mgのほうが併用より大幅に多い。特に浮腫が頻発する。
□ ベナゼプリルの併用で咳嗽の副作用が増えるが，頻度としてはまだ許容できる(10 mgで5％，20 mgで7％)。臓器保護的な目に見えにくい面はともあれ，浮腫を回避する点でもジヒドロピリジン系カルシウム拮抗薬を増量しにくい。
□ 降圧効果と副作用以外にも併用のロジックはあるだろうが，それらは目に見えにくい。とりあえず「大幅な降圧という実態のあるものを確保する」という実利的姿勢をお勧めする。

■ アルドステロン拮抗薬
□ アルドステロン拮抗薬の老舗のスピロノラクトンは，心不全治療に有用であることは周知されてきたが，降圧薬としての立場は強くない。
□ エプレレノンは「原発性アルドステロン症を疑いながら，とりあえず薬物治療で済ませたい」ときに使える。2019年に販売開始されたエサキセレノンは，エプレレノンと同じ選択的ミネラルコルチコイド受容体ブロッカーであり，こちらのほうが禁忌や併用注意は少ない。
□ カルシウム拮抗薬とレニン-アンジオテンシン系抑制薬併用でコントロール不調のとき，エサキセレノンなら次の選択肢になりやすい。

Part II

薬物からのアプローチ

1 静注カテコラミン

ドパミン(イノバン®)
ドブタミン(ドブトレックス®)
ノルアドレナリン(ノルアドレナリン®)

若干の意見の違いはあるかもしれないが,
- ドパミンは低用量で尿量確保,中用量で血圧の維持
- ドブタミンは用量依存的な心収縮力の増加
- ノルアドレナリンは上の2つで血圧維持できないときに使う。

A 静注カテコラミンの比較

☐ 心不全治療に用いる静注カテコラミンは,ドブタミン,ドパミン,ノルアドレナリン。
☐ ドブタミンは心臓選択的な作用をもつ。血管への作用は少ない。
- 用量依存性の心収縮力増強作用
- 血管収縮による血圧維持は期待しない

☐ 一方,ドパミンはこれまで,腎臓と心臓と血管への作用を考慮して使われてきた。確かに腎臓のドパミン受容体を介して,低用量では投与開始8時間くらいは尿量が増す。

☐ 重症心不全で,低用量ドパミン($0.1\ \mu g/kg/min$)とプラセボを比較すると,血清 Cre 値にも,入院期間や死亡率にも差はなかった(ANZICS 2000)。これまでの行きがかりで,まだドパミンは使われているが,その価値への確信はやや薄れつつある。

☐ しかし,生存率改善は認めていないが,尿量増加と血清 Cre の減少も観察されている(Xing F. Int J Cardiol 2016)。

☐ 「患者や状況によっては」という条件はあるが,"renal dose" として「急性心不全における低用量ドパミンの利尿作用」は一概には否定されてはいない。
- 低用量での尿量確保

● 中用量での血圧維持
……というドパミンの役割はまだ生きている。

> *In principle*
> ドブタミンは強心作用。ドパミンは利尿と血圧維持。

□ カテコラミンと言えば，アドレナリンやイソプロテレノールもある。なぜ心不全にアドレナリンやイソプロテレノールではまずいのか？ さらに，ノルアドレナリンも，やむを得ないときの血圧維持には必要でも，あまり気楽には使えない。
□ この3薬剤が心不全そのものへの治療に向いていない理由は……
 1）急速に耐性が出る。
 2）β受容体のdown regulation（受容体の数の減少）で，β刺激への感受性が低下。
 3）心臓交感神経末端でのノルアドレナリンの枯渇。
 4）アドレナリンとノルアドレナリンは細動脈収縮により後負荷を増し，心拍出量の増加を妨げる。
 5）イソプロテレノールは心拍数上昇がはなはだしく，心拍出量はそれほど増やさない。エネルギー効率が悪い。$β_2$刺激で思っていた以上に血管拡張作用が発揮されれば，血圧低下で困るかもしれない。アドレナリンも心拍数の増加が目立ち，効率が悪い。
□ つまり，
 ● 心拍数をあまり上げない
 ● 長期に安定して収縮力を増す
 ● 効果の個体差が少ない
 ……という心不全治療薬としての必要条件をクリアできない。

B ドパミンの薬理作用

□ 濃度に依存して異なる受容体を刺激するので，ドパミンの薬理作用は複雑。神経終末からノルアドレナリンを放出させ，自分がもつ直接のパワー以上に影響する。
□ もともと末梢血管障害のある病態，例えば糖尿病・閉塞性動脈硬化症・Raynaud症候があれば，末梢循環が損なわれる。
□ 投与量と作用を図1に示す。

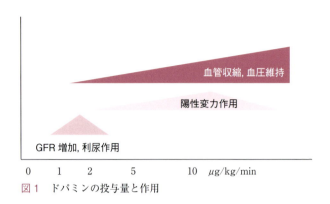
図1 ドパミンの投与量と作用

■ 低用量（〜2μg/kg/min）
☐ 低用量では腎のドパミン受容体（DA1）を刺激。腎動脈拡張を介して利尿効果を発揮する。利尿作用は個体差がある。
☐ 急性心不全での利尿作用は否定されていないが，急性腎不全そのものへの効果は期待しにくい。
☐ この投与量は，これまで思っていた量よりも少ない。1〜5μg/kg/minを低用量と記載しているテキストもある。数値にこだわるより，「少ない量で反応を見る」ことを知っていればよい。

■ 中用量以上（2〜10μg/kg/min）
☐ この用量では，「心臓への$β_1$刺激作用」と「末梢血管でのノルアドレナリンを介した$α_1$受容体の刺激」により，末梢動脈収縮による血圧上昇を認める。血管のD_2受容体が交感神経終末からのノルアドレナリン遊離を抑制するレベルを過ぎてから，血圧上昇は顕著になる。
☐ ノルアドレナリンは洞房結節の$β_1$受容体を刺激して，心拍数も上昇する。
☐ 2μg/kg/minあたりでもノルアドレナリンは出るらしく，低用量でも心収縮力は多少増加する。5μg/kg/minあたりを過ぎないと心収縮力への効果はまったくない，というわけではない。
☐ 血管抵抗増大と心拍数上昇は心臓の仕事量を増し，心筋保護という面では損をする。
☐ 心不全やAMIのときには心筋酸素需要が増えないことが望ましいが，不可逆的な臓器障害をまねく低血圧（状況によるが，80〜90 mmHg以下）を回避するため，ドパミンの血管収縮作用には出番も多い。
☐ 心収縮だけならドブタミンのほうが頼りになるが，ドブタミンが10μg/kg/min前後になっているなら，同量〜半量のドパミンと併用される。

- □ カテコラミンに共通した性質だが，長期投与による効果減弱があるという。どのくらいの時間経過で実感するのかよくわからない。
- □ ドパミンのデメリットは催不整脈作用である。これは基本的な知識であり，かなり大事な知識でもある。

C ドブタミンの薬理作用

- □ ドブタミンは，見た目は心臓選択的で，β_1 刺激による心拍出量の増加がおもな作用である。しかし，α_1 刺激と β_2 刺激作用もある。
- □ ドブタミンはラセミ体。ラセミ体とは互いに鏡像関係にある化合物のことだが，しばしば化学的性質が異なる。旋光性（せんこうせい）によって＋と－に分けられる。
    - （＋）ドブタミン：β_1 刺激＋β_2 刺激作用（＋少し α_1 拮抗）
    - （－）ドブタミン：α_1 刺激
- □「血管収縮の α_1」と「血管拡張の β_2」が相殺し合って，血管抵抗への影響は小さくなる。それゆえ，「実質的には"選択的"β_1 刺激薬」になる（図2）。

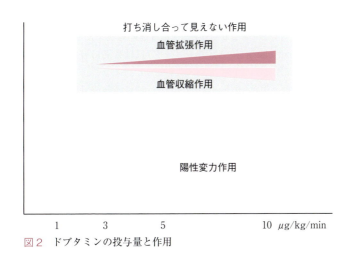

図2　ドブタミンの投与量と作用

- □ 同じ用量なら，ドブタミンの陽性変力作用はドパミンを上回る。
- □ 高用量（＞10 μg/kg/min）では血管収縮作用も出現するが，それ以下では β_2 受容体刺激による血管拡張作用が前面に出て，血圧を維持する力は弱い。
- □ β_1 刺激で心拍数が増加するはずだが，神経終末からのノルアドレナリン放出を促さないのでドパミンより心拍数の増加は少なく，心筋酸素需要の増

- 大も相対的には少ない。
- 左室壁圧の上昇を介した迷走神経活動亢進も，心拍数上昇を緩和するかもしれない。ドブタミンによる血圧変動の個体差は迷走神経活動の変化に依存する（Hogue CW Jr. Am Heart J 1995）。
- 末梢血管拡張作用は肺うっ血の改善に都合が良い。ドブタミンが肺動脈楔入圧を低下させる傾向がある。ドパミンも肺動脈楔入圧を低下させることが多いが，増加することもある。
- 長期に使用すると効果が落ちてくる。ただし病態も変動するので，薬の耐性か病状の進行かを見分けるのは難しい。

D　ノルアドレナリン

- ノルアドレナリンは内因性カテコラミン。血液中に多少のノルアドレナリンは常に流れている。
- β_1刺激作用により陽性変力作用と陽性変時作用を示すが，おもな作用はα_1受容体を介した強力な末梢血管収縮である。
- カテコラミンや血管内ボリューム補正によっても血圧を維持できないときに用いる。個人的には経験が乏しく，使いこなした記憶はない。味わい深さを感じない。実際はどうなのか？ 指導医の見解をたずねられたい。
- ただし，warm shock（敗血症性ショック）には特別に有用だと考えられるようになってきた。
- JCS 2018には「0.03〜0.3 μg/kg/minの持続点滴静注で開始」と書かれているが，これより少なめの量も勧められている（例えば，0.02〜0.05 μg/kg/minで開始，上限0.5 μg/kg/min）。

E　具体的な使用法

- 心収縮力改善には，ストレートな効果をもつドブタミンを選ぶ。
- 血圧の維持を念頭に置くときには，最初はドパミンを選ぶ。
- 早めに開始・増量・併用しても，できるだけ使用する期間を短くすることが勧められる。
- 強心薬で予後が改善するという報告はなく，経口強心薬を含めて悲観的な結果が多い。必要最小限にする。
- ほかの薬剤（利尿薬，血管拡張薬など）による前負荷・後負荷の軽減を行いながら使用する。

■ ドブタミンとドパミンの併用

- この併用は病棟での定番になっている。互いの副作用を少なくして，強心作用の力を合わせるために併用する。
- ドパミンによる体血管収縮と肺動脈抵抗の増加，ドブタミンの β_2 刺激作用による血管拡張が相殺し合って，著しい血管抵抗の上昇・低下を避けるという意図もある。
- 逆に，ドパミンかドブタミンのみを増量させていくことの不都合を考えてみよう。血管抵抗が上がれば，心筋酸素需要は増加する。虚血性心疾患なら虚血の促進というデメリットもあるし，心拍出量増加に伴う肺動脈楔入圧上昇の恐れもある。ドパミンはドブタミンに比較して心室不整脈を増悪させやすい。
- ドブタミン：ドパミン＝1：1から2：1が好まれる。開心術後の検討で，ドパミンが用量として上回ると不整脈の増加や血行動態改善の面で劣ったという（Imai T. Chest 1992）。
- JCS 2017ではドパミンもドブタミンもそれぞれ 0.5～20 μg/kg/min という範囲が記載してあるが，ドブタミン＞10 μg/kg/min は心拍数上昇のデメリットが生じる。
- かつて，「両方を足して 20 μg/kg/min 以下にとどめる」と教わった。この数字に深い根拠があるかどうかは知らないが，「習慣として」そうしていた。このくらいの量になると，心拍出量増加や末梢循環の改善も頭打ちになるのではないか。

■ 具体的な使い方

- ドパミンで尿量確保を期待するなら……
  - ▶ ドパミンを 0.5～2 μg/kg/min から開始
- 体重 50 kg で……
  - ▶ 塩酸ドパミン®注キット 200 なら，体重 50 kg で 1 μg/kg/min → 3 ml/hr
- 血圧の維持 → ドパミン
  - ▶ 心不全における血圧の低下には，ドパミン 3 μg/kg/min から開始

  補液が優先する血管内脱水による低血圧は除く。
- 心拍出量の増加 → ドブタミンを優先
  - ▶ ドブタミンを 3～5 μg/kg/min から開始

    ドブタミン点滴静注液 200 mg キット

    体重 50 kg で 9～15 ml/hr
- 血管拡張が示唆されるなら……
  - ▶ ノルアドレナリン®を 0.02～0.05 μg/kg/min で開始

    ノルアドレナリン®3 アンプルを生理食塩水 47 ml に溶解すれば，体重 50 kg

で 1〜2.5 ml/hr
- [ ] これでは少ないようにも見えるが，上限を 0.5 μg/kg/min とするなら 25 ml/hr。それなりの量になる。

F　静注カテコラミン使用の際の留意点

- [ ] カテコラミンのラインは単独ラインとし，一般に持続注入ポンプを用いる。
- [ ] カテコラミンの投与を中止するときは……
  - 急に中止しない。様子を見ながら，少しずつ。
  - 少量でも効果がある。3 μg/kg/min くらいになれば慎重に減量する。
  - どのくらいの期間で減量するかは病態による。1 日でオフにできる場合もあれば，いつまでも切れないこともある。その場になって「そうせざるを得ない」選択に向かうしかない。

■ 副作用

- [ ] 不整脈の出現・増悪はある。心不全はそれだけでも不整脈が起こりやすく，これにドパミンによるノルアドレナリン放出が加わると重症心室不整脈も生じやすくなる。ドブタミンは相対的には不整脈の増悪が少ない。
- [ ] ドパミンによる血管の収縮が末梢の虚血を進行させる。四肢がちょっと冷たいのはさしあたりやむを得ないが，ベースラインの状態によっては末梢組織の壊死も生じうる。
- [ ] 両薬剤とも，投与量によっては血圧上昇がみられる。投与量が多すぎることを意味する。
- [ ] ドパミンでは麻痺性イレウスなど消化器症状もある。ドパミンは身体のいろいろな部位で作用をもつ。
- [ ] ドブタミンよりドパミンが虚血の足を引っ張る。心拍数を上げ末梢血管抵抗を上げるほうが心筋酸素需要を増す。

＊　　　　＊　　　　＊

- [ ] 次章で述べる静注 PDE Ⅲ 阻害薬を含め，各静注強心薬の受容体への作用と生理作用を表 1 にまとめる。

表1 静注強心薬の受容体への作用と生理作用

	投与量 (μg/kg/min)	受容体への作用				生理作用			
		β_1	β_2	α_1	D	収縮力増加	心拍数増加	血管拡張	腎血流増加
カテコラミン									
ドパミン	0.5〜2	−	−	−	+	−	−	−	+
	2〜10	+	−	+	+	+	+	収縮	+/−
	10〜	++	−	++	+	++	++	収縮	+/−
ドブタミン	1〜10	++	+	+	−	++	−/+/++	−/+	+
ノルアドレナリン	0.03〜0.3	+++	−	+++	−	+++	−	収縮	−
アドレナリン		+++	++	+++	−	+++	++	収縮	−
イソプロテレノール	0.02〜0.4	+++	+++	−	−	+++	+++	+	+
PDEⅢ阻害薬									
ミルリノン	0.05〜0.75	受容体を介さない cAMPの増加				++	−	+/++	+
オルプリノン	0.05〜0.5					+/++	−	++	+

D:ドパミン受容体。
〔高橋陽一郎らの表:強心薬の使い方.月刊レジデント 2010,および,岩永善高らの表:カテコラミン.in 山口徹 監.心血管病薬物治療マニュアル.中山書店,2008を参考に作成〕

2 静注 PDE Ⅲ 阻害薬

ミルリノン（ミルリーラ®）
オルプリノン（コアテック®）

- 「強心作用と血管拡張作用」の両方をもち，いわば配合錠のような心不全治療薬。
- 強心作用と血管拡張作用のバランスがとれている。ほかの血管作動薬（hANPやドパミン）の血管外作用（利尿作用）はおまけの作用にとどまる。
- 肺血管拡張作用は肺うっ血がとれないときに期待できる。
- β遮断薬投与中にも効果を発揮できる。
- 効くまでじっと待つ。

A プロフィール

□ 作　用：
 1）心筋の収縮力を高める（強心作用）
 2）末梢血管の拡張
□ 適　応：
 急性心不全および慢性心不全の増悪
□ 副作用：
 1）低血圧
 2）不整脈
 3）血小板減少

*　　　*　　　*

□ 末梢血管拡張と強心作用を併せもち，inodilator と呼ばれる。"ino-"は「強める」という接頭辞かと思ったら，「線維，筋」の意味だった。既存のカテコラミンを上回る有用性をもつことが期待された。

■ **作用機序**

□ ホスホジエステラーゼ（phosphodiesterase：PDE）はcAMPとcGMPを加水分解する酵素。5種類のPDEのうちPDEⅢは，血小板・心臓・血管平滑筋にてcAMPのみを分解する。

□ PDEⅢ阻害薬でcAMPが増えれば，細胞内Ca^{2+}濃度が高まり心筋収縮力が増すし，血管も拡張する。cAMP代謝を遅くし「cAMPが貯まるのを待つ」ので，効くまでに時間がかかる。

□「なぜPDEⅢのみを阻害するのか」というと，もし複数のPDEを阻害すると，cGMP濃度も上昇させてしまうかもしれない。cGMPが関与する系は，cAMPを介する心筋収縮力の増強を打ち消しかねない。たぶん，非選択的PDE阻害では強心作用が得られない。

□ ただし，PDEⅢ阻害薬によるcAMP増加は「ほどほど」のものであり，強心作用も酸素需要の増大もカテコラミンより小さい。

□ 強心作用に加えて，血管拡張による後負荷軽減による心負荷緩和が，この薬剤の味である。

□ β_1受容体を介さない薬理作用であるため，
  ● β_1受容体のdown-regulationによる効果の減弱を認めない。
  ● β遮断薬が投与されているときにも効果がある。

> *In principle*
> 静注PDEⅢ阻害薬は血管拡張作用があり，無理なくcardiac performanceを向上させる。

□ 血管拡張作用と強心作用なら「カテコラミン＋既存の血管拡張薬」と同じに思えるが，PDEⅢ阻害薬はカテコラミンと違って，
  ● 心筋酸素消費量の増加が少ない
  ● 頻脈傾向が少ない
  ……というメリットがある。
  ● また，肺動脈拡張による「肺うっ血の改善」も期待されている。

□ ならば，カテコラミンなど使わなくても，ほとんどの症例がPDEⅢ阻害薬で間に合うのではないか？
  ● しかし，心筋収縮力増強という面ではカテコラミンには勝てない。
  ● また，カテコラミンは投与後1～2分で反応するが，PDEⅢ阻害薬は20～30分の時間経過で反応する。反応のタイミングが遅れるということは，血圧低下を認めてから投与を中止しても，血管拡張作用が遷延する。心不全はデリケートな管理を要する。素早い反応に欠けるところは欠点。薬としての「時定数」はPDEⅢ阻害薬のほうが長い。速やかな

作用という面でカテコラミンが第一選択の地位を守っている。
- さらに，カテコラミンの使用経験が長く，使い慣れている点も無視できない。PDEⅢ阻害薬もわが国で使えるようになって20年を超えるが，「ドブドパとhANPで間に合う」と思っている医師はまだ多い。

□ カテコラミンとPDEⅢ阻害薬の併用は？
- 細胞内のcAMPを増加させるプロセスが異なる
- カテコラミンの$α_1$遮断作用による血管収縮をPDEⅢ阻害薬が相殺する
……この2点により，相乗的効果を期待できる。
- ただし，心室不整脈の頻度は増す。

■ 副作用
□ 低血圧を生じる。血管内ボリューム減少がないときに使う。
□ 頻脈性不整脈。カテコラミンほど重篤な心室不整脈は多くない。
□ 薬剤ごとに頻度は異なるが，ときに血小板減少が認められる。血小板減少が生じるメカニズムはよくわからない。

B　ミルリノン（ミルリーラ®）

□ 通常，静注カテコラミンではコントロール不十分な心不全に対して投与される。具体的には……
- 肺うっ血，肺高血圧が合併している
- 拡張障害や後負荷の上昇がある
- $β$遮断薬が投与されている
- カテコラミンが効かなくなった
- カテコラミンによる催不整脈作用を避けたい
……などがミルリノンを選択する病態。

■ 使い方，考え方
□ なぜミルリノンを使用するか？
- 心拍数の増加や心筋酸素消費量の増加は少ないが，cardiac performanceの向上は大きい。
- $β_1$受容体を介さないので耐性を生じない。
- 強心作用と血管拡張作用のバランスが良い。心不全の治療は血圧を維持することではない。末梢の循環不全を改善することだ。
- 腹部臓器への血流が改善する。
□ 血小板減少は少ない。
▶ 0.05〜0.25 µg/kg/minで開始し，0.05〜0.75 µg/kg/minで持続投与（JCS

2018)
- [ ] オルプリノンよりも強心作用に勝る。

C オルプリノン（コアテック®）

- [ ] どこが，ミルリノンと違うかというと……
    - 半減期が短い，不整脈が少ない
    - 血管拡張作用：オルプリノン＞ミルリノン
    - 強心作用：オルプリノン＜ミルリノン

■ 具体的な使い方

- [ ] オルプリノンの血管拡張作用を考えると，血圧が低いと使いにくい。ぎりぎり収縮期血圧 90 mmHg までが使用対象。この数値が本当かどうか自信はない。
- [ ] 投与量：
    - ▶ コアテック® 0.05〜0.2 μg/kg/min から開始。0.05〜0.5 μg/kg/min で調整する（JCS 2018）

  しばしばドブタミンを併用して，強心作用を補う。
- [ ] 用法・用量にはボーラス投与が指示されている。PDE Ⅲ阻害薬の立ち上がりの遅さを考慮すればボーラス投与を行うのも不自然ではないが，ほとんど行われない。

3 ジギタリス製剤

ジゴキシン(ジゴキシン®)

- 現在はジゴキシンしか使わない。
- 静注で使うのは比較的安全。
- 経口では従来の常用量の半分,0.125 mg/日が基本。
- 症例を選べば悪くない選択。症例を選ばず使うと悪い選択。

A プロフィール／ジゴキシン(ジゴキシン®,ジゴシン®)

□ 作　用：
　1)　心筋の収縮力を高める(強心作用)
　2)　房室伝導の抑制
□ 適　応：
　1)　心不全(おもに慢性期)
　2)　頻脈性上室性不整脈(心房細動や心房粗動)のレートコントロール
□ 治療域：0.6〜2.0 ng/ml が治療域だったようだが,慢性期は 0.5〜0.9 ng/ml 以下で管理するほうがよい。今は少量投与しか選択されなくなった。ジギタリスの血中濃度を定期的に測らなくてもよい。そんなきわどい使い方はしない。
□ 投与量：

静注 ▶ 初日ジゴキシン® 1〜3 アンプル (0.25 mg),様子を見ながら追加
　　　 ▶ 維持量は 1 アンプル/日
経口 ▶ 腎機能正常：ジゴキシン® 0.125 mg/日 分 1
　　　 ▶ 腎機能低下：使わない

B 作用機序

□ ジギタリスの歴史は,さかのぼれば紀元前。医薬品として使用されるよう

になったのは18世紀後半の英国。
- □ ジギタリスは心筋細胞膜にあるイオンの出し入れに関わるNa^+/K^+-ATPaseのαサブユニットを抑制する。
- □ 脱分極と再分極はイオンチャネルの仕事。イオンチャネルは，電位差やチャネルの流れやすさに応じた受動的なイオンの動き。イオンが移動したら，その後始末をしなければ細胞内のイオン濃度が元に戻らない。その辻褄合わせには……
    - ● エネルギーを使うポンプ（能動輸送：Na^+/K^+-ATPase）と，
    - ● エネルギーを使わないイオンの交換（Na^+/Ca^{2+}交換輸送体）

    など裏方のシステムが機能する。
- □ Na^+/K^+-ATPaseは，「Na^+を細胞外に押し出す」ことと「K^+を細胞内に取り入れる」ことがセットになっており，その動きを妨げるジギタリスにより細胞内Na^+が増える。
- □ 細胞内外のNa^+濃度勾配（細胞外がずっと高い）に依存して「Na^+を細胞内に，Ca^{2+}を細胞外に押し出す」のがNa^+/Ca^{2+}交換輸送体というシステム。
- □ ジギタリスにより細胞内外のNa^+濃度の勾配が小さくなると，Na^+/Ca^{2+}交換輸送体の回転は細胞内にCa^{2+}が蓄積するほうに動く。
- □ 細胞内Ca^{2+}濃度は収縮力を決める大きな要素で，ジギタリスは上記のステップを介して心筋収縮力向上に寄与すると推測されていた。
- □ Na^+/Ca^{2+}交換輸送体のノックアウトマウスを用いた実験がある（Reuter H. Circ Res 2002）。Na^+/Ca^{2+}交換輸送体のないノックアウトマウスでもCa^{2+}トランジェント（Ca^{2+} transient：活動電位と同期して細胞質のCa^{2+}濃度が一気に上昇する現象）は認められたが，ジギタリスの1つであるウアバインを投与すると，本来生じるべき細胞内Ca^{2+} overloadがみられなかった。これにより，ジギタリスの効果はNa^+/Ca^{2+}交換輸送体を介することが証明された。

C 使い方，考え方

- □ 房室伝導の抑制は自律神経を介した作用と説明されてきた。しかし，ジギタリスで生じた心電図変化は，β遮断薬とアトロピンを同時に投与しても変化は乏しいため，自律神経の関与しないメカニズムに思える。
- □ ジギタリスは，急性に使用するなら安全性は高い。多くの静注循環器薬は直ちに効果が現れるが，ジギタリスはゆっくり作用する。生体イヌの実験では，0.05 mg/kg静注により心筋収縮力は10分で27％，90分で39％増加している（Steiness E. Br J Pharmacol 1976）。心機能が低下しているときのほうが，心拍出量の増加と肺うっ血の改善ははっきり見える。

□ 静注ジギタリスについては確立された用量はない。伝導系の抑制も個人差が大きい。

D 副作用

□ ジギタリスによる副作用
  - ジギタリス中毒
  - 高度の房室ブロック

1）ジギタリス中毒の症候
■ 不整脈
□ 高濃度のジギタリスは，心臓の興奮性を高め，心室期外収縮の増加，心房頻拍・房室接合部調律を生じる。遅延後脱分極（DAD）による。
□ ジルチアゼム・ベラパミル・β遮断薬などと併用するときは，房室ブロックのリスクが高まる。高度の房室ブロックは急に出現するかもしれない。

> *In principle*
> ジギタリス中毒における異所性興奮の出現部位は何でもあり。

■ 消化器症状，視覚症状，神経症状
□ ジギタリスは脳幹に直接作用する。食思不振や吐き気など，非特異的な症状が多い。

2）ジギタリス中毒を促進する因子
■ 低カリウム血症
□ 低マグネシウム血症など他の電解質異常もジギタリス中毒をまねく因子に挙げられるが，その場合でも，低カリウム血症が同時に存在する可能性が高い。つまり，気にとめるのはカリウムだけでよい。

> *In principle*
> 低カリウム血症はジギタリス中毒を生じる。

□ なぜ，低カリウム血症がジギタリス中毒の誘因になるのだろうか？
□ それは血清 K^+ が本来，ジギタリスと Na^+/K^+-ATPase の結合を阻害するイオンであることによる。低カリウム血症になると，ジギタリスがこの酵素と多く結合し，過度の薬理作用を発揮する。
□ 低カリウム血症はいつ生じるか？ 高齢者は，摂食状態が悪くなると低カ

リウム血症になり，さらにフロセミドが併用されているとしばしば低カリウムになる。

> *In principle*
> 高齢者に K^+ の補給を考えずにカリウム喪失性利尿薬（フロセミドなど）を併用すれば，ジギタリス中毒になりやすい。

E ジギタリスは心不全に本当に有効か？

□ ジギタリスは腎経由で代謝排泄される。腎機能が低下していれば，ジギタリス中毒をまねきやすい。
□ DIGトライアル（The DIG Investigation Group. N Engl J Med 1997）では，ACE阻害薬・利尿薬・ジギタリスの単独あるいは併用での予後を比較し，ジギタリスにはそれなりにメリットがあることが示されている。
□ 生命予後の改善は有意ではないが，心不全の増悪の頻度が減少し，入院の機会が減る。
□ その後の血中濃度を考慮したサブ解析（Ahmed A. Eur Heart J 2006）では，平均用量が0.25 mg/日程度でも血中濃度0.5～0.9 ng/ml群と血中濃度1.0 ng/ml以上の群では，後者の死亡率が高かった（図1）。
□ 拡張機能障害のある患者でも，低濃度のジゴキシンは有効である。RAS抑制薬とβ遮断薬投与でも心不全症状が残るなら，低用量ジギタリスは悪くはない。

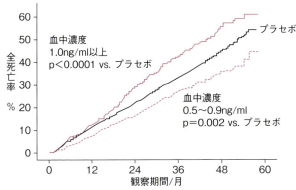

図1　ジギタリスの血中濃度と生存率（Ahmed A, et al. Digoxin and reduction in mortality and hospitalization in heart failure：a comprehensive post hoc analysis of the DIG trial. Eur Heart J 2006；27：178-86. Epub 2005 Dec 8, permission of European Society of Cardiology.）

□ この報告では，虚血性心疾患の有無，EFの程度，腎機能，糖尿病など種々の因子の影響なく，ジギタリスのメリットが示されている。
□「ジギタリスは少量」というのは，現在の循環器薬物治療の基本の1つ。

F 具体的な使い方

●状況1●急性心不全─
□ 急性心不全ではジギタリスは積極的には使用しない。強心作用としてはカテコラミンやPDEⅢ阻害薬を優先する。
□ 心房細動や心房粗動があり，心機能の抑制なしに心室レートを調節したいときには用いられる。

* * *

●状況2●慢性心不全─
□ 稀にRAS抑制薬や利尿薬などと併用される。
□ 高齢で心機能が落ちているという憶測で，ジギタリスが投与されていることがある。心不全があるなら他の薬剤も使用されるはず。ジギタリス単独投与は，心不全の病名で選択されるべきではない。

* * *

●状況3●慢性心房細動/心房粗動のレートコントロール─
□ 房室伝導の抑制が必要な患者に対するジギタリスだけでは，しばしば不十分。心房細動/心房粗動のレートコントロールには，β遮断薬やベラパミルを必要とすることが多い。
□ ジギタリスを心房細動/心房粗動に投与しても，夜間や安静時の心室レートのみ下がり，動悸感や胸部不快感の原因となる活動中の高い心拍数は残る可能性がある。
□ レートコントロールには，ジギタリスの切れ味は悪い。

> *In principle*
> 心房細動/心房粗動のレートコントロールには，ジギタリスよりもβ遮断薬かベラパミルのほうが有効。

□ β遮断薬やカルシウム拮抗薬が使用しにくい患者，あるいはこれらの薬剤でレートコントロールが不十分なときに，ジギタリスが使用される。例えば……
▶ ジゴキシン®(0.125 mg) 1錠＋ビソプロロール(5 mg) 1錠
β遮断薬を避けたい事情があれば，
▶ ジゴキシン®(0.125 mg) 1錠＋ベラパミル(40 mg) 3錠 分3

* * *

●状況 4 ●発作性心房細動─
□ ジギタリスには心房細動を停止させる作用はない。心房細動のレートコントロールを目的として使用したジギタリスが，収縮力改善や間接的自律神経系への影響からか，心房細動を停止させたような印象を与えることはある。
□ 発作性心房細動（PAF）の予防を第一の目的としてジギタリスを投与することは勧めない。

ちょっとした疑問……

Q： PAT with block とは何か？
  □ ジギタリス中毒のときに認められる特徴的な心電図所見として，PAT（paroxysmal atrial tachycardia）with block が有名である。房室ブロックを伴う心房頻拍のことだが，房室ブロックの程度や心房頻拍の性状によって，患者ごとに心電図所見は大きく異なる。
  □ PAT with block は，ジギタリス中毒に特徴的な所見ではあっても，診断に必須の所見ではない。PAT with block は「洞結節以外に異常な興奮起源が出現すること」と「房室伝導が障害されること」というジギタリス中毒に特徴的な病態が両方とも存在するという点で，典型的なジギタリス中毒の心電図異常である。このところ見たことはない。

Q： 急速飽和は行われているか？
  □ 昔のテキストには経口投与の急速飽和の記載がある。しかし，急いで治療したいなら，静注を用いればよい。30 年ほど前から経口での急速飽和は見ない。

Q： 定期的なジゴキシン濃度の測定は必要か？
  □ ジギタリス中毒を疑うときに血中濃度を測定するのは，多少の意味はある。しかし，ジギタリス中毒は血中濃度がそれほど高くなくても否定はできない。ジギタリスはたくさん使うほど予後向上が約束されるわけではない。基本的に少量（ジゴキシン 0.125 mg）にとどめるか，使わないことだ。血中濃度を測ってまで微妙なコントロールを考える薬ではない。

Q: ほかの薬剤との相互作用は？
□ ジギタリスは他剤との併用により血中濃度が上昇することがある。ジギタリスの血中濃度を上昇させる薬剤は，逆にそれ自身の血中濃度も上昇させやすい。
□ ジギタリスの血中濃度を上昇させる薬剤には，キニジン，カルシウム拮抗薬(特にベラパミル)，アミオダロン，プロパフェノンなどがある。細かく覚えなくてもよいが，「併用薬との相互作用がある」ことを知っている必要はある。

Q: ジギタリス効果とは？
□ ジギタリスを投与していると，ST部分に変化が生じる。「ジギタリス効果」としてよく知られている。投与されている患者全例に目立った盆状のST低下が出現するわけではない。
□ ジギタリス効果はジギタリスが作用していることを意味する。ジギタリス中毒との関連はない。また，ジギタリス効果がないからといって投与量不足とも言えない。
□ ジギタリス効果としてのST低下は，心拍数が上昇するにつれていっそう顕著になる。心電図所見としては，虚血性心疾患によるものと似る。だから，ジギタリス投与中の運動負荷試験は信頼できない。

4 経口強心薬

ピモベンダン(アカルディ®)
デノパミン(カルグート®)
ドカルパミン(タナドーパ®)

● ピモベンダンだけが生き残っている。他の薬剤はほとんど使われない。

A 経口強心薬の分類と特徴

□ 古典的な強心薬とはジギタリスを指す。まだ生き残っているのは偉いが,どこが偉いのか,誰も確信がもてなかった。そこで,1980年頃には新しい経口強心薬の開発が活発だった。

□ ところが,できあがった薬剤を用いて大規模臨床試験を行ってみると,
- Xamoterol in Severe Heart Failure Study(1990):xamoterol は β_1 受容体のアゴニスト。死亡率はプラセボ群3.7%に対して実薬群9.1%。こんな臨床試験を平気でやってよいとは思えない。
- PROMISE(1991):経口ミルリノンで全死亡率が28%も増加し,心血管死も34%増えた。
- PICO(1996):ピモベンダン(アカルディ®:PDEⅢ阻害薬)で死亡率が約2倍に増加。
- VEST(1998):経口PDEⅢ阻害薬ベスナリノン(アーキンZ®)の60 mgで心不全死・突然死は減少したが,120 mgでは死亡率が増えた。2010年から処方できなくなった。

□ これらの臨床試験からわかることは……

> *In principle*
> 経口強心薬による予後改善効果は証明できなかった。

□ もう「魔法の経口強心薬」を開発しようという風潮はない。経口強心薬は「暑い夏にグラウンドを走らせる」ような治療であり,β遮断薬やRAS抑

制薬で「涼しいところをゆっくり散歩する」ほうが慢性心不全には向いている。
- □ ただし，一部の患者は「短期間，目を離さないで頑張らせる」ことで筋力がつくかもしれない。経口強心薬の有効例が皆無とは思われていない。
- □ JCS 2017 ではピモベンダンのみが取り上げられている。
  クラスⅡa：QOL の改善，経静脈的強心薬からの離脱を目的とした短期投与
  クラスⅡb：β遮断薬導入時の投与
  クラスⅢ：無症状の患者に対する長期投与

＊　　　＊　　　＊

- □ 経口強心薬には大別すると 2 タイプがある。

■ 交感神経刺激薬(カテコラミン系)
- □ わが国では次の 2 剤が使用できる。
  - ● デノパミン(カルグート®)
  - ● ドカルパミン(タナドーパ®)
- □ いずれもカテコール(ベンゼン環＋隣り合って OH が 2 個)はないので，厳密にはカテコラミンではないが，性格づけとして経口カテコラミンと考えられている。

■ PDEⅢ阻害薬
- □ わが国で使用できるのは 1 剤のみ。
  - ● ピモベンダン(アカルディ)
- □ もう 1 つ，ベスナリノンも 1990 年に販売開始されたが，上述の VEST study で望ましくない結果が出たことや，無顆粒球症や死亡例が散発して，2010 年以降は消えた。残ったアカルディが細々と使用されているように見えるが，それなりに重宝されている。
- □ PDE とは？
  - ● $β_1$ 受容体を介する交感神経刺激は，cAMP，プロテインキナーゼ A (PKA)を経由して心筋の収縮を制御する。
  - ● PDE は生成された cAMP を分解する酵素。PDE を阻害すれば cAMP が貯まり，PKA 活性が高まり，細胞内 Ca^{2+} 濃度上昇を介して心筋の収縮力が亢進する。

B　デノパミン(カルグート®)

■ プロフィール
- **作　用**：β_1受容体を刺激して強心作用を発揮する。いわば経口ドブタミン。
- **適　応**：心不全
- **投与量**：
  ▶ 15 mg/日 分3 から開始。30 mg/日 分3 まで

  経験的にカルグート 30 mg/日＝ドブタミン 5 μg/kg/min という関係が示唆されている。
- **禁　忌**：AMI, 不整脈増悪時, 閉塞性肥大型心筋症(これにはジギタリスも含め収縮力を増強させる薬剤はすべて禁忌。閉塞を余計に厳しくしてしまう。これは必用な知識)。
- **副作用**：カテコラミンと同じ。例えば, 心室頻拍の出現。心室期外収縮(PVC)の増加も副作用に挙げられるが, PVCの増減を客観的に捉えることは難しいし, 日差変動も考えると判断できない。PVCが増えたなと感じたら減量。

＊　　　＊　　　＊

- 静注カテコラミンからの離脱, あるいは慢性心不全のコントロールが不十分なときに短期的に使用。短期的に……といっても, 具体的に何週間くらいならよいと決まっているわけではない。カテコラミンからの離脱に際しては, 静注薬と併用する期間もある。

C　ドカルパミン(タナドーパ®)

■ プロフィール
- **作　用**：経口交感神経刺激薬
- **適　応**：心不全
- **投与量**：
  ▶ 750 mg/1 g の分包を3包＝ドカルパミンとして 2,250 mg(3 g)/日を分3
- **禁　忌**：閉塞性肥大型心筋症のみ慎重投与となっている。
- **副作用**：カテコラミンに共通のもの。不整脈の増悪など。

＊　　　＊　　　＊

- ドパミンの前駆物質(プロドラッグ)。ドパミンに変化してドパミン受容体を刺激する。
- 生体内でドパミンになる薬なので, 静注ドパミンの代替薬となる。ドパミ

ンが5 µg/kg/min 未満になってからの開始が勧められ，ドパミン2 µg/kg/min に相当する薬理作用を期待する。この量では，強心作用ではなく利尿作用が主体となると言われてきた。
- ☐ 低用量静注ドパミンには利尿作用はあるが，短期間しか効果がなく，腎保護効果もない。この理屈でいけば，ほんのしばらく「淡い期待をもって」使うことになる。
- ☐ 強心作用を期待するなら，ジギタリスやピモベンタンを選ぶほうが理にかなっている。2,250 mg で開始し，少しずつドパミンを減量。減量の速度は患者次第で，特にルールは設定できない。
- ☐ 一気に中止することは避ける。

D ピモベンダン(アカルディ®)

■ プロフィール
- ☐ 作　用：強心薬/PDEⅢ阻害薬，Ca^{2+} 感受性増強
- ☐ 適　応：急性期にも使用してよいことになっているが，急性期に使われているのは見たことがない。静注カテコラミンからの離脱に用いられる。β遮断薬の導入前にも使用される。
- ☐ 投与量：
  - ▶ 2.5 mg/日(1.25 mg 錠を2錠)分2 から開始。5 mg/日(2.5 mg 錠を2錠)分2 まで増量
- ☐ 禁　忌：閉塞性肥大型心筋症のみ慎重投与。閉塞性弁疾患には使いにくい。心室不整脈が多いときも避ける。
- ☐ 副作用：副作用の欄の冒頭に「心室細動 0.1〜5％」という記載がある。本剤の対象となる心不全患者では，何も投与しなくてもしばしば突然死を認めるので，この数値は「目に見えて心室細動が多くなるわけではない」という意味にしかとれない。ただし，心室頻拍や上室不整脈の頻度は増加する傾向がある。肝障害あり。

■ 作用機序
- ☐ PDE 活性の抑制による cAMP の上昇を介した心筋収縮力の向上。PDEⅢ阻害薬は用量により，cAMP と cGMP の心筋における量のバランスを変える。
- ☐ β受容体を継続的に刺激することは，正常な Ca^{2+} トランジェントを生じにくくさせる。
- ☐ Ca^{2+} トランジェントがしっかりしていることが心臓の収縮には必要なので，心筋の収縮力増加だけではアカルディの効果は説明できない。

□ 細胞内 Ca^{2+} 濃度が同じでも収縮力が強まることが観察されている。この現象は収縮調節蛋白（トロポニン C）の Ca^{2+} への感受性の増強によって説明されている。
□「カルシウムセンシタイザー」という概念はピモベンダンの立場を強くする働きがあった。つまり，同じ PDE Ⅲ 阻害薬のベスナリノンが消えたのとは対照的に，ピモベンダンについては「いけるかもしれない」という期待で使われている。
□ この薬剤は，国内の臨床試験 EPOCH（2002）において生命予後への悪影響は見られない一方で，運動能の維持や心事故の減少が確認された。ほかの経口強心薬が表舞台から去るなかで，この試験結果により命運をつなぐことができた。経口強心薬はそれなりに必要とする状況はあり，ニーズに応えている貴重な薬である。
□ 循環器専門医でもピモベンダン以外を用いる機会は少ない。「強心作用のメカニズム」，「経口強心薬開発の経緯」，「やたらと経口強心薬を使わないこと」を述べる意図で他 2 剤についても取り上げた。

5 カルペリチド（hANP）

カルペリチド（ハンプ®）

- 利尿作用をもつ血管拡張薬。
- 内因性の利尿ペプチドの類似物質なので安心感がありそうだが，いきなり多めに使うと危険。
- 硝酸薬は静脈をおもに開く。カルペリチドは動脈と静脈を同じように開く。

A　プロフィール／カルペリチド（ハンプ®）

□ 作　用：
　1）血管拡張作用
　2）利尿作用
　3）交感神経活動や RAS の抑制
　4）心肥大や心筋線維化の抑制，炎症性サイトカイン産生抑制
□ 適　応：急性心不全のうち，以下の条件を満たせるとき……
- 血管内脱水がない。
- 心拍出量が維持されている（目安として CI＞2.5 L/min/m^2）。
- 心拍出量が前負荷に依存していない → 右心不全でないということ。

□ 治療域：添付文書では 0.1〜0.2 μg/kg/min となっているが，多くの施設では 0.0125〜0.05 μg/kg/min で開始される。
□ 投与量：JCS 2017 では上限 0.2 μg/kg/min。

　　　　　　　　＊　　　　＊　　　　＊

□ 1981 年，心房にナトリウム利尿と血管拡張作用をもつ物質があると報告された。1984 年，それが 28 個のアミノ酸で作られたペプチドであることが明らかとなった。ヒト心房性ナトリウム利尿ペプチド（hANP：human atrial natriuretic peptide）である。カルペリチドが一般名で，商品名がハ

ンプ。
- □ ANPは心房壁の伸展により分泌される。肺うっ血，循環血液量の増加，上室性頻脈はいずれも心房圧を増し，ANPの分泌を促す。ANPのセカンドメッセンジャーはcGMP。cGMPは血管を拡張する。
- □ 腎臓におけるcGMPは糸球体濾過量を増し，ナトリウム利尿を促す。尿細管からの再吸収は減らないので，利尿薬とは異なり，腎臓を干からびさせない。
- □ ANPは「利尿作用＋血管拡張作用」と交感神経活動やRASの抑制を通して，安心感のある作用を発揮する。利尿薬なら電解質バランスに影響するが，hANPにはそれもない。
- □ 心不全患者は高血圧や糖尿病などによる腎機能低下が多い。hANPは自律神経や液性調節因子の面でメリットがあるので，低血圧や循環血液量低下など使いにくい理由がなければ早めに使用されるようになった。低用量を長く使うことを勧める専門家もいる。
- □ AMIでのhANPの意義を検討したJ-WIND試験(2006)では，持続投与によりクレアチンキナーゼ(CK)で推測した梗塞サイズを14.7％減少させ，6カ月後のLVEFは5％高かった。
- □ 硝酸薬とhANPでは多くの場合，臨床経過には差はないだろう。硝酸薬と脳性利尿ペプチド(hBNP：ネシリチド＝本邦未承認)とを比較した米国での試験(VMAC 2002)では，予後改善効果に差がなかった。他の臨床試験でも，ナトリウム利尿ペプチドの予後改善効果までは確認できていない。ある薬剤が際立って優れていることを証明するのは容易でない。
- □ 国内のATTEND Registryでは急性心不全の65％に用いられている。「とりあえずhANP」の施設が多いことは，「使い勝手が良い」ことを示唆している。
- □ hANPの作用は……
  - ● 利尿作用 → 頭打ち
  - ● 血管拡張作用 → 用量依存的

  である。
- □ 欧米でhANPより硝酸薬が優位なのは，価格の影響もある。hANPは高価な薬剤だ。その高価な薬剤を早期から用いるのは，短時間のうちに病態を安定化させ，入院日数を短縮させることで埋め合わせができる。

B 具体的な使い方

- □ 心収縮機能が低下しているなら，心拍出量を増やすためにカテコラミンが併用される。血圧低下に備えたドパミンの併用も行われる。

- □ 投与量：以下の量は添付文書の用量よりも少ない。
- □ 血圧が維持されていたら 0.025 μg/kg/min，心もとないときは 0.0125 μg/kg/min で，とすると……
  - ● 収縮期血圧≧120 mmHg なら，
  - ▶ 静注カルペリチド(ハンプ® 1,000 μg/V) 1 バイアルを 5%ブドウ糖で 50 ml とし，3.8 ml/hr で開始
    体重 50 kg で 0.025 μg/kg/min
- □ カルペリチドは生理食塩水では塩析が生じる。ブドウ糖を用いないなら，注射用水で溶解後に生理食塩水で薄める。
  - ● 収縮期血圧＜120 mmHg なら，上記の半分から開始。
  - ▶ 静注カルペリチド(ハンプ® 1,000 μg/V) 1 バイアル(1,000 μg)を注射用水 5 ml で溶解。さらに生理食塩水で 100 ml とし，3.8 ml/hr で開始
    体重 50 kg で 0.0125 μg/kg/min
- □ 尿量や血圧に応じて加減するが，上限についてはいくつか異なる数値が挙げられている。血行動態のモニターに疎漏がないのなら，上限についての議論はあまり意味はない。

6　β遮断薬

カルベジロール（アーチスト®）
ビソプロロール（メインテート®）
メトプロロール（セロケン®）
アテノロール（テノーミン®）
プロプラノロール（インデラル®）
ランジオロール（オノアクト®）　ほか

- 経口では「ひたすらビソプロロールとカルベジロールのどちらか」を使う。
- 慢性心不全の「β遮断薬＋RAS抑制薬」は決まりごと。
- 経口の頓用ではプロプラノロールが使われる。

A　使えるβ遮断薬

☐ β遮断薬は不整脈・虚血性心疾患・高血圧・心不全と，いろいろな病態に用いられる。「患者ごとに思案して選ぶ」のかというと，そうでもない。使うβ遮断薬は限られてきた。

☐ それらは……
- 心不全：カルベジロールかビソプロロール
- 虚血性心疾患：ビソプロロールかカルベジロール
- 不整脈：本当はメトプロロールでもアテノロールでも，頻拍発作の抑制効果が明らかなら何でもよい。
  しかし，他の病態でカルベジロールかビソプロロールの2つが大きい顔をしているので，風潮としてこの2つが選ばれやすい。
  頓用ではプロプラノロール。
- 高血圧：ビソプロロールかカルベジロール
- 静注：プロプラノロールかランジオロール

☐ アテノロールはメタアナリシスであまり良い評価が得られなかった（102ページのMemo参照）。

☐ "Should beta blockers remain first choice in the treatment of primary hypertension? A meta-analysis"（Lindholm LH. Lancet 2005）という報告では，脳卒中が他の薬剤群より14%多く，無治療群よりは平均19%少なかった。全死亡率や心筋梗塞は無治療群と同等。

□ RAS抑制薬には見劣りがすることから，β遮断薬は高血圧の第一選択薬としては勧めにくいと結論され，日本高血圧学会の高血圧治療ガイドライン2014では第一選択薬から外れた。

B 個々のβ遮断薬を特徴づける要素(表1，表2)

□ それぞれのβ遮断薬を特徴づけるものは，
- 内因性交感神経刺激作用(intrinsic sympathomimetic activity：ISA)
- $β_1$選択性
- α遮断作用の有無
- 効果の持続時間
- 脂溶性か，水溶性か
- 抗不整脈作用

……個々のβ遮断薬がどうなのかを記憶する必要はない。
□ そのほか，かつて以下のような要素が論じられた。
- レニン分泌抑制作用
- 膜安定化作用(membrane stabilizing activity：MSA)
- 血管拡張作用(ニプラジロール：ハイパジール®)
- 抗酸化作用(カルベジロール)

表1 おもなβ遮断薬とその特徴

	一般名	商品名	1日投与量	脂溶性/水溶性
$β_1$非選択性				
ISAあり	ピンドロール	カルビスケン®	20 mg 分1	脂溶性
ISAなし	カルテオロール	ミケラン®	10〜20 mg 分2	水溶性
	プロプラノロール	インデラル®	30〜60 mg 分3	脂溶性
	ナドロール	ナディック®	30〜60 mg 分1	水溶性
$β_1$選択性				
ISAあり	アセブトロール	アセタノール®	200〜400 mg 分2	脂溶性
ISAなし	メトプロロール	セロケン®	40〜80 mg 分2	脂溶性
		ロプレソール®	40〜80 mg 分2	脂溶性
	アテノロール	テノーミン®	25〜50 mg 分1	水溶性
	ビソプロロール	メインテート®	2.5〜5 mg 分1	脂溶性
	ベタキソロール	ケルロング®	5〜10 mg 分1	脂溶性
	ランジオロール	オノアクト®	—	水溶性
αβ遮断薬				
ISAなし	カルベジロール	アーチスト®	5〜20 mg 分1	脂溶性
	アロチノロール	アロチノロール塩酸塩®	10〜20 mg 分2	水溶性

投与量は実際に使われることの多い量。

表2 β遮断薬の副作用

すべてのβ遮断薬に共通	心機能低下，低血圧，洞機能不全，房室ブロック 消化器症状（食欲不振，便秘など），離脱症候群（受容体のup-regulationによると推測される）
脂溶性β遮断薬	うつ病など精神症状
非$β_1$選択性のもの （一部$β_2$遮断による）	気管支喘息，低血糖，閉塞性動脈硬化(ASO)増悪，末梢循環障害 トリグリセリド上昇，HDLコレステロール低下

■ 内因性交感神経刺激作用（ISA）

- □ β遮断薬のなかにはβ受容体の活性発現部位にまで結合して，作動薬としての活性をもつものがある．
- □ こうした薬剤は，弱いながら交感神経刺激作用を発揮し，心拍数や心筋収縮力の低下は小さくなる．
- □ ISAがあることでβ遮断作用を発揮しながらβ遮断薬の副作用を軽減でき，「悪くない作用」という見方もあった．
- □ ところが，ISAのあるxamoterol（本邦未承認）を用いた重症心不全を対象にした臨床試験では，実薬群の死亡率が高かった．
- □ その後，心不全や虚血性心疾患を対象とした臨床試験で好成績を挙げたのは，ISAのないβ遮断薬であった（MDC 1993，CIBIS 1994，US Carvedilol HF 1996，PRECISE 1996，MOCHA 2001）．そのため，今はISAは有利な性質とは見なされない．

■ $β_1$選択性

- □ 非選択的にβ受容体を遮断すれば，$β_2$受容体遮断を介して血管拡張が抑制される．
- □ また，$β_2$遮断による気管支平滑筋への刺激のため，喘息の発生や増悪をまねく．$β_1$受容体のみを選択的に遮断する薬剤は，$β_2$受容体遮断に伴う不都合を避けられる．
- □ しかし，$β_1$選択的と称する薬剤でも，若干（$β_1$遮断作用の1/50以下）は$β_2$遮断作用がある．そのためCOPDやASOを有するなら，$β_1$選択性の薬剤も避けるべきだと考えられてきた．しかし，もはやこの考え方は古く，$β_1$選択的ならこれらの併存疾患があっても使ってもよい．

■ α遮断作用

- □ β遮断は相対的α刺激亢進により，末梢血管抵抗を上げる方向に働く．
- □ α遮断作用はこのリアクションに拮抗し，末梢の血流低下を回避させる．

脂質代謝や糖代謝についてもα遮断作用は悪くない。
- □ では，こうした理屈のゆえに，β遮断薬を使うときにα遮断作用を考慮するかといえば，そうでもない。$β_1$選択的なビソプロロールも心不全に使えるので，カルベジロールがαβ遮断薬であることは心不全治療に使えることの根拠とは言いにくい。

■ 効果の持続時間
- □ 長時間作用型のβ遮断薬は1日1回の投与ですみ，患者のコンプライアンスも高い。心不全や虚血性心疾患の治療でもこの点は重要である。
- □ 一方，β遮断薬の効果を試すには，中止後の消失が速やかなもののほうが便利である。また，頻拍発作の停止を目的とした頓用では，すぐに効果が現れるほうがよい。こうした点で，プロプラノロールのような短時間作用型のものも欠かせない。

■ 脂溶性か，水溶性か
- □ 脂溶性のものは消化管における吸収が速いが，肝代謝により消失半減期が短い傾向がある。さらに，代謝の個人差のゆえに血中濃度のばらつきが大きい。
- □ また，血液脳関門を通ることができるので，うつ病をまねく可能性が示唆されていた。
- □ ある症例報告(Parker WA. Clin Pharmacy 1985)では，プロプラノロール80 mg/日でうつ状態となり，40 mg/日にすると軽快，再度80 mg/日にすると増悪というように，はっきりとした用量依存性があった。こうした患者でも，水溶性のβ遮断薬では支障はなかった。
- □ しかし，多数例での検討では，β遮断薬によるうつ病の発症や悪化は問題とはならず，倦怠感や性活動の低下がごくわずかにみられるのみである(Ko DT. JAMA 2002)。
- □ ビソプロロールもカルベジロールも脂溶性である。脂溶性であれば中枢への移行が可能であり，中枢神経系を介する作用の安定性を確保するために必要な条件なのだろう。

■ Ca^{2+}リーク
- □ 筋小胞体(SR)のリアノジン受容体(RYR)に変異発現させた培養細胞を用いた研究が報告された(Zhou Q. Nat Med 2011)。Ca^{2+}過負荷によるCa^{2+}リークが容易に生じる細胞においてβ遮断薬の作用を比較したところ，カルベジロールだけが際立った抑制効果を見せた。
- □ SRからのCa^{2+}リークは，遅延後脱分極として不全心の不整脈と突然死の

原因となるものであり，この観察はカルベジロールのもつ抗不整脈作用だけでなく，死亡率低下の理論づけになる。
- ところが，カルベジロールと並んで心不全や突然死の予防に有用性が確立しているビソプロロールでは，同様な作用は認められなかった。もしカルベジロールの臨床効果の大きな部分がこの研究で確認された現象で説明されるなら，ビソプロロールには別な薬理作用を求めなくてはならない。
- 同じβ遮断薬でありながら，大きく異なるメカニズムで予後改善に寄与するというのは，普通は考えにくい。まだ，謎は残っている。

C どのβ遮断薬を選択するか？

- β遮断薬による心筋梗塞後の予後改善効果は心拍数減少に依存するので，ISAはないほうがよい。
- さらに，脂溶性のβ遮断薬は中枢神経への作用を介した予後改善が期待できるのかもしれない。
- 心筋梗塞や心不全を対象とした最近の大規模臨床試験ではビソプロロールとカルベジロールが用いられており，両薬剤のいずれかを使用せざるを得ない。
- メトプロロールは，海外ではメトプロロールコハク酸塩だが，わが国のセロケン®とロプレソール®はメトプロロール酒石酸塩である。これは作用時間が短いためにコハク酸塩と同じ効果は期待できないので，心不全治療の選択肢には入っていない。

D β遮断薬使用の際の留意点

■ 投与前に考慮すること
- 心エコーで器質的心疾患と心機能の評価
- 気管支喘息やCOPDは？
- 洞不全症候群や房室ブロックはないか？
- 閉塞性動脈硬化症（ASO）は？
- 虚血性心疾患なら，冠攣縮の要素はないか？
- 耐糖能や脂質に関する検査
- 併用薬：ジルチアゼムやジギタリスとの併用で房室ブロックのリスクが増す。

■ β遮断薬代謝の人種差
- 欧米のテキストを見ると，β遮断薬の投与量が多いことに気づく。国外で

の投与量をそのまま使うと危ない。

■ 離脱症候群

- □ 長期に使用していたβ遮断薬を急に中止すると，血圧の上昇や，虚血症状あるいは不整脈が増悪することがある。
- □ 離脱症候群(withdrawal syndrome)は，β遮断作用に拮抗した受容体の増加(up-regulation)で説明されている。
- □ ある異型狭心症の患者にβ遮断薬が投与されていた。症状はよくコントロールされていたが，β遮断薬は禁忌と考えて中断したところ，発作が再発し心筋梗塞を発症した。
- □ 「理屈に合わなくても，うまくいっているなら動かない」という行き方もある。プラークの安定化に寄与する薬剤，微妙な血行動態のコントロールに貢献している薬剤など，むやみと中止するのは怖い。

> *In principle*
> 慢性疾患の治療薬は「積極的な理由」なく中止しない。

■ 最近のβ遮断薬治療

- □ ASOであれCOPDであれ，心臓や大血管に病変を有する頻度は高い。COPDやASOがあるとき，一概にβ遮断薬を禁忌とするのは，古い考え方になった。
- □ COPD症例では，β遮断薬はむしろ症状改善や生存率を向上させるという(Frans H. Arch Intern Med 2010)。
- □ この報告にはβ_1選択性でない薬剤も含まれている。しかし，COPD患者にはβ_1選択的なビソプロロールを投与するほうが精神衛生上良い。重症心不全で常用量の1/8にあたるカルベジロール1.25 mgとかビソプロロール0.625 mg半錠で始めるなら，問題は起きにくい。
- □ ASOのほうは，α遮断作用のあるカルベジロールにするほうが良さそうだが，非選択的に動脈拡張作用のβ_2受容体も遮断するので，差し引きどうなのかは，やってみないとわからない。
- □ 最近の報告では，COPD患者の11％(557/5,162)がβ遮断薬の投与を受けており，β遮断薬併用のデメリットは指摘されていない(Maltais F. Chest 2018)。

> *In principle*
> ASO，COPD，糖尿病でもβ遮断薬は禁忌ではない。必要なら使う。

□ カルベジロールかビソプロロールか，どっちを選ぶかというと，ほとんどはどちらでもよい。
  ● 高血圧や頻脈があってβ遮断薬らしさが必要なら，ビソプロロール
  ● 血行動態を大きく動かさず，そっと心不全を治療するときは，カルベジロール
  ● COPDなら，ビソプロロール
□ 心不全については，カルベジロールには以前から1.25 mg錠があったのに対し，ビソプロロールは常用量の1/8錠(0.625 mg)がなかったため，カルベジロールが選ばれる頻度が高かった。ビソプロロールの0.625 mgは2011年に発売開始。

7 カルシウム拮抗薬

ニフェジピン(アダラート®) アムロジピン(アムロジン®, ノルバスク®) ニカルジピン(ペルジピン®) ベニジピン(コニール®) シルニジピン(アテレック®) アゼルニジピン(カルブロック®) ジルチアゼム(ヘルベッサー®) ベラパミル(ワソラン®) ベプリジル(ベプリコール®)

- 降圧薬として,ジヒドロピリジン系カルシウム拮抗薬は用量依存性が高い。
- ベラパミルは心筋選択的,ジヒドロピリジン系は血管選択的。ジルチアゼムは心臓と血管の両方。ベラパミルとジルチアゼム以外は,全部ジヒドロピリジン系。
- 高血圧治療の第一選択。降圧薬としても,カルシウム拮抗薬としてアムロジンばかり使う医師が少なくない。

A カルシウム拮抗薬の分類と特徴

□ 個人的には,降圧薬としてのカルシウム拮抗薬の70%はアムロジピン,異型狭心症には80%がニフェジピン,23%はジルチアゼム。80%と23%だと103%だが,一部の患者ではカルシウム拮抗薬2剤併用が行われている。

■ 代表的なカルシウム拮抗薬(表1, 表2)
  - ジヒドロピリジン系
  - それ以外(ベンゾチアゼピン系,フェニルアルキルアミン系など)
□ ジヒドロピリジン系という用語はよく用いられるが,それ以外のグループ名は循環器科医の大半は覚えてはいない。
□ ジヒドロピリジン系かそれ以外かを意識することには,どういう意味があるのか?
□ 以下のような臨床効果の差異が存在する。
  - ジヒドロピリジン系は血管への作用が強く,血管拡張作用が強い。単離細胞レベルの実験では心筋への作用はかなりあるが,臨床では心筋への作用は実質的にない。
  - 非ジヒドロピリジン系のベラパミル・ベプリジル・ジルチアゼムは心筋

表1 おもなカルシウム拮抗薬

一般名	商品名	1日投与量	注
ジヒドロピリジン系			
ニフェジピン	アダラート®CR	20～80 mg/日	重症の異型狭心症では120 mgまで使っている
アムロジピン	ノルバスク® アムロジン®	2.5～10 mg/日	高血圧にはこれで間に合う
ニカルジピン	ペルジピン®LA	40～80 mg/日	静注のほうがお世話になる
シルニジピン	アテレック®	5～20 mg/日	腎保護を売りにしている
マニジピン	カルスロット®	5～20 mg/日	個人的には降圧効果は良いと思う
アゼルニジピン	カルブロック®	8～16 mg/日	降圧効果は良い
ベニジピン	コニール®	2～8 mg/日	冠攣縮と腎保護に
非ジヒドロピリジン系			
ベラパミル	ワソラン®	120～240 mg/日	頻拍にしか使わない
ジルチアゼム	ヘルベッサー®R	100～200 mg/日	冠攣縮に使われる。降圧はささやか
ベプリジル	ベプリコール®	100～200 mg/日	これは抗不整脈薬

ここに挙げたアダラートの投与量は認可量を超える。

表2 カルシウム拮抗薬のおもな作用

	降圧	PSVT	心房細動/心房粗動のレートコントロール	心房細動の停止・予防
ジヒドロピリジン系	++	−	−	−
非ジヒドロピリジン系				
ジルチアゼム	+	±	±	−
ベラパミル	±	+	+	−
ベプリジル	−	±	−	+

++ きわめて有効，+ よく使う，± 効くかもしれないが使わない，− 無効．

への作用をもち，抗不整脈薬として用いることができる．陰性変力作用と陰性変時作用がある．ジルチアゼムは高血圧や虚血のほうに比重が大きい．

□ 電位依存性 Ca^{2+} チャネルには L 型，T 型，N 型，P/Q 型，R 型がある．
- L 型，N 型，P/Q 型，R 型：大きな脱分極で活性化
- T 型：小さな脱分極で活性化

□ L は "long lasting で large"，T は "transient で tiny"，N は "non-L 型で neuronal" という具合に名前が付けられている．N, P/Q, R は神経系で働

くチャネル。
- □ これらの Ca^{2+} チャネルは，$α_1$，$α_2$，$β$，$γ$，$δ$ の5個のサブユニットで構成されている。$α_1$ サブユニットの多様性がチャネルの性質を変えている。
- □ $β$ サブユニットも複数あり，組み合わせのバリエーションは多い。
  - ● 平滑筋の収縮や心筋の電気活動の主たる部分は，L型 Ca^{2+} チャネルに依存する。
  - ● ネフロンの輸入細動脈はL型＋T型，輸出細動脈はN型＋T型で開く。
- □「わずかな脱分極で開く」T型 Ca^{2+} チャネルは，静止膜電位からちょっと浅くなった時点で働いて，洞房結節のペースメーカ機能や刺激伝導系の特性に関わってくる。すぐ機能して，不活化する。
- □ カルシウム拮抗薬の3世代
  - ● 第1世代：ジヒドロピリジン系(誘導体)のニフェジピン，非ジヒドロピリジン系のジルチアゼム・ベラパミル。
  - ● 第2世代：副作用を抑え，降圧効果・長時間作用・組織選択性を高めた。ジヒドロピリジン系のニカルジピン，ニソルジピン，ニトレンジピン，シルニジピン，エホニジピン。
  - ● 第3世代：さらに効果が持続的で安定した降圧を達成できるアムロジピンとアゼルニジピンが開発された。
- □ カルシウム拮抗薬は，1995年に発癌性の疑義も報告されたが，その後否定された。2010年にはARBについても発癌リスクを増すというメタアナリシスが出てきたが，これも否定された。
- □ 表2でプラスマイナス($±$)にあたる部分は，副次的作用として薬剤選択のときに考慮される。
- □ 以下，本章ではジヒドロピリジン系のカルシウム拮抗薬について述べる。非ジヒドロピリジン系のものは，PartⅡ-17章「Ⅳ群抗不整脈薬(カルシウム拮抗薬)」を参照。

B　ニフェジピン(アダラート®)

■ プロフィール
- □ 作　用：L型 Ca^{2+} チャネルに拮抗して血管を拡張。血管選択性が高い。
- □ 適　応：高血圧，冠攣縮
- □ 投与量：経口のみ
  - ▶ アダラート®CR 20〜80 mg/日 分1，ときに分2
  - ● 短時間作用型アダラート(カプセル)を高血圧緊急症に対し噛み砕いて服用することは避ける，というのは常識。とはいえ，カプセル剤は見なくなった。

- 副作用：頭痛，熱感，血圧の過降下，下肢の浮腫，歯肉の増殖

＊　　　＊　　　＊

- 選択的に血管への親和性が高い。降圧力は強い。
- 冠動脈疾患患者にカプセルのニフェジピンを投与することにより，予後を悪化させると報告された(Furberg CD. Circulation 1995)。
- また，ニフェジピンによる高血圧治療が心筋梗塞発症率の上昇につながることが示唆された(Psaty BM. JAMA 1995)。
- 急激な降圧や心拍数の上昇が不利益をもたらすかもしれないが，今は徐放錠しか使わないので，この不利益はない。
- 目標とする十分な降圧の達成，あるいは他の薬剤ではコントロールしにくい異型狭心症など，ニフェジピンならではの役割を考慮すると，今後も標準的なカルシウム拮抗薬としての立場は失われない。
- 下肢の浮腫は，細動脈拡張に比べ静脈系への作用が乏しいからだろうが，ほかのカルシウム拮抗薬よりも目立つ。糸球体高血圧をまねいた腎臓には負担になる。「負担になる」とはどういう意味かというと，輸入細動脈を開きながら輸出細動脈は開かないので，糸球体内圧を上昇させるという点が1つある。
- しかし，カルシウム拮抗薬投与により輸入細動脈が開いていても，全身の血圧が高いか正常かも糸球体内圧に影響する。降圧が十分であれば，輸出細動脈の拡張性が乏しいことの不利は小さくなる。
- カルシウム拮抗薬には抗酸化作用・抗炎症作用などの降圧作用以外の機転も示唆され，さらにそれらに先行する多彩な経路での作用が報告されている。しかし，どれが決め手なのかわからない。降圧以外の「何か」が降圧を超えるメリットをもつことは，たぶんない。

C アムロジピン(アムロジン®，ノルバスク®)

■ プロフィール
- 作　用：Ca^{2+}電流に拮抗して血管拡張作用を発揮する。血管選択性が高い。
- 適　応：高血圧
- 投与量：経口のみ
  ▶2.5〜10 mg/日 分1〜2
- 副作用：頭痛，熱感，血圧の過降下

＊　　　＊　　　＊

- 虚血性心疾患にも適応となっているが，確実性に劣るので冠攣縮の治療に

は使わない。
- PRAISE試験(1996)では，アムロジピンを用いて心不全患者における長時間作用型カルシウム拮抗薬の役割が検討された。その結果，アムロジピンは虚血性心不全患者の予後は改善しなかったが，非虚血性心不全では心血管系の事故を減少させた。
- さらに念を入れて，PRAISE II (2013)で非虚血性の心不全のみを対象に再確認を試みたところ，予後改善は認めなかった。
- PREVENT試験(2000)では，軽・中等度の冠動脈変化を有する症例でアムロジピンは狭窄の進行抑制にも死亡率の低下にも貢献しなかった。しかし，不安定狭心症や心不全などのイベントは減少した。
- ALLHAT(2003)では，アムロジピンと最強ACE阻害薬のリシノプリルで，降圧と予後への影響が比較された。心不全の有無にかかわらず，心筋梗塞・全死亡・腎障害のいずれにも，両薬剤の効果に差はなかった。
- 同様に，ARBに対しても降圧や予後の面で劣らないことが確認されている(VALUE 2004)。
- 安定労作性狭心症に持続的な効果があるという話もある(CAPE 1994)が，この試験では β 遮断薬などと併用されている例が多く，器質的冠動脈疾患をカルシウム拮抗薬のみで治療できるわけではない。
- 他のカルシウム拮抗薬よりもアムロジピンを多く使う理由は，
  - 半減期が2日と長く，治療効果が安定していること
  - 反射性の交感神経活動の亢進や心拍数の増加という不都合な作用がないこと
- 最近ARBとの配合剤が世に出たため，アムロジピンがおまけのような立場になっている。しかし，多くのARBから「一緒に組もう」と言われるのは，信用があるからだ。
- 2018年のメタ解析では，long-actingのアムロジピンはintermediate-actingのジヒドロピリジン型カルシウム拮抗薬よりも，心筋梗塞や脳卒中のイベントを低下させると報告されている(Sandip C. J Cardiovasc Pharmacol Ther 2018)。

D　ニカルジピン(ペルジピン®)

■ プロフィール
- 作　用：Ca^{2+}電流に拮抗して血管拡張作用を発揮する。血管選択性が高い。
- 適　応：高血圧，脳循環改善
- 投与量：
  - 静注▶ 2〜10 μg/kg/min。少量から開始して血圧に応じて調節

経口 ▶ 錠：30〜60 mg/日 分3
　　　▶ LA カプセル：40〜80 mg/日 分2
□ 副作用：頭痛，熱感，血圧の過降下はあるが，相対的には少ない。

＊　　　＊　　　＊

□ 経口薬は最近はほとんど見ない。脳循環改善で評価されていた。
□ 心拍数の増加や急激な降圧がない。静注は解離性大動脈瘤などで血圧を管理するときに使いやすい。循環器病棟では今もメジャーな静注薬。
□ 脳出血があるときや頭蓋内圧亢進が疑われるときは，ペルジピン静注は禁忌になっていた。最近，「使うなら十分注意して」に変更になった。

E　ベニジピン（コニール®）

□ 降圧効果はたいしたことはないが，異型狭心症への効果と腎保護効果で差別化をねらっている。
□ 冠攣縮性狭心症の予後において，他のカルシウム拮抗薬よりも心事故が少ないという報告もあり(Ito A. J Cardiovasc Pharmacol 2004)，ニフェジピンを使いにくいときは考慮できる。
□ 「ニフェジピンを使いにくいとき」とは，下肢のむくみや頭痛があるとき。血圧が下がりすぎるなら，ベニジピンも使いにくい。このようなときには，ジルチアゼムの「血圧の下がらなさ」が役に立つ。
□ ベニジピンは腎保護についてのメリットも示唆されている。腎糸球体の輸出細動脈は N 型と T 型の Ca^{2+} チャネルをもつが，ベニジピンは L 型と T 型 Ca^{2+} チャネルを開くので，糸球体の血流を良くするという。

F　シルニジピン（アテレック®）

□ L 型＋N 型 Ca^{2+} チャネル拮抗薬。ともかく，輸出細動脈の拡張による腎保護作用のあるカルシウム拮抗薬としてニッチな立場を得ている。
□ Cre が 1.5 を超えるケースに，たまに処方される。
□ 降圧効果は普通だが，心拍数はやや低下する。交感神経終末の N 型 Ca^{2+} チャネルを抑制する。実験的には，降圧に伴う血中ノルアドレナリンの上昇は抑えられている。

G　アゼルニジピン（カルブロック®）

□ 第3世代は持続時間の長さが取り柄。効きだすのもゆっくりしており，一

日中安定した降圧効果がある。脂溶性で組織にじっくりしみ込む。
- □ β遮断薬のビソプロロールと似た味がある。高血圧の治療は，身体に血管拡張や循環血液量の減少を気づかせないようにすることが大事。でなければ，RASや自律神経やもろもろの生理的反応が降圧作用を打ち消す方向に働く。
- □ 頭痛や顔面紅潮などの副作用が少ないことと，心拍数が下がることを売りにしている。空腹時の服用では血中濃度の上がりが悪い。
- □ オルメサルタンとの合剤のレザルタス®配合錠に含まれている。意識せぬうちにたくさん処方していた。
- □ 最近も交感神経活動の抑制，尿蛋白の減少，糖代謝など，アゼルニジピン独自の強みを支持する研究がみられる。21世紀になって販売を開始した理由はある。

8 レニン阻害薬

アリスキレン(ラジレス®)

- レニン-アンジオテンシン系の上流にあるレニンを直接阻害する。
- 降圧作用はあるし,心血管イベントの予防効果もそれなりにある。
- しかし,他のRAS抑制薬を超えられず,併用でも良い結果が得られず,なかなか陽が当たるところに出られない。

A プロフィール／アリスキレン(ラジレス®)

- □ 作　用：血管拡張による降圧
- □ 適　応：高血圧
- □ 投与量：150〜300 mg/日
- □ 副作用と禁忌：ACE阻害薬やARBと同じ。高度腎動脈狭窄や高カリウム血症。

B 作用機序

- □ 直接的レニン阻害薬。RASの上流を抑えるほど,降圧にも臓器保護にも貢献が大きそうなので,レニン阻害薬という発想は昔からあった。しかし,生物学的利用率(bioavailability),作用持続時間,降圧効果の面で難しいところがあり,ようやく2000年に誕生。
- □ 半減期が40時間とかなり長い。降圧薬としてはそれもよい。定常状態になるまで1週間。
- □ わが国では2009年に承認されたが,それほど売れているわけではない。否定的な意見もないが,どう活かしたらいいのか,よくわからないということか。
- □ ACE阻害薬はRASのみならず,キニン系のブラジキニン以降にも作用して,血管拡張や臓器保護のメリットが想定される。レニン阻害薬にはキニ

ン系を介した作用は理屈上ない。
- 一方，ACE阻害薬ではACE系以外でのアンジオテンシンⅡ産生は残り，キマーゼの活性が高まっているときには十分な効果が発揮できないはず。レニン阻害薬はアンジオテンシンⅠそのものを減少させるので，アンジオテンシンⅡは増加しない。

C 使い方，考え方

- ALLAY試験(2009)で，ARBとレニン阻害薬，およびその併用との間で左室肥大減退効果が比較された。ロサルタンは100 mg/日，アリスキレンは300 mg/日，併用群はこれらを加え，2週間の半量投与期を入れて36週の治療が行われた。その結果は表1にあるように，ほぼ同等だった。

表1 薬剤間の降圧と左室重量の変化の比較

	ロサルタン	アリスキレン	併用
血圧	−5.5/3.7 mmHg	−6.5/3.8 mmHg	−6.6/4.6 mmHg
左室重量	−4.8 g/m^2(4.7%)	−4.9 g/m^2(5.4%)	−5.8 g/m^2(6.4%)

(Solomon SD. Circulation 2009；119：530-7に基づいて作成)

- アリスキレンがレニン活性を抑えると，「かえってレニン産生が増加して，血圧上昇をきたすのではないか？」という危惧があった。しかし，そうしたパラドキシカルな血圧上昇は認められない(Santon AV. Hypertension 2010)。
- ARBはレニン活性を上昇させ，アリスキレンはレニン活性を減らす。300 mg/日と600 mg/日の降圧効果はほぼ同じ。レニン阻害薬の効果は飽和する。どういう患者にレニン阻害薬がぴったりなのか，イメージがわかない。
- 2011年12月，糖尿病患者を対象に「アリスキレン＋ACE阻害薬」か「アリスキレン＋ARB」の効果をみる試験(ALTITUDE)が開始されたが，途中で中止になった。有害事象が増加したからである。心血管や腎臓イベントの抑制効果は高まらないにもかかわらず，高カリウム血症などの有害事象は増えていた。少なくとも，糖尿病が背景にあるときはアリスキレンとACE阻害薬やARBとの併用を避けることが勧められた。
- 最近のメタ解析でも，高血圧患者における心血管疾患・脳卒中・総死亡のいずれの面でも有効性を確認できていない(Zhang JT. Drug Des Devel Ther 2015)。
- ACE阻害薬やARBに並ぶメリットは否定できないが，これらの薬剤をしのぐ意味をもたせるにはどう使えばいいのか，今のところわからない。

9 ACE 阻害薬と ARB

ACE 阻害薬：カプトプリル(カプトリル®) エナラプリル(レニベース®) イミダプリル(タナトリル®) ペリンドプリル(コバシル®) など
ARB：ロサルタン(ニューロタン®) カンデサルタン(ブロプレス®) バルサルタン(ディオバン®) オルメサルタン(オルメテック®) テルミサルタン(ミカルディス®) イルベサルタン(アバプロ®, イルベタン®) アジルサルタン(アジルバ®)

- RAS 抑制薬は高血圧治療の定番。ACE 阻害薬と ARB は併用しない。
- 腎臓・脳血管・冠動脈，どの臓器障害でも RAS 抑制薬は意味がある。
- 標準用量の 2 倍にしても降圧効果はあまり変わらない。
- 虚血性心疾患では ACE 阻害薬，ことにエナラプリルが選ばれる。

A ACE 阻害薬と ARB の共通点と相違点

□ アンジオテンシン変換酵素(ACE)阻害薬もアンジオテンシン II 受容体拮抗薬(ARB)も，降圧効果だけでなく，多くの心血管系疾患でのメリットが証明されている。

□ ACE 阻害薬はレニン-アンジオテンシン系(RAS)の途中にくさびを打ち込み，ARB は RAS の最終段階で直接アンジオテンシン II 受容体(AT_1受容体)をブロックする。

□ いずれの薬剤も，血管拡張を介する降圧効果に加えて，生命予後にマイナスとなる RAS の過度の代償機転を阻止する。

□ 2012 年に最後の ARB，アジルサルタン(アジルバ®)が発売された。

B 作用機序(図 1，表 1)

□ ACE 阻害薬は，アンジオテンシン I (A I)からアンジオテンシン II (A II)への変換に関わる酵素を阻害する。

□ ACE は RAS のみならず，ブラジキニンの不活性化にも関与している。ACE 阻害薬を投与するとブラジキニンの働きが強化される。

□ ブラジキニンは，NO や PGE_2, PGI_2の産生を介する血管拡張作用，血管透

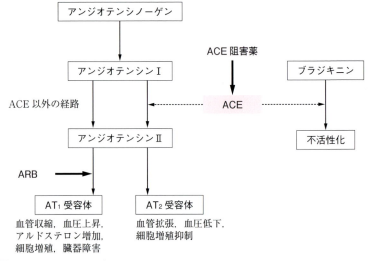

図1 RAS のカスケード

表1 ACE 阻害薬と ARB の比較

	ACE 阻害薬	ARB
RAA 系への作用	AⅡ産生の阻害	AⅡ受容体への拮抗
別経路の AⅡ産生	抑制できず	影響せず
ブラジキニンの増加	＋	－
副作用としての咳嗽	＋	－
血中 AⅠ	増加	増加
血中 AⅡ	低下	増加
血中アルドステロン	低下/不変	不変
薬剤の排泄	多くは腎排泄	多くは肝代謝
臓器保護作用	＋	＋

過性亢進，ヒスタミンやセロトニンの放出など，多彩な作用をもつ。咳嗽を生じる理由としてブラジキニンの関与が知られているが，嚥下反射や咳反射に関わる神経伝達物質（サブスタンス P）の関与も指摘されている。

☐ AⅠから AⅡへの変換にはキマーゼなど ACE が関与しない経路もあり，その抜け道を使った AⅡの産生が無視できない。キマーゼは，1984 年に見つかった肥満細胞顆粒中にある物質。炎症が生じている部位に集まってきて，炎症をいっそう進行させ，組織障害を増す。

☐ ARB は AT₁受容体をブロックする。このことから，
● ACE 阻害薬と違って，ブラジキニンの増加がない → 咳嗽の副作用がない。

- AT₁を選択的にブロック → AT₂受容体を介した作用は残る。
- □ AT₂受容体は，血管拡張や細胞増殖抑制など，AT₁受容体経由の作用を相殺する方向に働く。

■ アルドステロンエスケープとアルドステロンブレークスルー
1）アルドステロンエスケープ
- □ アルドステロン分泌増加 → Na^+ 再吸収増加 → 尿 Na^+ 排泄量低下 → 体重が増加……とくれば，むくんできそうだが，身体には「何かが起きれば，それを打ち消す別の何かが起こる」という反作用が生じる。
- □ 確かにアルドステロン濃度が上がれば体重が増えるが，やがて尿中 Na^+ 排泄量が増加して，体重は元に戻る。この現象をアルドステロンエスケープと言う。

2）アルドステロンブレークスルー
- □ ACE 阻害薬を内服すると，AⅡ産生は減少，血漿アルドステロンは低下するが，やがて元に戻る。この「アルドステロンブレークスルー」と呼ばれる現象はAⅡがACEの関与する経路以外のところでも産生されることと，アルドステロンにもAⅡによらない産生があるためと説明されている。
- □ アルドステロンブレークスルーにより，ACE 阻害薬の効果は次第に減弱する。ただし，血漿アルドステロン濃度が上昇しても，おのずと上限はあり，高血圧になることはない。

C ACE 阻害薬と ARB の役割

- □ ACE 阻害薬あるいは ARB の恩恵の大きい病態とは……
  - 心筋梗塞後
  - 心不全
  - 心筋障害を伴う高血圧
  - 腎障害を有する高血圧
  - 糖尿病や脂質異常症を伴う高血圧
- □ 投与して損のない病態
  - 上記以外の高血圧
- □ 具体的な作用はいろいろあるが，降圧を介した臓器保護と直接の臓器保護を区別しても，さして意味はないのではないか。また，ACE 阻害薬と ARB の効果の優劣を細かく比較してもしようがない。
- □ メタアナリシスでは，ACE 阻害薬は降圧レベルで補正しても，ARB よりも虚血性心疾患のイベントを減少させている。こうした観察から，虚血性

心疾患では ARB より ACE 阻害薬を第一選択とする専門医がいる。
□ このメタアナリシスが真実を述べているとしても，ARB で 5 mmHg 余計に降圧できれば，ACE 阻害薬と同じ利益が得られるのではないか。

■ 降圧作用
□ RAS が亢進していれば，ACE 阻害薬や ARB の降圧効果は大きくなるはず。だから，減塩は RAS 抑制薬の効果を高くすると思っていた。
□ ACE の遺伝子多型は，頭から足まで数え切れないほどの病態に関連している。DD 型は ACE 活性が高い。高食塩（12 g/日）と低食塩（3 g/日）でエナラプリル 20 mg の降圧効果を比べた研究では，降圧にばらつきがあった（表2）。

表2 ACE 遺伝子多型と食塩摂取量で比較したエナラプリルによる平均血圧の変化

	II 型	ID 型	DD 型
高食塩	12 mmHg ↓	4 mmH ↓	2 mmHg ↑
低食塩	6 mmHg ↓	6 mmHg ↓	3 mmH ↓

（Lely AT, et al. J Hypertens 2010 ; 28 : 2414 に基づいて作成）

□ このデータでは，DD 型で高食塩より低食塩のほうが ACE 阻害薬による降圧が明らかなので，話は合うようにも見える。しかし，降圧の絶対値が小さすぎて，いまひとつわからない面がある。II 型，つまり ACE 活性が低そうな個体で，エナラプリルは食塩摂取量が多いときのほうが降圧効果が大きい。
□ 食塩摂取が多いときのほうが，遺伝子多型の要素が ACE 阻害薬の降圧効果を大きく左右するという報告はほかにもある。多くの関係因子があるにしても，RAS 抑制薬の切れ味の個体差は部分的には ACE 遺伝子多型で説明されるだろう。
□ とはいえ，「降圧治療を遺伝子的考察に基づいてテーラーメイドで考える」という発想はにわかには信じられない。そんなに難しく考えなくても，降圧薬を処方して血圧の推移を見れば，次にどうすればよいかはわかる。

■ 心筋保護作用
□ 血管拡張による前負荷と後負荷の軽減は，心不全患者の予後を改善する。また，心肥大の退縮，心筋梗塞後の心拡大の抑制，心筋梗塞の再発予防に有効。

□ 心肥大の抑制は，カルシウム拮抗薬でも RAS 抑制薬でもあまり差がない。

■ 腎保護作用
□ AⅡは腎糸球体の輸入・輸出いずれの細動脈も収縮させるが，後者の収縮が強い。このため糸球体内圧は上昇する。また，形質転換増殖因子β（transforming growth factor β：TGFβ）や血小板由来増殖因子（platelet derived growth factor：PDGF）など，組織障害に対抗する増殖や修復を促す成長因子の産生も AⅡで刺激され，糸球体のメサンギウム細胞増殖や糸球体の硬化をまねく。
□ AⅡはこのプロセスの上流にあり，ACE 阻害薬や ARB の腎保護的な作用の根拠になる。Cre 2.0 mg/dl までは無理なく使えても，それ以上では Cre が上昇する可能性がある。
□ 心不全のときにβ遮断薬を投与すると BNP が増加するが，それを根拠に直ちにβ遮断薬を中止するのは望ましくないという考え方と似ている。RAS 抑制薬投与後しばらく「辛抱する」時期がある。

■ 動脈硬化の進展抑制
□ AⅡは動脈硬化の一因。ACE 阻害薬と ARB は，動脈硬化の進展を抑制する。虚血や脳動脈硬化がある患者では予後を改善する。また，糖尿病のインスリン抵抗性を改善し，虚血性心疾患の発生を抑制する。いろいろな機序が挙げられている。

D ACE 阻害薬と ARB の使い分け(表3)

□ BPLTTC（Blood Pressure Lowering Treatment Trialists' Collaboration）という名前のメタ解析がある（J Hypertens 2007）。かなり信頼されている報告である。ARB と ACE 阻害薬に「降圧を超えたメリット」があるかを検討した。
□ 結論は，
  ● 心不全と脳卒中では，どちらも降圧に応じたリスクの軽減
    ACE 阻害薬 = ARB
  ● 冠動脈疾患では，ARB は降圧に依存したリスクの軽減だが，ACE 阻害薬は降圧レベルから推測されるよりもリスクの軽減幅が大きい
    ACE 阻害薬＞ARB
  という結果を得ている。
□ ONTARGET（2008）では，高血圧以外の冠動脈リスクを有する患者を対象としている。降圧を超えた RAS 抑制薬のメリットを察するのに有用な試

表3 おもな ACE 阻害薬と ARB

一般名	商品名	普通の投与量	慎重な投与量	最大投与量
ACE 阻害薬				
エナラプリル	レニベース®	5〜10 mg	2.5 mg	20 mg
イミダプリル	タナトリル®	5〜10 mg	2.5 mg	
テモカプリル	エースコール®	2〜4 mg	1 mg	
リシノプリル	ロンゲス®,ゼストリル®	10〜20 mg	2.5 mg	
ペリンドプリル	コバシル®	2〜4 mg		8 mg
ARB				
ロサルタン	ニューロタン®	25〜50 mg	25 mg	100 mg
カンデサルタン	ブロプレス®	4〜8 mg	2 mg	12 mg
バルサルタン	ディオバン®	40〜80 mg	20 mg	160 mg
オルメサルタン	オルメテック®	10〜20 mg	5 mg	40 mg
テルミサルタン	ミカルディス®	40 mg	20 mg	80 mg
イルベサルタン	アバプロ®,イルベタン®	50〜100 mg	50 mg	200 mg
アジルサルタン	アジルバ®	20〜40 mg	20 mg	40 mg

「慎重な投与量」は,記載があるか,その用量の剤形があるかで決めた.「最大投与量」は,記載があるか実際に使われているものを挙げた.

験である.テルミサルタン単独投与,ラミプリル単独投与,および両剤併用群で予後が比較され,3群に差はなかった.

☐ テルミサルタンが最強の ACE 阻害薬の1つラミプリルに対し非劣性であることは示されたが,ARB と ACE 阻害薬の併用のメリットは示されなかった.

☐「糖尿病を合併する高血圧患者」に関するメタ解析では,ACE 阻害薬は心脳血管系イベントと死亡率を広範に改善していたが,ARB は心筋梗塞の発症抑制のみに効果を認めている(Chen J. JAMA Intern Med 2014).

☐ しかし,基本的には ACE 阻害薬と ARB は代替可能であり(Li EC. Cochrane Database Syst Rev 2014),本邦で ARB が好まれる傾向に変化はないだろう.

☐ さらに,「RAS 抑制薬+カルシウム拮抗薬」併用の意義に関するメタ解析では,降圧効果は他の併用療法と同等としても,心脳血管系イベント回避効果に優れていると指摘されている(Chi C. J Hypertens 2015).

E 副作用

☐ ACE 阻害薬
 ● 咳嗽:多い少ないの差はあるが,すべての ACE 阻害薬にみられる.女

性に多い．
- ショック
- 腎機能低下例の増悪
- 高カリウム血症
- 血管性浮腫

☐ ARB
- 咳嗽を除き，ACE 阻害薬とほぼ同じ

F ACE 阻害薬/ARB 使用の際の留意点

☐ 低血圧やショック：高レニン状態や高齢者では，過度の降圧を認めることがある．ショックまでは経験したことはない．

☐ AⅡはアルドステロンの分泌を促す．ACE 阻害薬と ARB の投与によりアルドステロンが減少すると，血清 K^+ 濃度が上昇する．このことは，カリウム喪失性利尿薬と併用するときには都合が良い．

☐ 腎機能低下例では，ACE 阻害薬や ARB が腎障害を生じうる．初期投与量を減らす．

☐ 血管性浮腫の頻度は低いが，気道閉塞は致死的となる．ブラジキニンとの関連があり，ACE 阻害薬のほうが ARB よりも多い．投与後 1 週間以内が多いものの，例外的に遅発するケースも報告されている．
- 血管浮腫（眼瞼や口唇の浮腫，気道閉塞感）
- Cre 上昇

☐ RAS 抑制薬による腎機能低下を認めるとき，どういう姿勢でいるべきか．この疑問へのヒントになる 5 試験 20,573 症例のメタ解析がある（Clark H. Eur J Heart Fail 2014）．まず，RAS 抑制薬の使用の有無にかかわらず，腎機能悪化があれば総死亡のリスクは高まる（表 4）．

表 4 心不全における総死亡の相対リスク

	腎機能の悪化	
	なし	あり
プラセボ	1 (n = 9,304)	1.52 (n = 990)
RAS 抑制薬	0.91 (n = 8,905)	1.09 (n = 1,374)

☐ RAS 抑制薬開始後の早い時期（2〜12 週）に腎機能の悪化（eGFR 20〜30% 低下：試験により異なる定義）が生じる実薬群の総死亡相対リスクは，プラセボ群全体よりも悪くなる（1.04 前後）．

- □ しかし，プラセボでも腎機能悪化は生じ，総死亡の相対リスクは 1.52 とはっきり上昇する。この要素を考慮にいれると，「RAS 抑制薬＋腎機能悪化」群の総死亡相対リスク 1.09 は「腎機能悪化にもかかわらず総死亡を減らしている」可能性が高い。

G　ACE 阻害薬と脳血管系イベント

- □ 2001 年，ペリンドプリル（コバシル®）の脳卒中予防に関する大規模臨床試験の結果が報告された（PROGRESS）。脳出血，脳梗塞あるいは TIA の既往のある約 6,000 例において，脳血管系イベントへの二次予防効果が 4 年間追跡され，実薬群で 28％減少していた。
- □ こうして ACE 阻害薬が心疾患のみでなく，脳血管障害の再発にも有効なことが示されたが，この試験ではアスピリンや併用降圧薬が用いられていることや，正常血圧例も含んでいる点で，説得力のあるトライアルとなっている。
- □ 大規模臨床試験としては驚くほどの好結果であり，脳血管障害の二次予防に ACE 阻害薬か ARB の必要性は高い。
- □ 脳卒中の予防効果では，RAS 抑制薬よりもカルシウム拮抗薬が勝り，β 遮断薬はかえってリスクを増やしているという最近のメタ解析もある（Mukete BN. Am J Cardiovasc Drugs 2015）。

10 硝酸薬

ニトログリセリン(ニトロペン®, ミオコールスプレー®, ミリスロール®注)
一硝酸イソソルビド(アイトロール®)
硝酸イソソルビド(ニトロール® R, フランドル®, ニトロール®注)

- 静注硝酸薬はまだ高頻度に使用される。
- 静脈をメインターゲットにするが,動脈拡張の強弱で使い分ける。
- 経口硝酸薬は長い繁栄期が終わり,黄昏の時代になった。まだ真っ暗ではない。

A プロフィール

□ 硝酸薬は虚血性心疾患への基本薬。19世紀中頃に爆発性の化学物質として合成されたニトログリセリンだが,19世紀後半に狭心症に有効であることが見出された。

□ 一酸化窒素(NO)の遊離と cGMP の生成を介した血管拡張作用の詳細が明らかとなった。

□ 作 用:
1) 静脈優位の末梢血管拡張
2) 虚血の緩和
3) 心筋酸素消費量の減少

□ 適 応:
1) 心不全(急性,慢性いずれも含む)
2) 虚血性心疾患
3) 高血圧の急性治療

B 作用機序

□ 硝酸薬の薬理作用は……
- おもな作用:末梢静脈の拡張による前負荷軽減

- ● 第二の作用：末梢動脈の拡張による後負荷軽減
- ● 期待する作用：冠血流の増加
- □ 硝酸薬は構造式にNOを含む。1977年にニトログリセリンはNOを放出して血管弛緩を起こすことがわかった。
- □ 一方，1980年に血管拡張には内皮由来弛緩因子(endothelium-derived relaxing factor：EDRF)が関与することが発見され，1986年にはEDRFがNOであることが示唆されている。
- □ 硝酸薬は血管内皮細胞に運ばれ，NO産生により薬理作用を発揮する。NOは複数の機序で細胞内Ca^{2+}濃度を低下させる。
  - ● NOは膜を通過できる → 細胞質内の可溶性グアニル酸シクラーゼを活性化 → cGMPの合成促進 → cGMPはプロテインキナーゼG(protein kinase G：PKG)を介して，Ca^{2+}チャネルからの細胞外Ca^{2+}流入の抑制 → 筋小胞体からのCa^{2+}放出の抑制，筋小胞体へのCa^{2+}取り込みの促進などにより，血管平滑筋細胞内のCa^{2+}濃度を低下 → 血管拡張
  - ● Ca^{2+}依存性K^+電流活性化 → 過分極(細胞内の電位が深くなり) → L型Ca^{2+}電流の抑制 → 細胞内Ca^{2+}濃度の変化 → 血管拡張
- □ 数十年前は，硝酸薬の抗狭心作用はおもに前負荷軽減によるものであり，直接作用としては冠血流量をほとんど増やさないと考えられていた。しかし，冠動脈造影では，明らかに冠動脈が拡張しているのが見えた。
- □ さらに，直接的な冠動脈拡張に加えて，硝酸薬による左室充満の緩和は拡張期の冠動脈の圧迫も軽減するので，冠血流増加が期待される。冠血流増加も，そのメカニズムは1つではない。
- □ それぞれの心臓で心不全や狭心症が治まるメカニズムは微妙に異なるかもしれないが，最も大きなメカニズムはいまだに静脈拡張と考えられている。前負荷軽減により心仕事量が減ることである。
- □ 硝酸薬の動脈拡張作用はメインの作用ではない。動脈という高酸素濃度の環境では，NOがNO_2あるいはHb-NO(ニトロソヘモグロビン)に形を変えやすく，NOがそのままNOとして活躍するチャンスが少なくなる。

■ 硝酸薬への耐性について

- □ 持続的に硝酸薬が投与されていると，その効果が減弱する。この耐性発現は広く知られている。
- □ この問題を回避するために，狭心発作の群発する時間帯に血中濃度が維持されるような投与法を工夫することも勧められているが，今どき胸痛があればPCIを行うので，経験したことはない。
- □ 夜間は貼付しないなど，耐性に配慮した処方をしている医師もいた。今は慢性期の治療薬としては硝酸薬にそれほど期待しないので，耐性にこだわ

C 舌下錠と吸入薬：
ニトログリセリン(ニトロペン® とミオコールスプレー®)

■ プロフィール
- 適　応：狭心症などの発作時，あるいはその予防に
- 投与量：
  舌下 ▶ 0.3 mg 1 錠，あるいは必要に応じて 2 錠以上
  吸入 ▶ 発作時に 1 吸入
- 副作用：頭痛，低血圧

■ ニトロペン® 舌下錠
- 以前はニトログリセリンという商品名のものを使っていたが，揮発性のためしばらくすると効果が失われた。ニトロペンはコーティングによりこの短所をなくした。

1) 具体的な使い方
- 発作時に，あるいは発作の予防に 1 錠を舌下。
- 普通に服用すると，門脈を通って肝臓に達する。吸収に時間がかかり，さらに肝臓での初回通過効果により十分な治療効果を得にくい。
- 約 3 分で効果が現れ，20 分で代謝される。

2) 副作用
- 頭痛，めまい，動悸，血圧の低下を認める。本物の虚血では頭痛の頻度が少ないと，かつて指導医に習った。確かにその傾向はある。虚血の痛みと，それが軽快した安心感のために，頭痛に対する感度が下がるのかもしれない。

D 長時間作用型経口薬：
一硝酸イソソルビド(アイトロール®)，硝酸イソソルビド(ニトロール® R，フランドル®)

■ プロフィール
- 適　応：虚血性心疾患の慢性期
- 投与量：
  ▶ 20 mg 2 錠/日 分 2，あるいは 20 mg 2 カプセル/日 分 2

- □ 肝臓での代謝に差はあるが、作用時間としては8時間ほどで大きな差はない。使い分ける必要はない。
- □ 副作用：頭痛

＊　　　＊　　　＊

- □ 硝酸薬はかつて慢性期虚血性心疾患の標準薬だった。
- □ 心不全に対して慢性期の硝酸薬投与が多少は予後を改善することが示唆されているが、ACE阻害薬やARBには劣る（V-HeFT I 1986, V-HeFT II 1991）。
- □ RAS抑制薬が投与されているときに、さらに硝酸薬を加えたほうがよいという証拠はないが、否定する根拠もない。心筋梗塞後の予後改善にも、硝酸薬はRAS抑制薬ほどの得はない（GISSI-3 1994）。
- □ 虚血や心不全に関わる症状が目に見えて軽快するなら、投与の意義は否定できないが……

> ***In principle***
> 虚血性心疾患や心不全に一律に硝酸薬を継続投与することの意義は確立されていない。

E 静注薬：
ニトログリセリン（ミリスロール®注），硝酸イソソルビド（ニトロール®注）

■ ミリスロール®注
▶ ミリスロール®注（0.05％）原液 3 ml/hr で開始
50 kg で 0.5 µg/kg/min にあたる

- □ 添付文書には、「0.05〜0.1 µg/kg/min の投与量で投与を開始し、5〜15分ごとに 0.1〜0.2 µg/kg/min ずつ増量」という記述がある。
- □「緊急の降圧」と「血圧が高くない心不全や狭心症」では、投与量は異なる。
  - ● 緊急降圧　　　：0.5〜5 µg/kg/min
  - ● 急性心不全　　：0.05〜10 µg/kg/min
  - ● 不安定狭心症：0.01〜2 µg/kg/min

■ ニトロール®注
▶ 0.05％原液を 3 ml/hr で開始（0.1％注もあり、注意）
- □ 添付文書では……

- ● 急性心不全　：1.5〜8 mg/hr
- ● 不安定狭心症：2〜5 mg/hr

□ 緊急降圧にはニトログリセリンを優先する。ニトロールには緊急降圧の適応がない。

＊　　　＊　　　＊

□ 硝酸薬の副作用：低血圧，ショック，頭痛，悪心，反射性頻脈。
□ 硝酸薬はNOという気体を介した作用をもつため，効果の個体差や使用量の幅が大きいのも，直感的には理解しやすい。
□ 静注硝酸薬を使いたい心不全と心筋梗塞の病態，使いたくない病態を表1にまとめる。

表1　静注硝酸薬の適応

	適する状況	適さない状況
循環血液量	増加	減少
肺うっ血	あり	—
PCWP	上昇	低下
末梢血管	収縮	拡張
血圧	高い	低い
虚血	あり	—
僧帽弁	閉鎖不全	狭窄

11 カリウムチャネル開口薬

ニコランジル(シグマート®)

- 硝酸薬をベースに開発された。冠動脈拡張作用を強化した「進化型・硝酸薬もどき」。
- 冠動脈を拡張させたいが，血圧が低めで静注硝酸薬が使いにくいときに適する。
- 静注だけでなく，経口も根強く使われている。

A　プロフィール／ニコランジル(シグマート®)

□ 作　用：
　1）冠動脈の拡張
　2）末梢静脈と動脈の拡張
□ 適　応：狭心症(急性，慢性いずれも含む)
□ 投与量：
　静注▶ 2アンプル（12 mg×2）をブドウ糖で24 mlに希釈（1 mg/ml）
　　　　 2～6 ml/hr＝2～6 mg/hr
　経口▶ 錠（2.5 mg，5 mg）15 mg/日 分3
□ 禁　忌：PDE-5阻害薬投与中

　　　　　　　　＊　　　　＊　　　　＊

□ 硝酸薬は直接的な冠動脈拡張作用は少ない。冠動脈まで開こうとすると，末梢血管拡張による低血圧をまねく。そこで，末梢動脈はそれほど開かず，冠動脈を拡張させる薬剤を作った。国産だがヨーロッパやインドでも使われている。

B　作用機序

□ ニコランジルは「NO 産生＋ATP 感受性 K^+ チャネル開口」の作用を有する。NO を生成し，おもに cGMP の増加を介して細胞外へ Ca^{2+} を排出し，細胞内 Ca^{2+} を減少させるところは硝酸薬と同じ。

□ 同時に，ATP 感受性 K^+ チャネルに作用して膜電位を過分極側にシフトさせ，L 型 Ca^{2+} チャネルの抑制を介して細胞内 Ca^{2+} を減少させる。

□ Ca^{2+} 電流が膜電位依存性であることが鍵になる。血管平滑筋の静止膜電位は－60 mV。この膜電位が浅くなると，急激に Ca^{2+} 電流が作動して血管の収縮が起きる。

□ ATP 感受性 K^+ 電流（I$_{KATP}$）が働いて過分極側，つまり膜電位を深いマイナス方向にシフトさせれば，逆に血管拡張に向かわせる。

□ I$_{KATP}$ は，スルホニルウレア受容体（SUR：こちらは調節性サブユニットと呼ばれる）と Kir（内向き整流 K^+ チャネル）サブユニットがそれぞれ 4 個ずつ，八量体でポアを形成している。

□ 脳や膵臓にも存在しているが，心臓と血管だけに絞っても，
　● 心臓：SUR2A/Kir6.2
　● 血管平滑筋：SUR2B/Kir6.1
　……と，異なる構造をしている。

□ SUR2A と SUR2B は splice variant で，見た目はたいした差がない。しかし，この差がニコランジルへの感受性の違いに反映されており，SUR2B のほうが作用は強い。

□ 虚血は ATP を減少させる。ほかにも血糖値やアシドーシスなど複数の因子が血管平滑筋の I$_{KATP}$ を活性化して，拡張をまねく。

□ ニコランジルは，ATP 濃度とは無関係に血管の I$_{KATP}$ を開口させる。心筋に対するベースラインの作用は弱いが，心筋の ADP が増えると I$_{KATP}$ を活性化する。

> *In principle*
> 硝酸薬に比べて「冠血流量は増加し，血圧低下は少ない」。

□ ところで，膵臓の β 細胞の I$_{KATP}$ は SUR1/Kir6.2。血管とは異なるサブユニットの組み合わせであり，ニコランジルは作用しない。I$_{KATP}$ は ATP で開くのではなく，「ATP が欠乏する」と開く。

□ 「食事をして血糖が上昇する → β 細胞の膜近傍に ATP 増える → I$_{KATP}$ が閉じる → K^+ 電流はすべて外向き電流，閉じれば K^+ は細胞外に出ない → β 細胞膜脱分極 → 細胞膜の Ca^{2+} チャネル活性上昇 → 細胞内へ Ca^{2+} 流入

→ β細胞からインスリンの分泌」というカスケードがある。
- □ スルホニルウレア(SU)剤はSUR1に結合する。ジソピラミドやシベンゾリンはKir6.2に結合する。どちらも，I_{KATP}を修飾して血糖を低下させる。

C 具体的な使い方

- □ ACSにおいて，硝酸薬とニコランジルの血圧への作用の強弱に応じて……
  - ● 高血圧 → ニトログリセリン
  - ● 普通の血圧 → 硝酸イソソルビド
  - ● ちょっと低め → ニコランジル
  - ● かなり低め → 硝酸薬もニコランジルも控える。あるいは強心薬で補いながら使う
- □ 経口ニコランジルの使い方に明快なスタンダードはない。硝酸薬に併用されることもある。
- □ IONA試験(2002)は英国で行われた大規模臨床試験。安定狭心症のうち比較的重症例が対象。一次エンドポイント(冠動脈疾患死+非致死性心筋梗塞+緊急入院)はプラセボ15.5%，ニコランジル13.1%と小さいが有意な差があった($p=0.014$)。
- □ J-WIND試験(2007)では，AMIに静注ニコランジル(0.067 mg/kgボーラス投与+1.67 μg/kg/min)はCKの有意な減少をもたらさなかった。しかし，その後の心事故や心不全を減少させる傾向が指摘された。
- □ メタ解析でも心血管イベントの減少効果は支持されているが，全死亡率の改善や血行再建の減少は確認されてはいない(Luo B. Int J Cardiol 2014)。
- □ 安定狭心症のPCIに際してニコランジルが使用されていると，心筋梗塞の発生は少なくなるが，脳および心血管事故(MACCE：総死亡，非致死的心筋梗塞，脳血管障害，すべての再血行再建術)全体では有意な減少は検出できない(Li Y. Expert Rev Clin Pharmacol 2018)。

12 Ia群抗不整脈薬

プロカインアミド（アミサリン®）
ジソピラミド（リスモダン®）
シベンゾリン（シベノール®）
ピルメノール（ピメノール®）

- 海外のAFのガイドラインにはもう入っていない。
- 日本ではまだ使われている。しかし，カテーテルアブレーションと入れ替わるように徐々に使用量が減ってきた。
- 一度も使ったことがないのなら，今のまま使わなくてもよい。使ったことがあるなら，使い続けてもよい。

□ 抗不整脈薬の分類は2つある。

■ Vaughan-Williams（ボーン・ウィリアムズ）分類
□ 1975年,「活動電位0相の立ち上がりへの影響」と「活動電位持続時間への影響」で分類した(表1)。

■ Sicilian Gambit（シシリアン・ギャンビット）分類
□ 新しい抗不整脈薬が現れると，Vaughan-Williams分類にうまく収まらなくなり，対象となる不整脈との対応関係もまちまちになった。もっと詳しく，イオンチャネル・自律神経の受容体・臨床効果・心電図変化を網羅した表記を作れば使いやすくなるだろうとの期待で，1990年にこの分類が作成された。

□ Sicilian Gambit分類で情報が整理された。必要な表だ。しかし，この分類があるから不整脈治療がシンプルになるわけではない。なぜなら，多くの不整脈のメカニズムは明解ではない。治療薬の薬理作用を明解にしても，相手の姿があやふやだから，たちまち最適の薬を見つけられるわけではない。大半の医師は，Vaughan-Williams分類で間に合っている。Sicilian Gambit分類は「覚える表」ではない。

*　　　*　　　*

表1 Vaughan-Williams 分類

群	作用機序		薬剤（商品名）
Ⅰa	Na$^+$チャネル抑制	APD 延長	プロカインアミド（アミサリン®） ジソピラミド（リスモダン®） シベンゾリン（シベノール®） ピルメノール（ピメノール®）
Ⅰb		APD 短縮	リドカイン（キシロカイン®） メキシレチン（メキシチール®） アプリンジン（アスペノン®）
Ⅰc		APD 不変	プロパフェノン（プロノン®） フレカイニド（タンボコール®） ピルシカイニド（サンリズム®）
Ⅱ	β受容体遮断		プロプラノロール（インデラル®）など
Ⅲ	APD 延長		アミオダロン（アンカロン®） ソタロール（ソタコール®） ニフェカラント（シンビット®）
Ⅳ	Ca^{2+}チャネル抑制		ベラパミル（ワソラン®） ジルチアゼム（ヘルベッサー®） ベプリジル（ベプリコール®）

□ Ⅰa 群薬は抗不整脈薬として最も長く用いられてきた。当初のキニジンとプロカインアミドに加えて，ジソピラミド・シベンゾリン・ピルメノールなどが開発された。

□ 経口のプロカインアミドは，ほぼ使わない。薬物代謝の個体差の大きさ，副作用と効果の面で，ほかに使える薬があることがその理由だ。

□ かつて，「キニジン失神（torsades de pointes による）」という言葉があった。そういう言葉ができるほど事故が起きやすいキニジン。30 年前は投与を始めるとき，わざわざ入院させた。

□ 最近になって，Brugada（ブルガダ）症候群にキニジンが有効であることがわかった。Na$^+$チャネルの機能喪失型の遺伝子異常（*SCNA5A*）の Brugada 症候群だから，Na$^+$チャネル遮断作用が有効であるという理屈はない。キニジンの Ito（一過性外向き K$^+$電流）遮断作用が VF の発生しやすさを緩和しているようだ。

□ 主な薬理作用だけでなく，「より深い個性」のゆえに活躍するあたりが抗不整脈薬の面白味でもある。

□ 経口では使わないが，静注のプロカインアミドは使いやすい。今後も使用される。

　● 実際に使う：経口ジソピラミド，経口シベンゾリン
　● 使ってもいいがめったに見ない：ピルメノール

- ぽつぽつ使われている：静注ジソピラミド，静注プロカインアミド
- 稀に使われる：静注シベンゾリン
- 普通は使わない：経口プロカインアミド

A　プロカインアミド（アミサリン®）

■ プロフィール
□ 作　用：
1) Na^+ チャネル遮断＋一部の K^+ チャネルの遮断
2) 弱い抗コリン作用（静注では無視できる）

□ 適　応：上室性と心室性の頻脈性不整脈

□ 投与量：

静注▶ 200～800 mg を 5％ブドウ糖か生理食塩水に混和して 50 mg/min で投与

- 継続して投与する必要はない。どの抗不整脈薬にも当てはまることだが，途中でひと休みして様子を見てもよい。
- 持続投与は 1～3 mg/min となっているが，見たことはない。

□ 代　謝：肝 60％，腎 40％

□ 副作用：静注では低血圧と催不整脈作用。どちらも他のⅠa群薬よりはマイルド。経口では全身性エリテマトーデス（SLE）症状や消化器症状がある。ほとんど使用されていないためか，SLE 症状が出たという話は聞いたことがない。

■ 経口と静注
□ まずないだろうが，他院でプロカインアミドが長期に処方されてきたのなら継続してもよい。個人的には15年前まで1例だけ使用した。
□ 静注のものは今後も生き続ける。薄めに作ってある。

> ***In principle***
> 初心者がⅠa群薬の静注薬を用いるなら，プロカインアミドが使いやすい。

□ 使いやすい理由は……
- 400～1,000 mg くらい投与しないと効果が現れない。1アンプルに 100 mg か 200 mg しか入っていないので，うっかり過量投与になることが少ない。
- 血圧の低下（陰性変力作用）が比較的少ない。

● 長い間使われてきたので，周囲に使用経験のある医師がいるかもしれない。

■ 使い方，考え方
□ PSVT や PAF に静注投与を行っても，最初は心電図変化が目立たない。使用経験がないなら，600 mg 以内が安心。
□ いろいろな抗不整脈薬があるが，VT（単形性持続性心室頻拍）を停止させられるものは少ない。アミオダロンとニフェカラントが突出しているが，従来薬としてはプロカインアミドもそれなりの効果がある。
□ 血行動態的には譲るが，停止効果ではリドカインよりも優れている。基礎疾患や投与量にもよるが，最近でもアミオダロンに近い効果があると報告されている（Marill KA. Acad Emerg Med 2010）。
□ 静注プロカインアミドは上室性頻脈でも心室頻拍でも，しばしば「悪くはない」選択である。
□ 高度心不全例でも発症後 48 時間以内なら，プロカインアミド（1,000 mg/30 min＋2 mg/min/1 hr，ジゴキシン併用）で 1 時間以内の洞調律化率は 69％，プラセボで 38％という数値がある。48 時間以上持続している AF では停止例はなかった（Kochiadakis GE. Cardiovasc Drugs Ther 1998）。
□ 偽性心室頻拍の洞調律化率の比較では，プロカインアミド（12～15 mg/kg）65％，プロパフェノン（1～2 mg/kg）46％であった。洞調律化した症例は細動周期の延長が目立っていた（Boahene KA. J Am Coll Cardiol 1990）。

B　ジソピラミド（リスモダン®）

■ プロフィール
□ 作　用：
　1）Na$^+$チャネル遮断＋一部の K$^+$チャネルの遮断
　2）強い抗コリン作用
□ 適　応：上室性と心室性の頻脈性不整脈
□ 投与量：
　静注 ▶ リスモダン® P 1 アンプル（50 mg）を 5％ブドウ糖か生理食塩水に混和して 5 分で投与
　　　▶ さらに 50 mg を準備するが，2 アンプル目は全部を使わなくてもよい
　　　　50 mg ではもの足りないが，100 mg では多すぎるような気がする。
　経口 ▶ カプセル（50 mg，100 mg）または錠（リスモダン® R 150 mg）300～450 mg/日 分 3

通常は 300 mg/日を用い，無効なら増量ではなく他の薬剤に切り替える。
- □ 代　謝：肝 50％，腎 50％
- □ 副作用：
  - ● 静注・経口とも陰性変力作用と催不整脈作用に注意。
  - ● 抗コリン作用による口渇や尿閉は頻度が高い。はじめからそのつもりで使用する。
  - ● 低血糖。ときに，致死的となりうる。

＊　　　　＊　　　　＊

- □ かつては，経口抗不整脈薬としてはキニジンとプロカインアミドくらいしかなかった。そこに 1978 年，画期的な抗不整脈薬としてジソピラミドが導入された。
- □ 往時の抗不整脈薬の代表格。東のジソピラミドに，西のメキシレチン。今は静かに余生を迎えている。しかし消えてもいない。それなりに有効だし，愛好者はいる。

■ 抗コリン作用について

- □ 抗コリン作用を有する抗不整脈薬のおもなものを挙げると，
  - ● ジソピラミド
  - ● シベンゾリン
  - ● ピルメノール

  ……の 3 剤。
- □ ジソピラミドの抗コリン作用が強い。シベンゾリンとピルメノールもムスカリン受容体をわずかに遮断するが，アセチルコリン感受性 K^+ 電流への直接作用がある。
- □ ムスカリン受容体は M_1 から M_5 まであり，$M_1 \sim M_3$ の分布は……

  M_1：副交感神経終末
  M_2：心臓
  M_3：消化管や分泌器官
- □ ジソピラミドは M_1・M_2・M_3 のどれにも拮抗し，シベンゾリンとピルメノールは M_2 に選択性が高い。これでいくと，ジソピラミドで尿閉や口渇など抗コリン作用による副作用が目立つのは納得できる。
- □ 一方，少なからぬ心房細動が迷走神経依存性であるという認識から，治療効果が高いという説もある。
- □ 中若年の夜型心房細動が迷走神経依存型なので，抗コリン作用をもつ Ia 群薬を使うというのはいいとしても，個人的には際立って有効性が高いと

いう実感はない。
□ 若年者の発作性心房細動には，どの Na$^+$ チャネル遮断薬でも高齢者よりはよく効く。

■ 使い方，考え方
□ 使用経験の蓄積が本剤の遺産。Ⅰc 群など新規の薬剤よりマイルドと思われがちだが，本当は「重い」抗不整脈薬。この「重さ」の理由は，Na$^+$ チャネルとの結合・解離の時定数が長いことと，陰性変力作用があるからだ。
□ メキシレチン投与後の患者は放っておいても心配ないが，ジソピラミドでは油断できない。

C シベンゾリン（シベノール®）

■ プロフィール
□ 作　用：
　1）Na$^+$ チャネル遮断＋一部の K$^+$ チャネル（IKATP や IKAch）の遮断＋わずかな Ca^{2+} チャネルの遮断
　2）弱い抗コリン作用
□ 適　応：上室性と心室性の頻脈性不整脈
□ 投与量：

静注▶ 1アンプル（70 mg）を 5％ブドウ糖か生理食塩水に混和して 5 分で投与
　この量は体重 50 kg を目安としている。
　2アンプルが上限か。使用経験がないので根拠はない。

経口▶ 300〜450 mg/日 分3
　通常は 300 mg/日を用い，無効なら増量ではなく他の薬剤に替える。

□ 代　謝：肝 15％，腎 85％
□ 副作用：
　● 静注・経口とも陰性変力作用と催不整脈作用に注意。どちらもそれなりのリスクあり。ジソピラミドに似ている。
　● 抗コリン作用による口渇や尿閉はジソピラミドより少ない。
　● 低血糖。稀にある。これは致死的となりうる。

■ 使い方，考え方
□ 他のⅠa 群薬より Na$^+$ チャネルとの結合/解離が遅い。この点で当初はⅠc 群に分類されていた。
□ 経口でも静注でも，用量がジソピラミドと同じなので覚えやすい。
□ シベンゾリンはそれなりに使われている。ピルメノールがめったに使われ

- □ ないのに比べれば，まだ見かける。
- □ 陰性変力作用や催不整脈作用もあるし，心房細動に使えば心房粗動の出現も稀でない。しかし，これらの副作用は他のⅠa群薬やⅠc群薬に共通するものである。

D　ピルメノール（ピメノール®）

■ プロフィール
- □ 作　用：
  1）Na⁺チャネル遮断＋一部のK⁺チャネルの遮断
  2）抗コリン作用（心外性の副作用は少ない）
- □ 適　応：上室性と心室性の頻脈性不整脈。
  保険適応は他剤無効の頻脈性心室不整脈となっているが，心房細動によく効く。
- □ 投与量：
  経口▶ 100〜200 mg/日。200 mg/日 分2から開始してよい
  　　100 mg/日では足りない。
- □ 代　謝：肝30%，腎70%
- □ 副作用：
  ● 陰性変力作用と催不整脈作用。
  ● 抗コリン作用による口渇は少ない。

　　　　　　　＊　　　　＊　　　　＊

- □ あまり使われないが，心房細動の洞調律維持に効果はある。
- □ 他剤抵抗性の心房細動には試みたい。知名度が低く，もったいない抗不整脈薬。

■ 使い方，考え方
- □ 他剤無効の心房細動でも，ピルメノールはたまに踏みとどまることができる。
- □ 最初からピルメノールを使えばよさそうだが，第一選択にするにはネームバリューと使用経験がない。第二選択とは言わないが，循環器専門医なら第三選択にはなる。

13 Ⅰb群抗不整脈薬

リドカイン（キシロカイン®）
メキシレチン（メキシチール®）
アプリンジン（アスペノン®）

- Ⅰb群薬は陰性変力作用と催不整脈作用が少ない。
- リドカインとメキシレチンは心室不整脈，アプリンジンは心房不整脈。
- 効果より安心感を優先するときに使われる。

☐ Ⅰb群薬は，Na^+チャネル遮断作用に加えて，活動電位持続時間（APD）を短縮するという建前になっている。しかし，この性質はイヌのPurkinje線維で観察されたもので，ヒトの心電図でQT時間が目に見えて短縮するという意味ではない。

☐ Ⅰb群薬も少しはNa^+チャネル以外のチャネルへも影響するが，臨床的には純粋なNa^+チャネル遮断薬とみてよい。

☐ いずれも不活性化チャネルブロッカーだが，結合/解離の時定数が長いアプリンジンは例外的に心房不整脈にも効果をもつ。このあたりの薬理学は必須の知識ではない。知らなくても診療はできる。

A リドカイン（キシロカイン®）

■ プロフィール

☐ 作 用：実質的にNa^+チャネル遮断作用のみ
☐ 適 応：頻脈性心室不整脈
☐ 投与量：静注のみ
  ▶ 体重に関係なく，50 mgを5%ブドウ糖か生理食塩水に混ぜて5分で投与
  ▶ 維持投与として1〜3 mg/min。投与量が少ないと感じたら，維持投与量を増すだけでなく，50 mgのワンショットも追加
☐ 代 謝：肝80%，腎20%。半減期は1〜2時間と代謝が速い。
☐ 副作用：せん妄・振戦・悪心などの精神神経症状

　　　　　　　＊　　　＊　　　＊

- □ 静注抗不整脈薬の代表。多くは心筋梗塞急性期などで VT/VF を予防する目的で用いられる。
- □ なぜ体重に関係なく投与量が設定されるかというと，安全域(safety margin)が広いからである。

■ 使い方，考え方
- □ 「高度の刺激伝導障害や心不全」では使用注意となっているが，あまり問題とはならない。
- □ 心室頻拍の停止と予防，心室細動の予防などを適応とするが，著効することはめったにない。有効率20％くらいというが，母集団の病態によって幅が大きいだろう(Nattel S. Drugs 1991)。
- □ AMI において，心室頻拍や心室細動，あるいは warning arrhythmia としての非持続性心室頻拍を認めたら，リドカインが使われてきた。
- □ リドカインの効果を信じるというより，何もしないわけにはいかないからという現実的な事情によって使われてきた面もある。
- □ リドカインは fast kinetic drug であり，Na^+ チャネルとの結合/解離が速い。そのため洞調律時の QRS は拡大しない。
- □ かつて，2％アンプルと10％アンプルが販売されていたが，事故があったため，10％は2005年に販売中止になった。

B　メキシレチン(メキシチール®)

■ プロフィール
- □ 作　用：実質的に Na^+ チャネル遮断作用のみ
- □ 適　応：心室不整脈
- □ 投与量：

　静注▶ 体重に関係なく1アンプル(125 mg)を5％ブドウ糖か生理食塩水に混ぜて10分で投与。体重当たりに換算すると2～3 mg/kg
　　　　維持投与として 0.4～0.6 mg/kg/hr

　経口▶ 300～450 mg/日 分3。ほとんどは 300 mg/日で使われている

- □ 代　謝：肝90％，腎10％。半減期は10時間と，リドカインほどにはすぐに消えない。
- □ 副作用：消化器症状(悪心，嘔吐，食欲不振)，せん妄・振戦などの精神神経症状

    ＊ ＊ ＊

- □ 代謝面での差はともかく，使い方に影響するほどリドカインと差があるのかわからない。
- □ 静注薬もあるが，使われてはいない。経口薬は多く使われている。なぜ投与するのか，深く考えずに使われていることが多いが，QT延長症候群3型(LQT3)ではQT時間が短縮し，イベント減少にも貢献する。抗不整脈薬はときには高度な判断によって使われている。中止するときは，事情をさぐってからのほうがよい。
- □ Brugada症候群でのキニジン，カテコラミン誘発性多形性心室頻拍(CPVT)でのフレカイニドの効果も，「どの抗不整脈薬も同じ」とは言えない味がある。

■ 使い方，考え方

- □ メキシレチンは安全性のゆえに使われる。
- □ 結合/解離のカイネティクスが速い。普通の心拍数ではNa^+チャネルが一時的かつ部分的に遮断されても，次の収縮期には元に戻っている。すなわち，実質的には影響を受けていない。
- □ 先行洞収縮からの連結期が長い(>400 ms) PVCでは，薬理学的にみて効果は発揮しにくい。
- □ Na^+電流のほとんどは不活性化の速いコンポーネントであるが，ごくわずか(1%)は不活性化が遅く，活動電位の終末部まで残る。遅い成分の詳細は未知の部分があるが，心筋虚血や再灌流のときに不整脈発生に働くという示唆もある(Saint DA. Br J Pharmacol 2008)。
- □ リドカイン・メキシレチン・フレカイニドはこの遅いNa^+電流を抑え，LQT3に有効である。LQT3の*SCN5A*の遺伝子異常はNa^+電流不活性化の障害ももたらすので，ここを抑制してtorsades de pointesを生じにくくする。
- □ 心筋虚血のときは，不活性化の遅いNa^+電流のサイズが大きくなることがある。一方で，ATPの枯渇はI_{KATP}の活性化を促し，こちらは活動電位持続時間の短縮に働く。
- □ 抗不整脈薬は，正常心筋と虚血心では異なる作用を発揮する。しかし，それぞれの作用の大きさ，個体差，心臓のイオンチャネルの部位特性など，関わる要素が多い。使うのが得か損か，個別にはなかなか予想できない。

C アプリンジン（アスペノン®）

■ プロフィール
□ 作　用：
　1）Na^+チャネル遮断
　2）少しだけCa^{2+}電流，I_{Kr}とI_{KAch}電流，および過分極誘発内向き電流（I_h，これはI_fということもある），Na^+/Ca^{2+}交換輸送体を抑制する。
□ 適　応：心房と心室の不整脈，いずれにもよい
□ 投与量：
　静注▶ 1.5〜2 mg/kg を5％ブドウ糖に混ぜて10分で投与
　　　　ほとんど使用されている気配はない
　　　　維持投与は行わない。
　経口▶ 40〜60 mg/日 分2または分3。ほとんどの場合40 mg/日で使う
□ 代　謝：ほぼ肝100％
□ 副作用：肝障害はある。一過性の肝酵素上昇が多いらしいが，ちょっと上昇したら使い続ける勇気はない。どのくらい悪化するのか，実感として知らない。振戦などの神経症状，稀に顆粒球減少。

　　　　　　　＊　　　　＊　　　　＊

□ Ｉｂ群のなかでも独特であり，本薬剤だけが心房の不整脈にも有効である。知名度や売れ行きはいまひとつだが，存在意義はある。
□ 存在意義があるという理由は，
　● QT延長に伴う催不整脈作用がない
　● 陰性変力作用が少ない
　● 心房不整脈にも有効
　……のすべてをクリアしている唯一の薬剤だから。挙動不審なところがない。
□ 40 mg/日なら肝障害もそう多くない。

■ 使い方，考え方
□ I_f電流というのは自動能の形成に関わる電流である。もしかしたらI_fの抑制も結果的に一部の不整脈の治療に役立っているのかもしれないが，難しくてよくわからない。
□ おもに心房細動の治療に用いる。Ｉａ群やＩｃ群よりも心房粗動を呈する頻度が低い印象がある。
□ どういう患者に向いているか？
　● 高齢者の第一選択として

- 器質的心疾患があり，心機能がやや低下しているとき
- 他の薬剤が無効のとき

□ 心房細動の抑制効果はⅠa群と同じくらいだが，Ⅰc群にははっきりと劣る。ガイドラインにも名前が挙げられていない。

□ アミオダロン・ベプリジル・シベンゾリンも Na^+-Ca^{2+} 交換輸送体は抑制する。この作用は心筋の Ca^{2+} 過負荷の軽減から遅延後脱分極発生の軽減につながりそうだが，抗不整脈作用としての意味があるかは難解でよくわからない。

14 Ⅰc群抗不整脈薬

ピルシカイニド(サンリズム®)
フレカイニド(タンボコール®)
プロパフェノン(プロノン®)

> - Ⅰc群薬は心機能が維持されている上室性不整脈に使う。
> - ピルシカイニドが一番使われる。腎機能が悪いときは使いにくい。
> - プロパフェノンはβ遮断作用をもつ。
> - フレカイニドは有効性の高さで勝負。バランスが最強の抗不整脈薬。
> - Ⅰc群薬では torsades de pointes は生じない。心房細動に有効だが,心房粗動は生じやすくなる。

□ フレカイニド・プロパフェノン・ピルシカイニドが国内で市販されている。いずれも,Na^+チャネルとの結合/解離は緩徐(プロパフェノンは中等度)。すべて活性化チャネルブロッカー(プロパフェノンは活性化チャネルブロッカーと不活性化チャネルブロッカーの中間だが,ひっくるめて活性化チャネルブロッカーとする)。

□ こうした薬理作用の詳細を知っても,それほど治療に有用なわけではない。まったく知らなくても,これらの薬剤を使用してかまわない。

□ 「陰性変力作用がある。器質的背景が濃厚なら使えない。ピルシカイニドは腎機能低下例を避ける。AF に多く使う」の4点が必要な知識(表1)。

□ 本来は心房・心室いずれの不整脈にも有効。Ⅰc群薬は,活動電位持続時間(APD)の変化が乏しいことは共通だが,イオンチャネルへの作用は一律ではない。

□ フレカイニドは K^+ チャネルへの影響を有するが,ピルシカイニドは実質的に純粋な Na^+ チャネル遮断薬。プロパフェノンはβ遮断作用をもつことが特徴となる。

表1 Ｉc群薬の比較

	ピルシカイニド	プロパフェノン	フレカイニド
出身地	日本	ドイツ	米国
日本での発売開始	1991年	1989年	1991年
陰性変力作用	＋	＋＋	＋＋
Na^+チャネル以外の作用	—	＋	＋
β遮断作用	—	—	＋
腎機能に注意	必要	—	—
特殊な適応	BSの誘発試験*	—	CPVT
使用頻度	多い	ぽつりぽつり	ときどき

*BS(Brugada syndrome)を疑うとき特徴的心電図変化の検出に用いる。

> ***In principle***
> Ｉc群薬はQT延長が少なく，QT延長に伴う催不整脈作用は実質的にない。

A　ピルシカイニド(サンリズム®)

■ プロフィール

- □ 作　用：臨床濃度ではNa^+電流遮断作用のみ
- □ 適　応：上室性と心室性の頻脈性不整脈
- □ 投与量：静注(50 mg/5 ml/アンプル)

  静注▶ 0.75 mg/kgを5％ブドウ糖か生理食塩水に混ぜて10分で投与
  　　　継続して投与できないはずはないが，そうする状況を思いつかない。

  経口▶ 150〜225 mg/日 分3

- □ 代　謝：ほとんど腎
- □ 副作用：陰性変力作用は他のＩc群よりも少ないと思われている。

　　　　　　　　＊　　　　　＊　　　　　＊

- □ K^+電流への作用や心臓以外への影響がほとんどなく，安全性の高い抗不整脈薬。これほど「まっすぐな抗不整脈薬」が世界で広く使われていないのは惜しい。
- □ ピルシカイニドは用量設定が遠慮がちなので，ほどほどの効果とマイルドな陰性変力作用を両立させているのかと考えていた。
- □ ところが，これは間違いだったかもしれない。ピルシカイニド以外のＩc群の陰性変力作用は，L型Ca^{2+}チャネルの抑制に多少は由来しているかもしれないからだ。ピルシカイニドはL型Ca^{2+}チャネル遮断作用をもたない

ので，この分だけ足を引っ張られることなしに抗不整脈作用を発揮できるなら，アドバンテージがある。

■ 使い方，考え方
□ ピルシカイニドはしばしば心房細動に対する第一選択。

> ***In principle***
> ピルシカイニドは心房細動に対して投与される。

□ ピルシカイニドを使うのは，
　● 有効性はほどほどで，
　● 陰性変力作用ははなはだしくなく，
　● QT 延長に伴う催不整脈作用がない
　……から。
□ 腎機能低下がないなら，150 mg/日で始める。
□ 腎機能低下があれば，Cre や eGFR を参考にして用量を調節するというのは勧めない。難しいことを考えず，ほかの薬剤を使うほうが簡単でよい。抗不整脈薬はきわどい使い方はしない。
□ フレカイニドに比べ半減期が短い（約 11 時間 vs. 約 4 時間）。1 日 3 回の服用では，効果に乏しい時間帯があるかもしれない。逆に，中止後の wash out は速やかである。

B　フレカイニド（タンボコール®）

■ プロフィール
□ 作　用：Na^+ チャネル遮断作用＋いくつかの K^+ 電流を若干遮断＋少し L 型 Ca^{2+} チャネル遮断
□ 適　応：上室性と心室性の頻脈性不整脈，ほとんどは上室性に使う
□ 投与量：
　● 静注（50 mg/5 ml/アンプル）：あまり使われないが，実力的には使ってもよい薬剤だ。
　静注▶ 1〜2 mg/kg を 5％ブドウ糖か生理食塩水に混ぜて 10 分で投与。150 mg が上限
　　継続して投与することはまずない。
　経口▶ 100〜200 mg/日 分 2
　　100 mg/日から開始する。200 mg/日も稀ならず使われる
□ 代　謝：肝 70％，腎 30％

- 副作用：陰性変力作用。陳旧性心筋梗塞など器質的背景があれば，予後を悪化させうる。

■ 使い方，考え方
- CAST（1991）では，心筋梗塞後のPVCにフレカイニドを投与すると，予後を改善しないだけでなく，生存率を低下させた。
- 非Q波梗塞で急性虚血が生じたときに，Ⅰc群薬との不都合な相互作用で心事故が生じていたと推測されている。
- もともと，器質的心疾患とNa$^+$チャネル遮断薬とは相性が悪いことを示唆する知見が多く，たまたまCASTで対象薬となったために損な役目を引き受けることになったのがフレカイニド。
- しかし，心房細動に用いられる抗不整脈薬のなかでは，フレカイニドは最も切れ味がよく，フレカイニドなしでは心房細動の治療はできない。
- フレカイニドを安全に活用するには，器質的心疾患のある患者を避けて，得意とするターゲット（つまりAFやWPW症候群のPSVT）にのみ投与する。

> *In principle*
> フレカイニドは，器質的心疾患を背景としないPSVTとPAFには安全で高い効果が期待できる。

- 救急受診した心房細動において，静注後2時間以内の洞調律化におけるフレカイニドの効果は，プロパフェノン・アミオダロン・プロカインアミドより優れていると結論するメタ解析がある（Markey GC. J Emerg Med 2018）。フレカイニドのNNT（number needed to treat）は1.8だったが，他薬剤のNNTは4.3。フレカイニドなら半数以上が洞調律化するといえる。
- ただし，経口薬としてはアミオダロンのほうがフレカイニドより長期効果に優れている。
- カテコラミン誘発性多形性心室頻拍（CPVT）は，心筋の筋小胞体からのCa^{2+}吐き出し口にあたるリアノジン受容体遺伝子（*RYR2*）や，筋小胞体内のCa^{2+}との結合蛋白カルセクエストリン遺伝子（*CASQ2*）の異常による。
- タンボコールはRYRからのCa^{2+}の異常流出を抑制することによりCPVTの発生を回避させることが，マウスモデルとヒトでの検討から示唆された（Watanabe H. Nat Med 2009）。
- ところが，その後Na$^+$チャネル遮断作用そのものがCPVTの治療効果に関与する機序が報告され，RYR2を介する機序の役割は小さいという見方が支持されつつある（Bannister ML. Circ Res 2015）。

- □ いかなる薬剤であれ，臨床効果の裏には「今わかっていない何かが存在する」可能性がある．臨床では病態や薬理作用を完璧に説明できなくてもかまわない．
- □ なお，心房粗動にはほぼ無効．Ⅰ群薬投与中に心房粗動が出現すると，粗動周期が延長しているために1：1房室伝導のリスクがある．

C　プロパフェノン(プロノン®)

■ プロフィール
- □ 作　用：Na^+チャネル遮断作用＋少しβ遮断作用あり
- □ 適　応：上室性と心室性の頻脈性不整脈
- □ 投与量：経口
    - ▶300〜450 mg/日 分3
    - ● 心機能が良ければ450 mg/日が開始用量となる．300 mg/日は高齢者などで用量を少なめにしたいときに用いる．
- □ 代　謝：肝60％，腎40％．腎機能低下例に使ってよい．
- □ 副作用：陰性変力作用，味覚異常，便秘，β遮断作用が関与する副作用

＊　　　＊　　　＊

- □ β遮断作用を特徴とするので，気管支喘息では使いにくい．
- □ CAST以降のⅠ群薬全体に向けた逆風があり，1990年の緊急安全性情報につながった重篤なVT/VFもあって，影が薄くなった．しかし，臨床研究は豊富であり，抗不整脈薬として家柄は良い．
- □ プロパフェノンに固有のデメリットはない．心房細動や副伝導路がらみのPSVTなどには使える．虚血や心機能低下がなく，代謝機能が普通なら，有用な薬剤である．
- □ 米国の1施設からの報告では，2011年から2016年にかけて，心房細動などの上室性頻拍に，フレカイニドとプロパフェノンはそれぞれ150症例ほどで開始されている(Gao X. Indian Pacing Electrophysiol J 2018)．薬物が飽和してからトレッドミル運動負荷試験が行われている．稀に非持続性VTや虚血を認めており，これらでは投薬が中止されている．

15 II群抗不整脈薬（β遮断薬）

プロプラノロール（インデラル®）　ランジオロール（オノアクト®）
ビソプロロール（メインテート®，ビソノテープ®）
カルベジロール（アーチスト®）　アテノロール（テノーミン®）
ナドロール（ナディック®）

- 効果を試すなら，経口プロプラノロールやビソノテープ®が使いやすい。
- 長期投与はビソプロロールかカルベジロールが基本だが，心機能正常ならアテノロールを使えないわけではない。
- 心不全を伴う心房細動のレートコントロールにはランジオロール静注が使いやすい。

■ 抗不整脈薬としてのβ遮断薬
□ β遮断薬はVaughan-Williams分類ではII群になる。対象となる不整脈は交感神経活動が関与するもの。
□ 心不全を伴う不整脈にはビソプロロールとカルベジロールが用いられる。純粋に不整脈に対する効果となると，アテノロールは強力なβ遮断作用があるので，この2薬剤がアテノロールに勝るとは限らない。
□ 使用目的により投与回数や剤形の異なるものを使う。
- 頓用あるいは試験的に効果を評価するなら，プロプラノロール。速く効いて，速く消える。もしくは効果がすぐ現れるわけではないが，貼付剤のビソノテープ®。
- 長期に使うなら，ビソプロロールかカルベジロール。
- いずれも先天性QT延長症候群（LQTS），カテコラミン誘発性多形性心室頻拍（CPVT）など重症心室不整脈に良さそうに思える。しかし，先天性QT延長症候群では有効性には微妙な意見がある。心機能が良ければアテノロールを使うこともある。
- 心不全の心房細動のレートコントロールには，ランジオロール。

■ 使い方，考え方
□ 狭義の抗不整脈薬（Na^+チャネル遮断薬）より敷居が低く，期外収縮や器質

的異常を背景としない洞頻脈に試しやすい。
- 先天性QT延長症候群に対する薬物治療の基本はβ遮断薬だが，ただβ遮断薬を処方するだけでは完結しない。もともと徐脈傾向の患者に多めのβ遮断薬を用い，かつメキシレチンなど他剤との併用や非薬物治療を考慮すべきかもしれず，専門医でないと治療は難しい。
- $β_1$非選択的なプロプラノロールやナドロールのほうが，$β_1$選択的なビソプロロールやアテノロールよりも有効であるという見解がある（Chockalingam P. J Am Coll Cardiol 2012）。
- 1,530人のQT延長症候群の予後を比較したレジストリー研究では，一次予防としては4つのβ遮断薬（プロプラノロール，アテノロール，メトプロロール，ナドロール）は同じくらい有効だったが，二次予防にはプロプラノロールは劣っている（図1。Abu-Zeitone A. J Am Coll Cardiol 2014）。

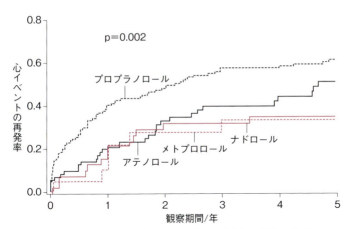

図1 先天性QT延長症候群における各β遮断薬の効果の比較（Abu-Zeitone A, et al. Efficacy of different beta-blockers in the treatment of long QT syndrome. J Am Coll Cardiol 2014；64：1352-8, Elsevier）

- さらにメタ解析はLQTのタイプに応じてβ遮断薬の有効性が異なるという（Ahn J. PLoS ONE 2017）。
    - LQT1：有効—アテノロール，プロプラノロール，ナドロール
            劣る—メトプロロール
    - LQT2：有効—ナドロール
            劣る—アテノロール，プロプラノロール，メトプロロール
- メトプロロールは$β_1$選択性が高く，ピークNa^+電流にも定常状態のNa^+電

- 流にも影響が少ない。
- ナドロールの有効性が高いことは，内因性交感神経刺激作用がなく，長時間作用型であり，プロプラノロールと同様にピーク Na^+ 電流の抑制作用があることによるという説明がある。
- プロプラノロールは，ピーク Na^+ 電流にも定常状態の Na^+ 電流(late non-inactivating sodium current)にも作用する非選択性があり，これが治療効果と関連するかもしれない(Ahn J. PLoS ONE 2017)。
- しかし，他のβ遮断薬とは異なり，プロプラノロールは血中濃度が高いときには I_{Kr} を抑制する。それゆえ，I_{Kr} 発現が低下している LQT2 で有効性が乏しいことは理解しやすい。また，半減期が短いことも影響しているかもしれない。

A ランジオロール(オノアクト®)

■ プロフィール

- 短時間作用型で $β_1$ 選択性が高い静注薬ランジオロール(オノアクト)は，2002年に手術中や ICU での頻脈性不整脈に承認され，2013年に「心機能低下＋頻脈性不整脈(心房細動・心房粗動)」のときにも使用可能になった。循環器科医なら必要な薬剤。
- 適　応：心機能低下例における心房細動，心房粗動など
- 投与量：

  静注▶ 1 μg/kg/min の静脈内持続投与で開始
  　　　1〜10 μg/kg/min の用量で適宜調節する
- 半減期：4分。15分で定常状態になる。

　　　　　　　　　　＊　　　　＊　　　　＊

- 低心機能の心房細動ではβ遮断薬よりもジゴキシンのほうが無難に思えるが，ランジオロールの漸増投与では血圧はそれほど低下しない(J-Land Investigators, Nagai R. Circ J 2013)。
- J-Land試験は，平均心拍数 138/min で，EF 20〜50％の患者を対象にしている。2時間後に 110/min 未満まで低下したのは，ジゴキシン(0.25 mg)群 14％，ランジオロール群 48％と差は大きい。
- 0.5 μg/kg/min からの開始もある。2 μg/kg/min あたりの低用量で効果が飽和するので，10 μg/kg/min までの増量は不要という見解もある。
- 心不全の心房細動に使えるのは，ランジオロール・ジゴキシン・アミオダロンのいずれかになる。

B ビソプロロール(ビソノテープ®)

- □ 貼付型のβ遮断薬である。適応は高血圧のみであるが，降圧薬としてよりも不整脈治療への導入に適している。
- □ 貼付型4 mgと8 mgは，それぞれ経口の2.5 mgと5 mgに相当する。
- □ 最初は使い道があるのかないのかよくわからなかったが，経口薬に抵抗感をもつ患者には使いやすい。貼付の中止により薬効が速やかに消失するイメージも好まれる。実際は除去しても，血中濃度は比較的長く維持される。
- □ 医師ごとに使う事情は異なるかもしれないが，使用量は徐々に増えている。

16 Ⅲ群抗不整脈薬

アミオダロン(アンカロン®)
ニフェカラント(シンビット®)
ソタロール(ソタコール®)

- VT/VF の急性期予防，昔はリドカイン，今はアミオダロンかニフェカラント。
- 器質的背景のある VT/VF の二次予防はほぼアミオダロン。
- 心不全を伴う AF にはアミオダロン。

□ Ⅲ群薬は，活動電位持続時間(APD)の延長をおもな作用とする。
□ おもに K^+ チャネルを抑制し，再分極を遅らせて活動電位を延長する。それ以外の機序(例えば，Na^+ チャネルの不活性化からの回復過程の阻害)によって APD を延長させるものもこの群に入るが，国内では使用されない。
□ アミオダロン・ソタロール・静注のニフェカラントが使用される。
□ アミオダロンは特異な薬剤。APD 延長に働く K^+ チャネルのみでなく，Na^+ チャネル，Ca^{2+} チャネル，β 受容体の遮断作用もある。
□ ソタロールは，K^+ チャネルへの作用のほかに β 遮断作用をもつ。
□ β 遮断作用を併せもつことが，経口ではアミオダロンとソタロールのみが臨床使用に耐えられる1つの理由かもしれない。

A アミオダロン(アンカロン®)

■ プロフィール
□ 作　用：マルチチャネルブロッカー
□ 適　応：
 1) VT/VF など重症心室不整脈の予防。静注薬は停止も含む。2013 年に「DC 抵抗性の VF/無脈性 VT」が追加。
 2) 最初は肥大型心筋症の心房細動，2010 年より心不全を伴う心房細動への適応が追加された。
□ 投与量：

経口 ▶ 最初の2週間はアンカロン® 400 mg/日 分1〜2
静注 ▶ 詳細はPart I-1章の表1（アミオダロン静注の方法，18ページ）を参照

- □ 代　謝：脂肪への親和性が高い。効果発現まで2週間，最大効果の発現には1カ月を要する。消失半減期は19〜53日。ほとんど肝代謝。
- □ 副作用：肺毒性，甲状腺機能異常。
- □ これまで静注アミオダロンには「冷所保存」というしばりがあった。2018年に室温保管可能な静注アミオダロン（トーアエイヨー）が使えるようになり，使用期限も従来の2年から3年となった。救急カートに入れたままにしておける。

＊　　　＊　　　＊

1）経口アミオダロン

- □ アミオダロンは1962年にベルギーで誕生した。冠動脈拡張作用を有するものの，やがて抗不整脈薬としての有用性が確立された。
- □ アミオダロンの特徴は，
  - ● Na^+チャネル，K^+チャネル，およびCa^{2+}チャネルのいずれをも遮断すること
  - ● 肺や甲状腺のような心臓以外の臓器への毒性が強いこと
- □ 薬効の卓越性はよく知られるが，副作用を減らしながら薬効を得るためのゾーンを見極めるセンスを求められる。
- □ 投与量は体格や副作用の有無によって適宜変更される。日本では慢性期には100 mg/日にできる患者が少なくない。

■ 作用機序

- □ アミオダロンは脂肪への親和性が高い。
- □ 心筋細胞の膜脂質への浸透と解離に要する時間は，一般の抗不整脈薬に比べ著しく遅い。投与開始から最大効果の発現まで数週間かかり，投薬中止後の消失半減期は19〜53日。個体にもよるだろうが，1年経っても体内に検出されることがあると聞いた。
- □ 経口投与のアミオダロンは，Na^+チャネル・K^+チャネル・Ca^{2+}チャネルを遮断し，さらにβ遮断作用までも認め，I〜IV群のいずれとも重なる。
- □ 逆頻度依存性（reverse use-dependency）を欠く。逆頻度依存性とは，基本周期が短いときに薬剤によるAPD延長効果が顕著に減弱する現象を指し，アミオダロン以外のIII群薬がアミオダロンと同等の臨床効果を発揮し得ないとすれば，その1つの理由だろう。

■ 使い方，考え方
□ VT/VF に対しては I 群薬を試みることなく，最初からアミオダロンを使うことが多い。
□ 心房細動については血行動態の悪化から致死的となる可能性のある肥大型心筋症のみで適応となっていたが，2010 年に心不全を伴う心房細動が適応に追加された。
□ 心筋梗塞後の患者での β 遮断薬との併用は，予後改善効果に優れている（EMIAT 1997）。
□ アミオダロン自体も少し β 遮断作用をもつが，別途に β 遮断薬が併用されることが多い。

■ 副作用
□ アミオダロンの副作用には，
  ● 肺毒性
  ● 甲状腺機能異常
  ● その他，角膜への微小沈着物，肝機能障害，催不整脈作用，皮膚症状……なども挙げられる。
□ 肺毒性は最も注意すべき副作用。5〜15％に発生する。間質性肺炎あるいは肺線維症の病態を呈し，肺拡散能（DLco）の低下を特徴とする。
□ 投与量・投与期間に依存する。ベースラインで肺障害があれば，副作用は出現しやすい。
□ 間質性肺炎のマーカーである KL-6 は，アミオダロンによる間質性肺炎でも参考になる。聴診と胸部 X 線，適宜胸部 CT で，進行する前の検出が望まれる。
□ 間質性肺炎は再発しうるが，再発するとリスクが高い。

■ 具体的な使い方
□ 投与初期に TSH や甲状腺ホルモンの値が若干変動することは，はじめから予想される（表1）。この変動自体は，治療変更につながる副作用とはしない。
□ 抗 TSH 受容体抗体（TRAb）陰性の甲状腺機能亢進や甲状腺機能低下として現れる。
□ アミオダロンで torsades de pointes が生じるリスクは低いが，生じることはある。
□ VT/VF 患者への一般的な投与：
  ● 初期量（2 週間）
  ▶ アミオダロン（100 mg）4 錠 分 1 朝食後（適宜分割投与可）

表1 アミオダロン投与中の甲状腺機能検査

	投与開始1～3カ月	機能亢進症	機能低下症
総 T_4	正常～軽度↑	↑	↓
free T_4	正常～軽度↑	↑	↓
総 T_3	正常～軽度↓	↑	↓
free T_3	正常～軽度↓	↑	↓
TSH	正常～軽度↑	↓（<0.1 μU/ml）	↑（>10 μU/ml）
サイログロブリン	正常	↑	↑
抗サイログロブリン抗体	陰性	陰性	陰性
対処	観察	ときに副腎皮質ステロイド	甲状腺ホルモン
アミオダロンの中止	不要	不要	不要

（佐藤幹二，笠貫宏 編：アミオダロン Q and A 集①．大正製薬，(株)メディカルパースペクティブス，1999, p.18-9 より許可を得て改変）

● 維持量
▶ アミオダロン（100 mg）2 錠 分 1 朝食後（適宜分割投与可）
体格が小さい患者や，%DLcoの軽度低下を示したとき。200 mg/日の維持量をしばらく続けたのちに……
▶ アミオダロン（100 mg）1 錠 分 1 朝食後
体格などを考慮して減量する。

2）静注アミオダロン

□ 2007 年から静注アミオダロンが導入された。静注の場合はⅠa群やⅠc群の静注とそれほどの違いはない。VT/VF に遭遇したら，アミオダロンの静注は最も優先される選択になる。
□ VT/VF そのものは通電で対処されるので，多くは ICU や CCU での VT/VF 再発予防に使われる。
□ ほかの静注抗不整脈薬を使った経験があれば，アミオダロンも試してよい。陰性変力作用は少ない。ときに血圧が低下する。投与速度を落とす。
□ 経口でも静注でもアミオダロンは QT 時間に目立った延長はない。経口では Na^+ チャネル，Ca^{2+} チャネル，複数の K^+ チャネルを遮断するが，静注では一部の K^+ チャネルへの作用は乏しい。「ベラパミル的作用＋ピルシカイニド的作用」という印象になる。
□ 副作用の面だけでなく，薬理作用の面でも経口と静注では別な薬剤と考えたほうがわかりやすい。

ちょっとした疑問……

Q： アミオダロンはICDに劣るか？
- □ 1980年代後半から繰り返されてきた大規模臨床試験は，従来の抗不整脈薬が心臓不整脈死の抑制に有用性が低いことを示唆した。また，アミオダロンはⅠ群抗不整脈薬よりは有効であるが，およそICDに匹敵する予後改善効果は期待できないとみなされている。
- □ 大規模臨床試験ではどうしても，不均一な病態をひとまとめにして結論が導き出される。そのため，一部の患者群でアミオダロンがICDに劣らない効果を発揮していても，それを明らかにするには別途の解析が必要となる。
- □ AVID study(1997)はVT/VFから蘇生されたLVEF≦40%の患者を対象に，抗不整脈薬(97%がアミオダロン)とICDの間で予後改善効果を比較した。全体としてはICDが勝っていた。ところが，サブ解析で，LVEFが40%に近い(>34%)患者群に注目すると，ICD群と抗不整脈薬群で生存曲線はほとんど重なっていた(AVID Investigators. J Am Coll Cardiol 1999)。つまり，左室機能が比較的維持されているならば，ICDとアミオダロンでは予後に対する効果に大差はない。
- □ AMIOVIRT(2003)では，非持続性心室頻拍を認める非虚血性心筋症において，アミオダロンとICDの効果が比べられた。1年生存率はアミオダロン群90%，ICD群96%，3年生存率は87%と88%で有意差はなかった。
- □ さらに，1年後の不整脈非発生生存率はアミオダロン群82%，ICD群78%，3年では73% vs. 63%と，アミオダロン群が有意ではないが上回っていた。ICDが常に大幅に分がいいわけではない。

B　ニフェカラント(シンビット®)

■ プロフィール
- □ 作　用：I_{Kr}遮断が主作用。これにI_{to}とI_{K1}の遮断が少し。不応期の延長。
- □ 適　応：VT/VF

■ 直流通電(DC)除細動困難例での除細動効率の上昇
- □ 投与量：静注
  - ▶ 単回静注法：0.15〜0.3 mg/kg を5分かけて静注

▶ 維持静注法：0.1〜0.4 mg/kg/hr
▶ 投与に際しては，生理食塩水または5%ブドウ糖で溶解して使用する

* * *

- [ ] 投与量に依存してQTは延長する。有効な投与量は危険な投与量に近い。経験的に「QTc 500〜550 msが至適治療域に相当する」という見解がある。
- [ ] 投与量が多いと，torsades de pointesを稀ならず生じる。
- [ ] ニフェカラントはリエントリー性頻拍に有効なはず。一度も使ったことがなくても，循環器科の病棟でならトライしてよい。そのときは……
  - 除細動器へのアクセスを確認。
  - 心電図モニターでQT間隔をきちんと見えるようにする。
  - ほかの医師やスタッフに，QT延長とtorsades de pointesが生じうることを周知させる。
  - 低カリウム血症はtorsades de pointesのリスク。K^+は高めに維持。
- [ ] アミオダロンよりも速やかに効果を得られる。ニフェカラントにすべき

Memo ■ 心不全改善薬としてのアミオダロンはありか？

- [ ] 心室不整脈がしばしば致死的となるので，重篤な心室不整脈が確認されてから手を打つのでは後手に回る。また，アミオダロンのβ遮断作用やAPDの延長は間接的に心機能の保存と予後改善に働く可能性があるのでは，と期待されていた。
- [ ] GESICA study（1994）は，心不全例を対象とした大規模臨床試験。2年間の経過観察中，アミオダロンは全死亡率を28%減少させ，入院や死亡に至る心不全も31%減少させた。経過観察開始間もない時期の死亡率の減少は不整脈死の減少であり，慢性期は心不全の頻度が低下することにより死亡率が下がったものと解釈されている。
- [ ] この試験でアミオダロンがプラセボに大きな差をつけた理由として，患者母集団の特異性が挙げられる。すなわち，他の試験では虚血性心疾患を背景とした心不全が大半を占めるのに対し，GESICA studyでは39%に過ぎなかった。
- [ ] SCD-HeFT（2005）では，NYHA II〜III，EF≦35%でVT/VFの既往のないCHF症例において，アミオダロンとICDの予後改善効果が比較され，アミオダロンは全死亡を減少させられなかったが，ICDは全死亡を23%低下させた。
- [ ] アミオダロンによる心不全改善と予後向上を一般論として期待するのは難しい。

か，アミオダロンにすべきかの決め手が何か，いまひとつわからない。ベースラインで QT 延長の印象があれば，アミオダロンを選ぶだろう。

C　ソタロール(ソタコール®)

■ プロフィール
- 作　用：ラセミ体の l-ソタロールのみ β 遮断作用があり，I_{Kr} 遮断作用は d-，l- の両方にある。
- 適　応：VT/VF など重症心室不整脈
- 投与量：経口
  - ▶ 160 mg/日 分 2
  - ● 80 mg/日から開始で，320 mg/日まで増量となっている。320 mg/日は怖そうだ。
- 代　謝：臓器代謝はほとんど受けずに，未変化体として尿排泄。
- 副作用：催不整脈作用。β 遮断作用はあるが，陰性変力作用は目立たない。重篤でない限り，心不全があっても禁忌ではない。

　　　　　　　　＊　　　　＊　　　　＊

- 抗不整脈薬としての知名度と臨床試験の集積にもかかわらず，国内ではあまり使われない。
- ソタロールは心房細動への効果は少ない。使うのは，急性期にニフェカラントでしのいだ患者で，慢性期にも同様の効果を期待するときかもしれない。
- 催不整脈作用があるといっても投与開始の数日以内に集中しており，導入がうまくいけば，その後はそれなりに継続できる。

■ 使い方，考え方
- VT/VF の既往があり，かつ，アミオダロンではなく積極的にソタロールを選ぶというのは，どういう状況だろうか？
- アミオダロンが副作用やその恐れから使えないなら，ソタロールが浮かんでくる。薬剤の性質としては似て非なるものだが，肺の間質性変化や線維化があれば，ソタロールの出る幕がある。専門医が一部の例で ICD と併用している。
- QT 時間は延びる。催不整脈作用を避けるにはある程度の目安が必要。550 ms までという意見がある。
- アミオダロンに比べると，薬効が速く現れる。経口でも数日で効果は飽和する。

17 Ⅳ群抗不整脈薬（カルシウム拮抗薬）

ベラパミル(ワソラン®)
ジルチアゼム(ヘルベッサー®)
ベプリジル(ベプリコール®)

● ベラパミルとジルチアゼムは房室伝導の抑制。
● ベラパミルは特発性心室頻拍にも使う。
● ベプリジルは心房細動に強力。QTも延びる。

□ カルシウム拮抗薬のうち，抗不整脈効果を有するのはジルチアゼム，ベラパミル，ベプリジルがある。
□ ことにベプリジルは抗不整脈薬という性格が強く，Na^+チャネルやK^+電流も抑制し，Ⅰ群とⅢ群の性格ももつ。
□ Ca^{2+}チャネルを経由したCa^{2+}の細胞内への流入は，心筋収縮の引き金となる。心臓の構成要素のうち比較的遅い伝導を示す部位(例えば，房室接合部の一部)では，Na^+チャネルに代わって興奮伝導をになう。
□ 房室接合部やそれに似た心筋が不整脈の発生と維持に関与するとき，抗不整脈効果を発揮する。
□ 各カルシウム拮抗薬の違いは，作用する臓器(血管か，心筋か)の選択性にある。薬理学的には，チャネルの遮断における使用依存性（use-dependent block）の有無などの差もあるが，臨床的には念頭に置くことはない。

A　ベラパミル(ワソラン®)

■ プロフィール
□ 作　用：
　1) L型Ca^{2+}電流の遮断
　2) 洞結節興奮や房室伝導を抑制
□ 適　応：
　1) 心房細動や心房粗動のレートコントロール
　2) PSVTの停止と予防

3）右脚ブロック＋左軸偏位型の特発性心室頻拍（ベラパミル感受性心室頻拍）

×血管拡張作用は少なく，虚血性心疾患や降圧には使わない。

□ 投与量：

静注▶ 5〜10 mg を 5％ブドウ糖か生理食塩水に混ぜて 5〜10 分で投与

経口▶ 120〜240 mg/日 分 3

□ 代　謝：肝 80％，腎 20％
□ 副作用：陰性変力作用，陰性変時作用（洞徐脈や房室ブロック）

＊　　　　＊　　　　＊

□ 安価な薬剤だが，守備範囲は広い。不整脈治療には必須。

■ 使い方，考え方

1）心房細動や心房粗動のレートコントロール

□ 刺激伝導系のなかでも房室結節は伝導速度が遅い。上室性に高頻度興奮が生じたときに，心室レートを抑えるためのセーフティネットになる。
□ 房室結節は Ca^{2+} 電流に依存した伝導なので，Ca^{2+} 電流を抑制すれば伝導性は低下する。
□ ベラパミル 3 錠（120 mg）では房室結節の伝導を十分に抑え切れないことがあり，6 錠/日もある。ときにジギタリスや β 遮断薬の併用を要する。

2）PSVT の停止と予防

□ どういうメカニズムなのかわからなくても，大半の PSVT はベラパミルで停止する。

> ***In principle***
> ほとんどの PSVT の停止には，ベラパミル静注で間に合う。

□ narrow QRS tachycardia とは，興奮が房室結節を経由して心室に到達していることを意味する。もし PSVT が止まらなくても，レートの抑制は期待できる。

3）ベラパミル感受性特発性 VT

□ ベラパミル感受性特発性 VT = 右脚ブロック＋左軸偏位型心室頻拍（126 ページ図 7 参照）。
□ この頻拍はリエントリーをメカニズムとし，その回路は Ca^{2+} 電流に依存する線維を含んでいる。循環器内科医は一目見てベラパミル感受性特発性

VTと診断し，たちどころに停止できるようになりたい。

B　ジルチアゼム(ヘルベッサー®)

■ プロフィール
- 作　用：
  1) L型 Ca^{2+} チャネルの遮断
  2) 洞性興奮や房室伝導を抑制
  3) 血管拡張作用(高血圧や異型狭心症)
- 適　応：高血圧/降圧，狭心症
  - ときにベラパミルと同じように房室伝導の抑制に用いる。
- 投与量：

  静注▶ 5〜10 mg を 5%ブドウ糖か生理食塩水に混ぜて 5〜10 分で投与

  経口▶ 120〜240 mg/日 分 3，ヘルベッサー® R なら 100〜200 mg/日 分 1
- 代　謝：肝 80%，腎 20%
- 副作用：陰性変力作用，陰性変時作用(洞徐脈や房室ブロック)

＊　　　＊　　　＊

- 国産のカルシウム拮抗薬。作用がマイルドなところを生かして使う。

■ 使い方，考え方
- アムロジピンが世に出るまで，カルシウム拮抗薬としてはニフェジピン・ジルチアゼム・ベラパミルの3剤が主流だった。
- これら3剤はそれぞれの個性が異なるものの，心筋にも血管にも作用するジルチアゼムは，ニフェジピンとベラパミルの中間に位置する。
- ジルチアゼムの降圧作用はもの足りない。しかし，心拍数の高い高血圧患者を1剤で治療できるのは都合が良い。
- 静注薬は大動脈解離のときの降圧にも使われる。急激に血圧が落ちることが少ないので，安心感がある。逆に，重篤な高血圧緊急症ではもの足りない。

C　ベプリジル(ベプリコール®)

■ プロフィール
- 作　用：Ca^{2+} 電流，Na^+ 電流，K^+ 電流の遮断
- 適　応：心房細動，頻脈性不整脈(心室性)
- 投与量：経口

▶100〜200 mg/日 分2(100 mg 分 2 にとどめる専門家もいる)
- □ 代　謝：肝 20% 以下，腎 50%
- □ 副作用：QT 延長に伴う催不整脈作用。洞徐脈，房室ブロック

＊　　　　＊　　　　＊

- □ Ca^{2+} 拮抗作用，Na^+ チャネル遮断作用，および K^+ チャネル遮断作用まであるので，マルチチャネル遮断薬という点ではアミオダロンに似ている。

■ 使い方，考え方
- □ 不整脈専門医はベプリジルを好んで使う。心房細動の洞調律維持の面で捨てがたい有用性がある。
- □ しかし，リスクがある抗不整脈薬である。200 mg/日は厳重なモニターを要する。精神衛生上，100 mg/日も好まれる。

18 水利尿薬—選択的バソプレシン V_2 受容体拮抗薬

トルバプタン(サムスカ®)

- ループ利尿薬で間に合わない気配があればトルバプタンを使う。
- トルバプタンは腎機能への悪影響はない。
- 留意することは自由な飲水と高ナトリウム血症の回避。

A プロフィール／トルバプタン(サムスカ®)

- □ 作　用：ADH に拮抗した水利尿。心不全の治療では低ナトリウム血症が悩み。その問題を解決する水だけ出す利尿薬。
- □ 適　応：ループ利尿薬などが効果不十分な心不全における体液貯留(急性/慢性)
- □ 投与量：15 mg/日，7.5 mg/日(7.5 mg 錠は 2013 年発売開始)

B 作用機序

- □ バソプレシン(vasopressin＝抗利尿ホルモン antidiuretic hormone：ADH)は 9 個のアミノ酸でできたペプチド。
- □ 浸透圧は前視床下部で感知され，視床下部の AVP 産生細胞に伝えられて，バソプレシンの産生が増す。視床下部から伸びた軸索が下に降りて下垂体後葉に入り，そこから分泌される。
- □ バソプレシンは腎臓の集合管にある AVP-V_2 受容体に作用する。AVP の A はアルギニンのこと。動物種によって別なバソプレシンもあり，区別するために A がついている。
- □ バソプレシン受容体には V_1 と V_2 があり，血管平滑筋の収縮は V_1 受容体で，腎臓は V_2。トルバプタンは V_2 に拮抗する。
- □ 1989 年, 世界初の経口非ペプチド性バソプレシン受容体拮抗薬としてモザバプタン(フィズリン®)が合成され，2006 年に SIADH(バソプレシン分泌

過剰症または抗利尿ホルモン分泌異常症候群)への適応で販売が開始されている。吸収効率や代謝産物の関係で心不全治療には不向きだったので，トルバプタンが開発された。

C 使い方，考え方

- ループ利尿薬を使うと低ナトリウム血症になる。低ナトリウム血症では，浮腫は進行するが，腎血流はむしろ減る。体液の分布として，水の汲み出しには不利になる。
- 低ナトリウム血症 110 mEq/L が 120 mEq/L になれば，意識レベルも改善する。
- 低ナトリウム血症の補正はリスクを伴う。これまでのトライアルでは報告されていないが，トルバプタンによる急激な血清 Na^+ 濃度の補正は，致死的な橋中心髄鞘崩壊症(central pontine myelinolysis：CPM)の危険性がある。これを回避するために，
  - Na^+ の補正は緩徐に行う(5 mEq/L/日まで)
  - 生化学検査を頻回に行えるように基本的には入院して開始する

> *In principle*
> トルバプタン投与中は飲水制限をしない。

- 意識レベルが低い昏睡患者に胃チューブから砕いて投与するというのは「想定してない」。

> *In principle*
> トルバプタンは，目を開けて水を飲める患者だけに使う。

D 臨床試験

- 欧米の臨床試験 SALT1，SALT2(2006)では，トルバプタンが心不全や SIADH における低ナトリウム血症を改善することが確認された。EVEREST 試験(2007)では，心不全患者の長期予後改善までは確認できなかったが，急性期の心不全への有効性は認めた。
- トルバプタンでループ利尿薬の用量を少なくできることが，予後改善効果と関連する(Nakamura M. Int Heart J 2018)。フロセミドを 40 mg/日までにとどめることが 1 つの目安として挙げられている。

- □ トルバプタンも，ベースの腎機能が低下するほど利尿効果は少なくなる。しかし，トルバプタンそのものは腎機能への悪影響はない。
- □ トルバプタンの効果は1日では断定できない。3～4日経って反応がなければ期待できない。
- □ ときに，7.5 mg/日でも10 L/日を超える利尿がみられる。大量の利尿があっても，血行動態に大きな変化を認めないこともあれば，血圧が低下することもある。どういう反応を示すかは，心機能にも依存する。
- □ トルバプタンの長期投与のメリットを活かせる病態像は……

> 1）利尿効果があれば，重症度は問わない
> 2）フロセミド40 mg/日以上
> 3）トルバプタン投与後にフロセミドを減量できる可能性があるとき
>
> (絹川弘一郎. トルバプタンの外来継続投与が真に必要な患者とは？ in 山下武志 編. 循環器薬物治療の極意. 南山堂 2018, p.66 より)

- □ 投与後に尿量増加・体重減少を認めればレスポンダーとすぐにわかるが，腎障害が中等度までで(Cre＜2.0 mg/dl, BUN＜30 mg/dl)，BUNが低下傾向を見せるときは期待できるという。

19 ナトリウム利尿薬

サイアザイド系：トリクロルメチアジド(フルイトラン®)
ループ：フロセミド(ラシックス®)　トラセミド(ルプラック®)
　　　　アゾセミド(ダイアート®錠)　ブメタニド(ルネトロン®錠)
アルドステロン拮抗薬：スピロノラクトン(アルダクトン® A)
　　　　エプレレノン(セララ®)

- 高血圧にはサイアザイド系利尿薬を少量使う。
- 心不全にはループ利尿薬とアルドステロン拮抗薬。

□ ナトリウム利尿薬は……
- 高血圧
- 急性心不全と慢性心不全
- 浮腫の解消

に用いられるが，それぞれ得意分野は異なる。

□ 各薬剤を特徴づける要素は……
- 利尿作用の強さ
- K^+ 保持性か
- 腎機能低下例で使えるか

A　サイアザイド系：トリクロルメチアジド(フルイトラン®)

□ 1970年代中頃のニフェジピン出現まで，高血圧へのファーストチョイスだった。血管拡張作用に重点を置くようになった今は，使用頻度は激減した。平成元年以降に卒業した医師はあまり処方しない。

□ 一方，ALLHAT試験(2002)では心血管系のイベントも腎保護の面でも，サイアザイドはACE阻害薬やカルシウム拮抗薬と五分五分だった。

□ 2 mg錠は1960年から販売されていた。予後改善には1 mgで必要十分という風潮にのって，2009年に塩野義製薬は1 mg錠を売り出した。

■ プロフィール
□ 作　用：ナトリウム利尿

□ 適　応：
　1）高血圧
　2）浮腫
　心不全にはメインでは使わない。
□ 投与量：
　経口 ▶ 0.5〜2 mg/日 分1

　　　　　　　　　＊　　　　＊　　　　＊

□ サイアザイド系利尿薬は……
　● 利尿作用は弱く，
　● K^+ は低下傾向。
　● 尿酸上昇，糖尿病も。
　● 腎機能低下例（例えば，＜GFR 30 ml/min）では効果がない。
□ なぜ，フロセミドと比べて利尿作用が弱いのだろうか？　それはサイアザイドの仕事場が尿細管の後半部分にあるからだ。

■ 作用機序
□ 遠位尿細管における Na^+/Cl^- 共輸送体の阻害により，Na^+ 再吸収を抑えて利尿を促す。
□ フロセミドの作用部である Henle ループ上行脚に比べれば，遠位尿細管での Na^+ の再吸収量は少なく，調節的再吸収にあたる。ほとんどの Na^+ 再吸収は遠位尿細管のずっと手前で済んでおり，残された仕事は少ない。
□ その小さなターゲットを阻害しても，Na^+ 再吸収の総量からみると微々たるものになる。このため，サイアザイドの利尿作用は小さい。

■ 副作用
□ 低カリウム血症：顕著ではない。ジギタリスが併用されていたら注意。
□ 耐糖能異常：よく知られた副作用。しかし，2型糖尿病であっても，サイアザイドによる心血管イベントの減少と生存率改善のメリットはある。糖尿病があっても一概にサイアザイドを避けるべきではない（Scheen AJ. Curr Diab Rep 2018）。
□ 高尿酸血症：フロセミドほどではない。
□ Ca^{2+} 排泄の抑制，Mg^{2+} の排泄増加から，高カルシウム血症や低マグネシウム血症に向かう。

■ 使い方，考え方
□ 難治性の高血圧の併用薬として少量投与。用量依存的に突然死を増加さ

る(Psaty BM. JAMA 1997)という不都合な報告もあり，少量投与(1 mg以下)が勧められる。

> *In principle*
> 少なめに使うサイアザイド。

B ループ利尿薬：
フロセミド(ラシックス®)，トラセミド(ルプラック®)，アゾセミド(ダイアート®錠)，ブメタニド(ルネトロン®錠)

□ ループ利尿薬の特徴は……
- 作用が強力
- K^+喪失性
- 腎機能低下例でも使える

□ フロセミドは大変な力をもつ薬剤。心不全治療に難渋していた先人たちは，その利尿効果に驚嘆した。開心術の黎明期に，フロセミドの出現により手術が可能になった患者は多い。

□ トラセミドは，トータルとしてはフロセミドに匹敵するパワーがある。時間をかけて作用する。

■ フロセミド(ラシックス®)
1) プロフィール
□ 作　用：おもにHenleループ上行脚におけるNa^+の再吸収抑制による利尿作用
□ 適　応：
　1) 心不全
　2) 肝硬変やネフローゼ症候群などの浮腫
　3) 急性腎不全
　× 高血圧にも適応はあるが，腎機能がほどほど(Cre＜2.0 mg/dl)ならサイアザイドにまかせる。
□ 投与量：
静注 ▶ 普通はワンショットで20 mg～を投与（回数や量の上限なし）
経口 ▶ 20 mg～上限なし/日　分1～2
□ 副作用：
- 低カリウム血症：よくみられる。
- 低ナトリウム血症：よくみられる。
- 低カルシウム血症：腎不全による部分と，薬剤による部分がある。

- 酸塩基平衡の変化：アルカローシス（H$^+$の排泄による）。
- 高尿酸血症：よくみられる。
- 最近，サルコペニアを引き起こすことが示唆されている。

2）作用機序と副作用
☐ 太い Henle ループ上行脚において Na$^+$/K$^+$/Cl$^-$共輸送系を抑制する。Na$^+$ と K$^+$ の再吸収が減少すると，水の再吸収も少なくなる。

3）使い方，考え方
☐ 急激に利尿がつけば，循環血液量の減少，血液の濃縮，電解質バランスの破綻により，血栓塞栓症や，虚血性心疾患の進行，あるいは不整脈の増悪などを引き起こす。
☐ 急性肺水腫のような病態を除けば，急激な利尿は望ましくなく，フロセミドの投与は漸増法がよい。
☐ ワンショットで 20 mg を投与し，時間尿をモニターしながら追加する。有効なら，速やかに尿量が増加する。
☐ 管腔側から尿細管細胞に作用する。乏尿のときは作用部位に到達する量が少なくなり，より大量の投与が必要になる。
☐ 尿量が増えてくれば，少量で間に合うようになることもある。

4）高尿酸血症について
☐ 利尿薬による循環血液量の低下は尿酸値の上昇につながる。フロセミド投与中の尿酸値の上昇は日常的である。どのくらいの頻度で痛風になるかは知らないが，痛風になった母集団から見れば，31％が利尿薬を使用していたという報告がある（Mitnala S. Rheumatology 2016）。
☐ 利尿薬投与中の痛風は，高齢，女性，高 BMI，低 eGFR という特徴がある。
☐ 糸球体に濾過された尿酸のほとんどは，近位尿細管で再吸収される。尿酸の尿細管への分泌と再吸収には，尿酸トランスポーター（URAT1）が関わる。
☐ 高尿酸血症の発症に *ABCG2*（ATP-binding cassette transporter G2）という遺伝子が関与することが明らかとなった（2009）。この遺伝子はいろいろな臓器に関与する。どうも姿がよくわからないが，若年発症の高尿酸血症にはこの *ABCG2* 遺伝子多型の関与が大きい。
☐「利尿薬なしの痛風 vs. 利尿薬ありの痛風」では，高尿酸血症を生じるリスクを有する遺伝子多型の割合は 48％ vs. 36％と差がある。フロセミドで高尿酸血症になる頻度や程度には，若干だがこの遺伝子多型も関与している。
☐ 痛風や尿管結石の既往があれば，尿酸産生抑制薬を使用する。

- □ 高尿酸血症だけでも治療を開始すべきかどうかは議論があるが，海外と日本ではガイドラインの内容にも差がある．概略は，
  - ● 糖尿病や高血圧などの心脳血管系のリスク，あるいは心脳血管疾患の既往があれば，8 g/dl 以上
  - ● 何もなければ，9 g/dl 以上
  ……で薬物治療を考慮することが勧められている．

■ トラセミド（ルプラック®）
- □ 4〜8 mg/日を使う．作用時間が6〜8時間．ゆっくり作用する点がメリットとみなされている．
- □ アルドステロン拮抗作用が少しあり，スピロノラクトンとも似ている．Henle ループだけでなく，遠位尿細管でも作用する．
- □ フロセミドの効きが悪いときに，トラセミドにすれば利尿効果がはっきりするというケースもあるという．そこまで細かいことを考えるより，トルバプタンを使えばよいのではないか．
- □ 経口での吸収は100%に近い．少しうっ血傾向が出てくると消化管浮腫により吸収が落ちるフロセミドとは対照的．
- □ 心不全を対象にしたTORIC試験（2002）では，死亡率の低下も認めている．K^+濃度の低下傾向がやや緩和することは都合が良い．
- □ 血清 K^+ が上昇しがちな患者では，フロセミドに分がある．トラセミドは良いところが多いが，これまで親しんできたフロセミドの立場をおびやかすほど広く使われているわけではない．フロセミドで低カリウム血症傾向や利尿の慌ただしさの訴えがあるときは，試してみたい．

C アルドステロン拮抗薬（カリウム保持性利尿薬）：スピロノラクトン（アルダクトン® A），エプレレノン（セララ®）

- □ RALES（1999）は，スピロノラクトンの併用が心不全患者の予後改善効果に優れていることを示した大規模臨床試験である．ずっと脇役だったが，今は心不全治療の正選手になった．

■ スピロノラクトン（アルダクトン® A）
1）プロフィール
- □ 作　用：遠位尿細管におけるアルドステロンに依存した Na^+/K^+ 交換を抑制
- □ 適　応：
  1）心不全にカリウム喪失性利尿薬と併用
  2）高血圧

3）原発性あるいは二次性アルドステロン症
- [ ] 投与量：
  経口▶ アルダクトン®A（25 mg）を1〜2錠/日分1
  - もっと多めの用量（100 mg/日）も記載されているが，国内で使われるのはこの程度が多い。

2）作用機序
- [ ] カリウム保持性利尿薬には，アルドステロンへの拮抗とは無関係に，Na^+とK^+/H^+の交換を抑制する薬剤も含まれる。アミロライド（本邦未発売）やトリアムテレンは後者に該当する。
- [ ] スピロノラクトンは抗アルドステロン作用をもつため，血中アルドステロンが上昇しているほうが効くことが予想される。心不全ならRASが亢進しているので，スピロノラクトンの使用が勧められる。
- [ ] ただし，スピロノラクトンのNa^+再吸収最大抑制率はわずか2%であり，フロセミドの23%だけでなく，サイアザイドの8%にも劣る。スピロノラクトンは目に見える尿量増加を期待する薬ではない。

3）使い方，考え方
- [ ] K^+濃度を高める作用のある薬剤は……
  - カリウム保持性利尿薬
  - ACE阻害薬
  - 非ステロイド系消炎鎮痛薬（NSAIDs）
  - カリウム製剤（KClなど）
- [ ] フロセミドによる低カリウム血症に対抗するために，カリウム保持性利尿薬，カリウム製剤が併用される。このとき注意せねばならないのは……

> ***In principle***
> 外来では，血漿K^+を上昇させる薬剤を2つ同時に始めてはいけない。

- [ ] 両者を併用すれば，低カリウム血症から一気に高カリウム血症にリバウンドするリスクがある。頻回に電解質をチェックできる入院患者は別にして，外来でこの両薬剤を重ねるメリットはない。
- [ ] ぽつりぽつりと副作用を認める。
  - 高カリウム血症
  - 女性化乳房，男性化作用
- [ ] 抗アンドロゲン作用による女性化乳房は，たまに出会う。患者にすれば，

- この副作用は想像外。長い時間が経過してから訴えることが多い。
- □ フロセミドは経口投与でも速やかに効くが，スピロノラクトンは作用発現に数日を要する。
- □ カリウム保持性利尿薬は利尿作用がシャープでない。単独で心不全治療に用いられることはない。
- □ 現在は，どのくらい役に立っているのか知ることは難しいが，心不全治療薬として積極的に使われる。

■ エプレレノン(セララ®)
- □ スピロノラクトンを行儀良くしたのがエプレレノン。適応は高血圧だけだったが，2016年に慢性心不全の適応も得た。
- □ 抗アンドロゲン作用がほとんどないので，副作用が少ない。主作用はアルドステロン受容体に選択的に拮抗し，尿細管血管側の Na^+/K^+ 交換を阻害する。
- □ 用量は50 mg/日。100 mg/日まで増量可。EPHESUS試験(2003)では，AMI後に他剤が十分に入っている状態でエプレレノン25〜50 mgが併用され，3年後の総死亡が15%減少。
- □ 15%というとたいした数字ではないように見えるが，RAS抑制薬やβ遮断薬が使われる時代に有意差が出たことは評価できる。
- □ さらにEMPASIS-HF試験(2011, 50 mg以下/日)では，EF≦35%の母集団において，エプレレノン群は死亡率も再入院も3/4に減少していたため，試験は早期に中止された。25 mg/日では降圧作用が乏しく，100 mg/日を超えても用量依存的な効果はないので，50 mgか100 mgにしたようだ。
- □ おもにCYP3A4で代謝されるため，CYP3A4阻害薬と一緒には使いにくい。イトラコナゾール(イトリゾール®)やHIV関連薬などが禁忌。ワルファリンとの併用もそうだが，抗真菌薬は油断できない。

■ エサキセレノン(ミネブロ®)
- □ ミネラルコルチコイド受容体を選択的にブロックする。スピロノラクトンの副作用を回避し，エプレレノンほど併用禁忌と併用注意がないという2点が長所になる。
- □ 降圧薬としての効果は，ミネラルコルチコイド受容体の活性化の個人差に依存するはずだ。実際の降圧レベルで実感するほどのものかどうかは経験が少なくてよくわからない。
- □ 薬価はセララ(エプレレノン)と同等。「しばりが少ない選択的ミネラルコルチコイド受容体ブロッカー」が，エサキセレノン(ミネブロ)の立ち位置。

20 ヘパリン

ヘパリンナトリウム

- ヘパリンはアンチトロンビンⅢの作用を増幅して抗凝固作用を発揮する。
- アンチトロンビンⅢは肝で合成され，活性化第Ⅹ因子や活性化第Ⅱ因子（トロンビン）の作用を阻害する。

A プロフィール／ヘパリンナトリウム

- 作　用：抗凝固
- 適　応：
    1) 心筋梗塞/ACS
    2) 肺塞栓症
    3) 深部静脈血栓症
    4) 播種性血管内凝固（DIC）
    5) 心臓カテーテル検査などにおける血栓予防
- 投与量：

    静注　▶ 3,000～5,000 U
    点滴静注 ▶ 300～1,000 U/hr
    筋注　▶ 5,000 U を 1 日に数回。内科では見たことがない……
- 代　謝：半減期は約 40 分
- 拮抗薬：プロタミン硫酸塩

*　　　*　　　*

- 循環器病棟には欠くことのできない薬剤。1916 年，メリーランド州 Johns Hopkins 大学の医学生が発見。

B 作用機序

- □ ヘパリンはアンチトロンビンⅢ(ATⅢ)に結合して抗凝固作用を発揮する。
- □ ATⅢとは何だろう？ 凝固系の最後のあたりにトロンビンが出てくる。このトロンビンは，フィブリノーゲンをフィブリンに変える。
- □ フィブリンがさらに固まって(フィブリンポリマー：分子間架橋形成)，不溶性で安定した凝血塊ができる。
- □ ATⅢは，トロンビン(活性化型第Ⅱ因子)・Xa・Ⅸa・カリクレインなどの凝固関連物質ならびに線溶系のプラスミンを不活性化する。ATⅢが存在する意義は，凝固系が亢進したときに「行きすぎぬよう，ほどほどに」という緩衝材にあたる。
- □ 緩衝のシステムがないと，「血栓だらけ」や「あちこちで出血」のような極端な状況が生じる。
- □ ATⅢは，そのままではたいしたパワーがない。そこが緩衝剤たる理由でもあるが，ヘパリンはATⅢの作用を大幅にパワーアップして，血液凝固を抑制する。

> *In principle*
> ヘパリンはATⅢのブースター。

- □ このメカニズムのゆえに，ATⅢが存在しないとヘパリンの出番はない。DICが進行してATⅢが枯渇すると，ヘパリンの力も発揮されにくい。
- □ ダビガトランは直接トロンビン阻害薬，ヘパリンは間接トロンビン阻害薬。

C 使い方，考え方

■ ヘパリン治療中の凝固能の評価

- □ ヘパリンによる過剰な出血傾向を回避するために，凝固能のモニターが行われる。
  - ● 活性化部分トロンボプラスチン時間(aPTT)：血栓形成の予防を目的とするときは，ベースライン値の1.5～2.5倍が目安となる。
  - ● 活性化全血凝固時間(ACT)：200秒前後に置く。正常値が100秒くらいなので，その2倍。上限は300秒程度。aPTTよりも精度は低いが，簡便さに勝る。

■ なぜaPTTでモニターするのか？

- □ 種々の凝固検査のなかで，ヘパリンによって作用が抑制される因子の推移

に感度の高い検査がaPTTである．なかでも，消耗速度の速い第Ⅹa因子の増減がaPTTに鋭敏に反映される．
□ 筋注・皮下注では凝固能のモニターの必要性は低い．

> ***In principle***
> ヘパリンの必要量は状況により異なる．肺塞栓や左室壁在血栓のように血栓がすでにできているときは，しっかり使う．

D 出 血

□ 出血の副作用は，アスピリンやクロピドグレルなどの抗血小板薬と併用すると増える．
□ ヘパリン過剰には，投与中止で間に合うことが多い．1時間もすれば安全なゾーンに脱出できる．aPTTは3時間でほぼ正常になる．
□ ヘパリンの中和剤はプロタミン．説明書ではヘパリン1,000 Uに10〜15 mgの量が指示されている．ヘパリン投与から経過した時間を考慮して投与される．
  ▶ プロタミン硫酸塩を1回に50 mgまで生理食塩水か5%ブドウ糖100〜200 mlに混和して，10分かけて静注
□ 効果はすぐに現れ，2時間くらい続く．
□ プロタミンはショックを起こしかねない薬剤．投与速度が速いと危ない．プロタミンのショックの半数以上がインスリン投与患者．
□ プロタミンはインスリンを結晶化させ，溶解時間を延ばすのに使われる．中間型と混合製剤にあたるインスリンのほとんどにプロタミンが使われており，プロタミンに感作されているかもしれない．

E 血小板減少

□ ヘパリンによる血小板減少は広く知られるようになった．ヘパリン起因性血小板減少症（heparin-induced thrombocytopenia：HIT）と呼ばれ，2つのタイプがある（表1）．
  ● Ⅰ型：未分画ヘパリン使用後2〜3日にみられる軽度（〜30%）の血小板減少を指す．こちらはたいしたことにはならない．そのままヘパリンを使用する．10%の頻度でみられるが，気づかなかったらそれでよい．血小板への直接刺激といわれる．免疫反応ではないという意味．
  ● Ⅱ型：未分画ヘパリン使用開始後5〜14日に出現する．ヘパリンが血小板から出てくるPF4というヘパリン結合蛋白と複合体を作る．PF4は

表1 HITの分類

	Ⅰ型	Ⅱ型
発症	ヘパリン投与2〜3日後	ヘパリン投与5〜14日後
機序	非免疫的機序	ヘパリン依存性抗体の出現(おもにヘパリン・抗PF4複合体抗体)
血小板数	10〜20％の減少	30〜50％の減少
合併症	なし	動静脈血栓(心,脳,下肢,肺)
頻度	約10％	0.5〜5％
経過	ヘパリン継続可,自然に回復	ヘパリンの中止で回復
治療	原則として不要	代替薬による抗凝固療法の継続

(「Okamoto's 目で見る HIT 2008」HIT 情報センターより許可を得て転載)

ヘパリンの作用を減弱させる。この複合体への抗体(HIT抗体)が血小板機能を高め,血栓形成と血小板減少をまねく。
□ HITは「ヘパリン投与による血栓形成促進」とは,かなりパラドキシカルな状況だ。個人的には1回しか経験がないが,そのときはHITという概念を知らなかった。
□ 免疫学的機序が関わっているので,投与量が少なくても発症しうる。
□ ウシ由来でなくブタ由来のヘパリンを使用しているわが国では,この副作用の頻度は低いのかと思ったが,そうでもないらしい。
□ 重症患者でヘパリンを使っていると,血小板減少をしばしば認める(Warkentin TE. Curr Opin Crit Care 2015)。
　● HITによる血小板減少の頻度:0.3〜0.5％
　● HIT以外の血小板減少の頻度:30〜50％
□ 敗血性ショックでも心原性ショックでも,重篤な肝不全を介してDICを生じ,HITに似た臨床像をもたらす。まぎらわしいことに,HITでなくても抗PF4/ヘパリン複合体抗体を検出することは稀でない。
□ HITは血栓形成が外因系の凝固系亢進に由来するので,第Ⅶ因子が枯渇してPT-INRが上昇している。
□ HITでない血小板減少とDICには,ヘパリンを使う。

■ HITへの対処
□ 未分画ヘパリンは中止。低分子ヘパリンもHIT抗体と交叉するので使えない。
□ トロンビン阻害薬(アルガトロバン®)が1つの選択として勧められている。腎機能に影響されず,抗原性がなく,代替薬として使いやすい。FDAからHITⅡ型に対する治療薬として認可されている。
□ 血栓ができている急性期にワルファリンを使うと,壊死病巣が拡大するこ

ともあり，原則禁忌。血小板数が回復したあとの慢性期には使用できる。

F 具体的なヘパリンの使い方

□ 投与量は病態によって異なるが，経静脈的に「ボーラス＋持続投与」が一般的。整形外科では，しばらく前までは深部静脈血栓の予防としてヘパリンカルシウムの筋注が行われてきたが，今は DOAC を使っている。

* * *

●状況1●**不安定狭心症**―
□ 血栓予防なら，ワンショット投与を抜いて，体重換算せずに投与する。例えば，ソリタ®-T3号 500 ml＋1万 U で 20 ml/hr。これはかなり少ない。ACS では，日本版救急蘇生ガイドライン策定小委員会によれば，体重50 kg で……
　▶ ヘパリン 3,000 U を静注し，維持投与 600 U/hr を開始
□ これは 60 U/kg を静注し，維持量は 12 U/kg/hr という記述に基づく。
□ 6 時間後に凝固能を測定して調節。
□ 同じ投与量で 2 回続けて安定した aPTT 値が得られたら，その後は 24 時間ごとに測定。aPTT は 1.5～2.0 倍をねらう。血栓形成の予防ではボーラスは少なめ。

* * *

●状況2●**肺血栓塞栓症**―
　▶ ヘパリン 5,000 U あるいは 80 U/kg を静注し，維持投与 18 U/kg/hr あるいは 1,300 U/hr を開始
□ 血栓傾向が高い病態で生じる疾患である。不安定狭心症より多めに使用。
□ aPTT は 1.5～2.5 を目安とする。強く効かせる。

* * *

●状況3●**心不全などにおける血栓形成の予防**―
　▶ ヘパリン 600～1,000 U/hr を持続投与
□ 虚血や心不全での予防的なヘパリンの使い方は，施設によりばらつきが多い。
□ AMI や急性心不全では，ときに左室内に壁在血栓ができる。壁在血栓が見つかってから，あわててヘパリンを開始する状況は少なくない。
□ ヘパリンには線溶作用は期待できないが，血栓形成を抑えていれば血栓は自然消失してくれる。
□ 投与量は壁運動の低下している程度，あるいは壁在血栓の大きさを斟酌する。定量的な根拠などない。直感と常識を使う。

*　*　*

- ●状況 4 ● ATⅢが減少しているとき―
- □ DIC や肝機能障害が顕著で，ATⅢの低下を認めるなら，どうすべきか？
- □ ATⅢが予測値の 70％あれば，ヘパリンの効果はある。ATⅢが予測値の 50％を下回るなら，ATⅢの濃縮剤(アンスロビン® P)の補給を考慮。

> **Memo ■ 低分子ヘパリン**
>
> □ 低分子ヘパリンも市販されている。保険上は透析時の凝固抑制と DIC に適応がある。
> □ 通常のヘパリンとの違いは……
>   - 半減期が 100 分と長い。
>   - 通常のヘパリンの作用が複合的〔Ｘa 因子だけでなく，トロンビン(Ⅱa)にも作用〕であるのに対し，低分子ヘパリンはＸa 因子を選択的に抑制。したがって，抗血栓効果はあって出血傾向は少ないという良さが強調される。
>   - 効果に個人差が少ない。これは血漿中蛋白との結合がないことによる。
>   - 血小板減少がない。
> □ 良いことばかりのようだが，aPTT や ACT のような簡便なかたちで効果を評価できない。aPTT はトロンビンの作用に多く依存するので，その作用を欠く低分子ヘパリンは aPTT をあまり延長しない。腎機能低下例では，少なめの投与が求められる。

21 経口抗凝固薬

ワルファリン(ワーファリン®)
ダビガトラン(プラザキサ®)
リバーロキサバン(イグザレルト®)
アピキサバン(エリキュース®)
エドキサバン(リクシアナ®)

- ワルファリンの良いところは,これまでの臨床経験の蓄積。
- ワルファリンの損なところは,治療効果の個体差,効果が出るのも消えるのも腰が重いこと,併用薬や食事に干渉を受けること,頭蓋内出血が多いこと。
- 新たな抗凝固薬はワルファリンのデメリットをいくつか克服している。

□ 経口抗凝固薬とは,ワルファリンとダビガトラン,それに続くXa阻害薬を指す。
- ビタミンK拮抗薬(vitamin K antagonist/VKA):ワルファリン
- 直接トロンビン阻害薬:ダビガトラン(2011)
- Xa阻害薬:リバーロキサバン(2012),アピキサバン(2013),エドキサバン(2014)

□ ワルファリン以外は,発売当時は新規経口凝固薬(NOAC)と呼ばれていた。しばらくすると,新規(novel)とも言いにくくなった。そのため現在では,直接経口抗凝固薬(direct oral anticoagulants:DOAC)と呼ばれている。

A ワルファリン(ワーファリン®)

■ プロフィール/ワーファリン®
□ 作 用:血液凝固の阻止。作用発現まで数日はかかる。
□ 適 応:
　1) 心原性の血栓塞栓症予防
　2) 深部静脈血栓症の予防
□ 投与量:経口にて維持量として,

▶ 大半は 2〜6 mg/日 分 1。PT-INR 1.6〜2.6 を目安に，リスクの程度に応じて調節
- □ 拮抗薬：乾燥ヒト血液凝固第Ⅸ因子製剤（推奨），ビタミン K，新鮮凍結血漿

■ 作用機序

- □ 凝固のカスケードのなかで，Ⅱ・Ⅶ・Ⅸ・Ⅹ因子の生成はビタミン K に依存する。ワルファリンはビタミン K に拮抗して，これらの因子を減少させる。
- □ ビタミン K は，複数の還元酵素の作用により還元型ビタミン K に変換される。この還元型ビタミン K はⅡ・Ⅶ・Ⅸ・Ⅹ因子の活性化に働くが，ワルファリンはこの還元酵素を阻害して，これらの凝固因子が活性型にならないようにする（図1）。

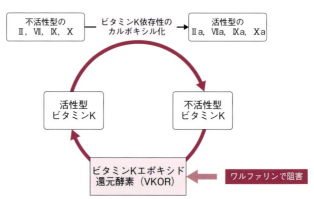

図1　ワルファリンの作用機序

- □ 一方では，凝固を抑制するプロテイン C とプロテイン S の活性も低下させる。すなわち，ワルファリンは凝固の抑制と促進という相反する作用をもっている。
- □ Ⅱ・Ⅶ・Ⅸ・Ⅹ因子それぞれの半減期は 100，5，20，65 時間。プロテイン C とプロテイン S の半減期は 6 時間と 60 時間。
- □ 「ワルファリン投与開始間もない時期」，あるいは「投与量が少ない状態」のワルファリンは，凝固を促進する薬剤である。ワルファリン開始後に血栓塞栓症の発症が増加するという仮説は，近年になって確認された（Azoulay L. Eur Heart J 2014）。
- □ ワルファリンの初期投与量が過剰であると，この過凝固の状況が顕著にな

り，皮膚壊死を生じる．昔は急速飽和が行われたので，この副作用も今よりは多かったのではないか．

■ なぜ PT-INR を測るのか

□ ワルファリンで影響を受ける凝固因子のうち，半減期が短い第Ⅶ因子は枯渇が速い．第Ⅶ因子は外因系カスケードの上流にあるので，この系の機能を測る PT-INR に凝固能が鋭敏に反映される．

□ しばらく前は，70 歳未満は PT-INR 2.0～3.0，70 歳以上が 1.6～2.6 という数値もあったが，J-RHYTHM（2011）などの観察では，2.6 を超えると出血イベントが増えていた．年齢によらず PT-INR 1.6～2.6 というゾーンが勧められる．

□ 出血の副作用があるが，コントロールが難しいときは，凝固能を回復させるためにビタミン K₁ を投与（例えば，10 mg 皮下注）すると，6～8 時間で PT-INR は減少する．その後にワルファリンを投与しても，数日間は抗凝固作用は得られない．

□ ワルファリンの拮抗には，乾燥ヒト血液凝固第Ⅸ因子（濃縮プロトロンビン複合体製剤 500～1,000 単位）という選択もある．

□ プロトロンビンは新鮮凍結血漿にも入っているので，これも使える．ただし，プロトロンビンの量にばらつきがある．

□ ワルファリンは抗凝固薬なので，血栓を溶解する能力はない．しかし，生理的な線溶が進む間に，新たな血栓形成を回避できれば，「血栓を溶かした」かのような印象を与える．

□ ワルファリンの経口での吸収に個人差はない．しかし，アルブミンの結合率や，ビタミン K 活性化に関与する酵素の個人差（VKOR のサブユニット VKORC1 の遺伝子多型），肝代謝の個体差（CYP2C9 の遺伝子多型）など，ばらつきが起きる要素がたくさんある．これにビタミン K の摂取量や併用薬の影響があるので，凝固レベルのモニターが必要になる．

□ 併用では，特に抗真菌薬に注意．大出血をまねく．

□ ビタミン K 依存性のカルボキシル化は凝固因子の活性化のみでなく，骨代謝や動脈硬化の進展にも関与する．ワルファリンによる骨代謝阻害が骨折リスクを増加させる可能性が以前から指摘されていたが，最近になり圧迫骨折既往例では再発が多いことが報告された（Lau WC. JAMA 2017）．

＊　＊　＊

●状況 1 ●入院中―
　▶ ワーファリン® 3 mg/日 分 1 で開始し，3 日目に PT-INR を測定
　　そのデータを見てから以後の投与量を考える

＊　＊　＊

● 状況 2 ● 週 1 回の外来—
> ▶ ワーファリン® 2 mg/日 分 1 で開始
> 1 週間後の外来診察日に検査を至急でオーダーし,その値を見てから次の週の量を考える

□ これで,100 人のうち 75 人はわずかしか PT-INR は上昇しない。22 人はまずまず,3 人はちょっと効き過ぎという感じか。
□ これらは 1 つの目安であり,ワルファリンの効果発現の時間経過を意識して PT-INR を厳重に追跡する限り,自分の好みにあった量で開始してよい。
□ 10 mg を超える大量投与は皮膚壊死を生じる可能性が高くなるが,今どきこの用量はない。2011 年の添付文書改訂で,開始用量は 1〜5 mg の記載になった。

> *In principle*
> きわどいところの増量は 0.5 mg ずつ。

□ 1 mg ずつの増減では,微妙な PT-INR の調整はできない。
□「きわどいところ」とは,PT-INR 1.4 あたりを指す。例えば,2 mg 錠で PT-INR 1.4 なら,3 mg に増やすと PT-INR 3.0 を超えかねない。

> *In principle*
> ワルファリンの投与量と効果は線形相関にはない。

ちょっとした疑問……

Q: 歯科治療などに際しての休薬期間は?
□ ガイドラインでは,ワルファリンを中断することなく歯科処置を受けることが原則となっている。ワルファリン投与下での治療を引き受ける歯科医も増えたが,最近は DOAC に置き換えて,処置の 24 時間以内の服用を行わないということで間に合うようになった。
□ 手術が予定されているときも,ワルファリンから DOAC に切り替えてからのほうがやりやすい。

B ダビガトラン(プラザキサ®)

□ 2011 年 3 月,直接トロンビン阻害薬のダビガトランがプラザキサという名前で販売開始になった。その後,3 つの Xa 阻害薬が 1 年ごとに心房細動の心原性塞栓症への適応を得た。

□ 経口トロンビン阻害薬としてはキシメラガトランという薬剤もあったのだが，肝障害のため開発は中止されている。

■ プロフィール／プラザキサ®
□ 作　用：血液凝固の阻止。すぐに効いて，速やかに消える。半減期は半日。
□ 適　応：心原性の脳梗塞，全身性血栓塞栓症予防
□ 投与量：経口にて維持量として，
　▶ プラザキサ® 75 mg 2 カプセルを 1 日 2 回（300 mg/日 分 2）
　　もしくは，110 mg のカプセル 1 カプセルを 1 日 2 回（220 mg/日 分 2）
□ 拮抗薬：イダルシズマブ（プリズバインド®）静注液 2.5 g。瞬時に凝固能が元に戻る。

■ 作用機序
□ プラザキサは直接トロンビン阻害薬。間接トロンビン阻害薬といえば，ヘパリンなど。
□ RE-LY 試験（2010）は，およそ 2 万人を対象にしたトライアル。低用量 110 mg×2 回，高用量 150 mg×2 回のダビガトランの臨床効果が，PT-INR 2〜3 にしたワルファリンと比較された。その結果，一次エンドポイントを脳卒中＋全身性血栓塞栓症として……
　● 低用量ならワルファリンと同等，高用量ならワルファリンよりも有効
　● 脳出血はワルファリンより少ない
　● 重篤な出血性イベントも少ない
□ 消化器症状：それなりにある。これはちょっとネックかと思ったが，ほとんどは大丈夫。拮抗薬があることはプラザキサだけのメリット。プリズバインドは瞬時に凝固能を正常に戻す。
□ 半減期が短いので，服薬を怠ると遠からず効果がなくなるが，これは良い面でもある。
□ 腎排泄なので，重篤な腎不全では使いにくい。CCr と投与量の関係は，
　CCr＞50 ml/min　　　150 mg×2 回/日
　CCr 30〜50 ml/min　　110 mg×2 回/日
　CCr＜30 ml/min　　　使わない
□ DOAC の使用にあたり，腎排泄率と禁忌となる腎機能の概略は必要な知識になる。

	ダビガトラン	リバーロキサバン	アピキサバン	エドキサバン
腎排泄率	85%	33%	27%	49%
禁忌となる CCr	＜30 ml/min	＜15 ml/min	＜15 ml/min	＜15 ml/min

- □ pHが低くなければ吸収されにくいので、コハク酸をコアにした製剤になっている。胃部不快を訴える患者はたまにいる。消化器症状はプロトンポンプ阻害薬で抑えられる。ガスター® OD錠でもよい。
- □ ワルファリンは1 mg錠も5 mg錠も、10円もしない。3 mg/日でも1カ月で薬価として1,000円ほど。プラザキサは220 mg/日でも300 mg/日でも、薬価は14,000円/月ほど。
- □ 1日2回投与というところが患者にとっては面倒だが、これはピークが高くならないことへの配慮だろう。低用量群よりも高用量群のほうが出血のイベントは多い。高齢であるほど出血は多い。
- □ ワルファリン投与中の患者が手術を予定されたときは、プラザキサに乗り換えるとヘパリン持続点滴を回避できる。

C リバーロキサバン(イグザレルト®),アピキサバン(エリキュース®),エドキサバン(リクシアナ®錠)

- □ トロンビン阻害薬とXa阻害薬ではどこが違うのか、使い勝手の差はどこにあるのか、最初はわからなかった。
- □ 現在ではリバーロキサバン・アピキサバン・エドキサバンの3つを使用できるようになった。Xa阻害薬は深部静脈血栓症(DVT)にも適応がある。

■ 投与量

- □ 減量基準に従えば、現場での投与量がどうなるかといえば、
  - ● ダビガトランとエドキサバン → 患者の1/3が標準量,2/3は低用量
  - ● リバーロキサバンとアピキサバン → 患者の2/3が標準量,1/3は低用量
- □ さらに、減量基準に該当しなくても、年齢や体型に応じた裁量による減量も行われる。30%前後は基準を逸脱した用量が用いられているが、その可否については議論がある。
- □ 基準用量を上回る用量が使われているとき、死亡の相対リスクは1.91倍($p = 0.04$),下回る用量では1.26倍($p = 0.007$)になるという報告がある(Steinberg BA. J Am Coll Cardiol 2016)。
- □ 一方、基準用量としての低用量か、裁量による低用量かは判別しえないが、アジア人では低用量のリバーロキサバン(10 mg)は標準あるいは高用量(15 mg, 20 mg)群と実質的な予後の差はなく、心筋梗塞の発症のみ有意差があった(Lin YC. J Am Coll Cardiol 2018)。
- □ 基準用量についてのさまざまな情報はあるが、「原則的に基準用量を尊重しつつ、患者像による裁量」が一般的な姿勢だろう。

■ DOACではなくワルファリンを選ぶ状況

- □ DOACの適応に関する「非弁膜症性AF」とは,「リウマチ性の僧帽弁狭窄症あるいは人工弁置換術後を除いたAF」のことである。機械弁だけでなく生体弁術後もDOACの適応から外れていたが,2020年のガイドラインでは生体弁術後3カ月間はワルファリン,そのあとはDOACに代えてよいと書かれている。大動脈弁狭窄や僧帽弁閉鎖不全などもろもろの弁膜症があっても,「非弁膜症性AF」になる。
- □ 非弁膜症性AFでワルファリンよりもDOACを優先する理由は,頭蓋内出血が少ないことである。
- □ 公的医療保険がワルファリンのみカバーする一部の国では,DOACの使用頻度は拡大していない。本邦の医療保険制度の寛容さと,アジア人で頭蓋内出血が高頻度であることは,日本でDOACが広範に使われる理由となる。

ちょっとした疑問……

Q: 人工弁にDOACは使えないのか?
- □ 機械弁にはずっと使えない。ダビガトランとワルファリンの間で,機械弁置換術後の患者で予後が比較された(RE-ALIGN 2013)。一次エンドポイントも出血事象も,ワルファリン群のほうが低かった。
- □ 弁置換は手術による組織傷害や人工弁自体が異物としての粗面をもつことから,外因系と内因系の両方で凝固が促進されている。ここで凝固傾向を緩和するには,単一の凝固因子に作用するDOACはおとなしすぎるのかもしれない。
- □ 第Ⅲ相試験では生体弁の症例も含まれており,前述のように術後3カ月でDOACは使える。

■ もうワルファリンを使い始めることはないか

- □ 高薬価でも支障がなく,DOACの適応があれば,あえてワルファリンは勧めにくい。開始間もない時期の過凝固状態,コントロールの煩雑さ,併用薬や食事内容への配慮など不利な点が多い。
- □ ならば,ワルファリンを長期に用いているケースはいかにすべきか。この問いについて,しかるべき情報があるのかないのかわからない。以前は,「問題なければ,そのままでいい」と思っていたが,個人的には高齢の患者では機会をみてDOACへの変更を勧めるようになった。例えば,手術などで一時的に抗凝固療法をオフにする必要があるときや,PT-INRの維持が

難しいと感じるときである。
☐ DOACへの変更は，ワルファリン投与中の頭蓋内出血など「心象を左右する個人的経験」にも影響される面もあり，客観的な根拠を列挙できるわけではないだろう。

■ どのDOACを誰に使うか
☐ DOACの適応があるなら，どのDOACを使っても予後に大きな差があるとは思えない。2011年以降，各DOACの差別化や使い方のコンセプトについて議論が続いている。しかし，優劣や，使い方の明解な指針が見えてきたのなら，話はすぐに収束するはずだ。
☐ 第Ⅲ相臨床試験において，どのDOACもおおむね効果と安全性の両面でワルファリンに劣ることはなかった。投与量によっては優越性があったり，劣性であったりしたが，用量の多寡で説明されるものである。
☐ 臨床試験の「母集団の背景の差」や，「非劣性なのか，優越性を認めたのか」などに振り回されては，DOACの価値を見失いかねない。

■ リバーロキサバン（イグザレルト®）
☐ 非弁膜症性AF
　▶ 標準用量：イグザレルト® 15 mg/日 分1
　　 CCr 30～49 ml/min：10 mg/日 分1
　　 CCr 15～29 ml/min（慎重投与）：10 mg/日 分1
☐ DVT/肺塞栓症
　▶ 初期3週間はイグザレルト® 30 mg/日 分2
　　 それ以降は15 mg/日 分1
　腎機能による減量基準がない。
☐ シンプルに敷居が低いので，つい処方してしまう。
　● 1日1回 → 患者の拒絶感が少ない。
　● 15 mg錠と10 mg錠がある → 減量するとき，2/3という比率が直感的にわかりやすい。
　● バランスが良い。一次予防に広範に使うのに向いている。
☐ JCSのガイドライン（2020）では，CHADS2スコア1点以上はDOACが「推奨」になっており，ワルファリンは一段下がった「考慮可」になった（図2）。
☐ CHADS2スコアが0点でも，心筋症や腎機能障害などがあればDOACかワルファリンが「考慮可」となる。
☐ 2017年に報告されたCOMPASS試験では，冠動脈疾患もしくは末梢動脈疾患を有する27,000人を対象に「リバーロキサバン±アスピリン群」と

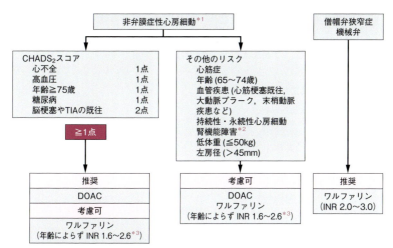

図2 心房細動における抗凝固療法の推奨
*1：生体弁は非弁膜症性心房細動に含める。
*2：腎機能に応じた抗凝固療法については，下記出典53ページ（「3.2.3 どのDOACを用いるかの選択」の項および表36）を参照。
*3：非弁膜症性心房細動に対するワルファリンのINR 1.6〜2.6の管理目標については，なるべく2に近づけるようにする。脳梗塞既往を有する二次予防の患者や高リスク（CHADS$_2$スコア3点以上）の患者に対するワルファリン療法では，年齢70歳未満ではINR 2.0〜3.0を考慮
〔日本循環器学会。2020年改訂版 不整脈薬物治療ガイドライン。https：//www.j-circ.or.jp/cms/wp-content/uploads/2020/01/JCS2020_Ono.pdf（2021年3月閲覧）〕

「アスピリン単独群」の予後を比較した。「リバーロキサバン2.5 mg×2＋アスピリン100 mg群」が「アスピリン単独群」よりも有意に心血管イベントが少なく，早期に終了に至った（4.1％ vs. 5.4％，HR 0.76，平均観察期間23カ月）。リバーロキサバン単独群は4.9％で，アスピリン単独群との有意差はなかった。

□ この結果は，心血管イベントへの抗凝固薬の効果を支持している。ACSの血栓形成を，血小板と凝固系が相互に活性亢進し合うサイクルで説明するなら，抗血小板薬とXa阻害薬の両方が相加的に有効である結果と辻褄が合う。

□ COMPASSに先立ついくつかの試験ですでにリバーロキサバンの冠動脈疾患への有効性は示唆され，欧州の一部では承認も得ている。しかし，その規模や結果の明快さをもって抗凝固薬の冠動脈疾患への意義を確立した点で，COMPASS試験は画期的な試験だ。

□ では，「心不全＋冠動脈疾患」ではどうかというと，リバーロキサバン（2.5

mg 1日2回)は心筋梗塞・死亡率・脳卒中のいずれも低下させられなかった(COMMANDER HF 2018)。臨床像が少し違うと,治療効果も検出できないことになる。なかなか簡単な話ではない。

■ アピキサバン(エリキュース®)
☐ 非弁膜症性 AF
  ▶ エリキュース® 10 mg 分2
    80歳以上,体重≦60 kg, Cre≧1.5 mg/dl のうち2つに該当するとき 5 mg 分2
☐ DVT/肺塞栓症
  ▶ エリキュース® 10 mg 分2
  または,
  ▶ エリキュース® 20 mg 分2 7日間
    それ以降は 10 mg 分2
  腎機能低下傾向のある患者での有効性と安全性に優れていることがメリットである。
☐ 「脆弱性の高い患者ではアピキサバン」というトレンドがある。専門医はやや高頻度にアピキサバンを使っている。しかし,「やや高齢 and/or やや腎機能低下 → アピキサバン」の発想だと,他の DOAC の立つ瀬がない。「かなり高齢 and/or かなり腎機能低下 → アピキサバン」のほうが奥ゆかしい姿勢ではないか。
☐ 有効性と安全性に優れることは多く報告されているが,服薬のアドヒアランスも高いという指摘がある(Lip GYH. PLoS One 2018)。世界的には最も多く投与されている。

■ エドキサバン(リクシアナ®)
☐ 非弁膜症性 AF
  ▶ 体重≦60 kg:リクシアナ® 30 mg 分1
    体重>60 kg:60 mg 分1
  ・キニジン,ベラパミル,エリスロマイシン,シクロスポリンの併用
  ・CCr 30〜50 ml/min
  のどちらかで,30 mg に減量する。
  ▶ 15 ml/min 以上 30 ml/min 未満 → 損得を思案してから 30 mg
☐ DVT/肺塞栓症
  ● ヘパリン(注射)などによる初期治療が必要
  ● それ以降は非弁膜症性 AF と同じ
☐ エドキサバンは 2011 年から使われてきた DOAC だが,整形外科の適応

だったため内科医には縁遠かった。非弁膜症性 AF と DVT/肺塞栓症には2014 年に適応を得た。
- □ 非弁膜症性 AF には，先行する 3 つの DOAC がある。エドキサバンがそれらに劣らない治療効果と安全性があるとしても，どこにプラス α の存在価値を主張するのか。
- □ 1 つには，「体重 60 kg 以下で減量」という発想の明解さにある。有効性・安全性の確保に，60 kg という値が大きな意味をもち，用量調節をシンプルな 1 要素に収束させえた。1 日 1 回投与ということとともに，本剤は一次予防に使いやすい。
- □ さらに唯一の国産の DOAC であることを評価して選択するという声も聞く。

*　　　*　　　*

- □ ワルファリンと DOAC の使い分けに関する議論は，実質的に終わった。多少異論は残るが，「弁膜症性 AF はワルファリン，それ以外は DOAC」でしかない。
- □ DOAC の 4 つからどう選ぶか。個人的には，
  - 二次予防はダビガトラン 300 mg 分 2
  - CCr 15 ml/min にかなり近いときと fragile なら，アピキサバン
  - とりあえず一次予防は，1 日 1 回のリバーロキサバンとエドキサバン。
  ……くらいしかない。どれも優れて有用な薬剤であり，神経質に細かく使い分ける差はない。
- □ エドキサバンを DVT/肺塞栓症に選ぶときは，「ヘパリンなどなんらかの急性期治療を要する」となっているが，病状が切迫していないなら直接エドキサバンが開始されることが多いのではないか。

22 アスピリン

アスピリン(バイアスピリン®, バファリン®)

- 抗血小板薬といえば，基本は低用量アスピリンのこと。
- 以前は一次予防として「なんとなくアスピリン」の風潮もあったが，今は適切ではないと考えられている。

A プロフィール

- □ 作　用：
  1) 血小板凝集抑制
  2) 解熱・鎮痛・抗炎症(NSAIDs)
- □ 適　応：虚血性心疾患(急性，慢性いずれも含む)
- □ 投与量：経口
  - ● ACSには，
    ▶ バイアスピリン®(100 mg) 1回2錠/日 分1
  - ● 慢性期には，
    ▶ バファリン®(81 mg, 胃溶性) 1錠/日
    または，
    ▶ バイアスピリン®(100 mg, 腸溶性) 1錠/日
- □ 心疾患治療における3本柱の1つ。3本柱とは……
  - ● 抗血小板薬
  - ● β遮断薬
  - ● RAS抑制薬
- □ これらの薬剤はエビデンスの固まり。禁忌がなければ使わなければならない。

B 作用機序

- □ 血小板凝集は……
  - ● 一次凝集：血管壁の von Willebrand 因子と血小板は，血小板膜の糖蛋白(GPⅠb)を通して結合する。血小板の粘着や変形だけで，血小板内の顆粒放出はない，可逆的な現象。
  - ● 二次凝集：血管壁との粘着は血小板活性をまねく。細胞内 Ca^{2+} が上昇し，細胞内に貯め込んだ ADP やセロトニンを細胞外に吐き出し(脱顆粒)，不可逆的な凝集が進む。
- □ ADP やセロトニンは，活性化していない血小板膜上の ADP 受容体とセロトニン受容体を刺激して，さらに血小板細胞内 Ca^{2+} 濃度を上昇させる。
- □ こうして連鎖的に血小板凝集のカスケードが進展する。アドレナリンやトロンビンも，コラーゲンと同じように PLA2(ホスホリパーゼ A2)を介して血小板膜からアラキドン酸を遊離させ，「PGG_2 → PGH_2 → TXA_2 → Ca^{2+} 濃度上昇 → 凝集や脱顆粒」の過程が促進される。
- □ 交感神経活動亢進は血小板凝集も促進する。
- □ アスピリンは「アラキドン酸代謝カスケードを開始する酵素であるシクロオキシゲナーゼ(COX)」を不可逆的にアセチル化し，機能不全状態にする。これによりトロンボキサン A_2(TXA_2：血小板凝集を促進)の産生抑制を介して，血小板機能を急性に低下させる。
- □ ところが，アスピリンは血管内皮においても，一部のプロスタグランジン(PGI_2：プロスタサイクリン)の産生を抑える。プロスタサイクリンは凝集を抑制する物質であり，その減少は血小板凝集を亢進する。
- □ アスピリンが血小板と血管内皮においてそれぞれ血小板凝集の抑制と促進という正反対の作用を発揮することは，「アスピリン・ジレンマ」と呼ばれる。
- □ 少量のアスピリンなら，血小板への作用はあっても血管内皮への影響はまだ乏しいので，「この問題はアスピリンの投与量を少なくすることでクリアできる」と考えられた。
- □ 低用量とは 60〜330 mg/日，高用量とは 1,500〜2,000 mg/日のことである。
- □ しかしメタ解析では，用量が高めでもイベント発生に影響はないことも報告されている(Ely JW. BMJ 2002)。それゆえ，アスピリン・ジレンマがどのくらい重要な概念なのかわからなくなった。
- □ 抗血小板作用は比較的速やかに，1時間以内に現れる。この作用は不可逆的。新たな血小板と入れ替わるまで，1週間は影響を残す。

*　　　*　　　*

□ 薬には深遠な歴史がある。そのなかでもアスピリンの息は長い。
□ 紀元前から鎮痛用に用いられたヤナギの樹皮のなかに，鎮痛効果のある物質が含まれていた。その物質から派生したのがサリチル酸。
□ 副作用の強いサリチル酸に代わる消炎鎮痛薬として，1897年に純粋で安定したアセチルサリチル酸が合成された。
□ その解熱・鎮痛の作用機転については，John Vaneが1971年に解明し，ノーベル賞を獲得した。
□ Vaneの研究と時期を同じくして，アスピリンの血小板凝集抑制作用についての研究が進んだ。1970年代の終わり頃から，脳血管障害や心筋梗塞に対する顕著な予防効果が相次いで報告され，今では「虚血性心疾患には投与しなければならない薬剤」になった。

C 使い方，考え方

□ 胃炎や胃潰瘍のリスクを減らすには，腸溶性のほうが優れている。満を持してというほど力は入っていないだろうが，2000年末にバイエル社から腸溶性アスピリン製剤であるバイアスピリンが販売開始（1錠約6円）。

■ 副作用

□ 胃腸障害・ショック・アナフィラキシー・気管支喘息ほか多くの副作用が列挙されるが，血小板凝集抑制薬として使用するには安全性の高い薬剤である。
□ 胃潰瘍や胃炎はアスピリンの静注薬（今は使われない）でも起こりうるので，薬剤の胃粘膜への直接作用以外の機転も明らかとなっている。しかし，胃で溶解するほうが障害が出やすいことも事実。
□ 胃炎や胃潰瘍に備えてプロトンポンプ阻害薬（PPI）やH_2受容体拮抗薬を併用すれば，大事に至ることは稀。胃への負担は長期に使用することで出現しやすくなるわけではなく，はじめから個人差がある。

D 具体的な使い方

●状況1● ACS—
□ 診断がつき次第……
▶ バイアスピリン® 100 mg 2錠を噛み砕いて服用

＊ ＊ ＊

●状況2●安定狭心症，虚血性心疾患の慢性期—
▶ バイアスピリン® 100 mg 1錠/日を基本とする

● 状況3 ● 心房細動―
□ バイアスピリンを含め，抗血小板薬の適応はない。
□ 抗凝固療法に比べて血栓予防効果は低く，血栓塞栓症のリスクが低い患者では抗血小板薬も使用する根拠はない。

ちょっとした疑問……

Q: 冠危険因子をもつ患者に対する一次予防としてアスピリン投与は，意味があるか？
　□ 直感的には「悪くはない」という返事をしそうだが……
　□ JPAD試験(2008)では，2型糖尿病の日本人2,500人(平均HbA1Cは7)を対象として，動脈硬化性イベントの一次予防としての低用量アスピリンの効果が検討された。
　　● 4.37年の平均観察期間に，一次エンドポイントはアスピリン群68例(5.4%：13.6例/1,000人・年)，対照群86例(6.7%：17.0例/1,000人・年)で引き分け。
　　● 致死的な冠動脈イベントと脳血管イベントは，アスピリン群で1例(脳卒中)のみだったが，対照群で10例(心筋梗塞5，脳卒中5)と，これはアスピリンの勝ち($p=0.0037$)。
　　● 全死亡は34 vs. 38，出血性イベントの頻度にも目立った差は指摘できず，結局引き分け。
　□ JPPP試験(2012)では，15,000人の動脈硬化疾患のリスクをもつ60〜85歳の日本人を対象にしたが，アスピリンの意義を検出できずに中止に至った。
　　● 非致死的心筋梗塞やTIAは減少させていたが，出血事象の多さのためにトータルした利益は得られなかった。
　□ このほかにも近似した観察があり，一次予防としてのアスピリンは危険因子のある患者でも勧めにくい。

Q: ピリン系？
　□ アスピリンのことをピリン系と思っている人がいる。
　□ 患者が勘違いするのはやむを得ないが，医療関係者ではまずい。ピリン環構造を欠いているアスピリンは，ピリンにはなれない。

23 アスピリン以外の抗血小板薬

チクロピジン(パナルジン®)
クロピドグレル(プラビックス®)
プラスグレル(エフィエント®)
シロスタゾール(プレタール®)
サルポグレラート(アンプラーグ®)

> ● チエノピリジン系抗血小板薬はチクロピジン,クロピドグレル,プラスグレル。
> ● 下肢の閉塞性動脈硬化症に客観的検証が行われている薬剤はシロスタゾールのみ。

□ 血小板表面も血管内皮も陰性に荷電しており,日頃はたがいに接触しない。「若干の距離」をおくと良好な関係を維持できる。
□ 血管内皮の損傷で陰性荷電という守りが失われ,血管内コラーゲンと血中 von Willebrand 因子(vWF)が接触してしまう。血小板膜糖蛋白の GP Ib 受容体が vWF と結合して,「血小板が血管壁に付着 → 血小板の活性化 → Ca^{2+} 濃度の上昇と放出反応(ADP やセロトニンなど凝集促進に働く物質が拡散) → 血小板凝集塊の形成」という動きが生じる。
□ より単純に言えば……
  ● 血小板は傷害された血管壁に接すると活性化される。
  ● 複数のメカニズムで血小板内 Ca^{2+} 上昇 → 放出反応,TXA2 放出,GP IIb/IIIa 受容体活性上昇 → 血小板が強く結合する。
□ 抗血小板薬と抗凝固薬の分類を示す(表 1)。
□ 抗血小板薬を作用する経路(図 1)で分けると,
  1) アラキドン酸カスケードが上流にあって,COX1 と TXA2 が関与する経路:アスピリン,アルガトロバン
  2) ADP 受容体(P2Y12 受容体)や PGI2 受容体,あるいは PDE III 阻害により cAMP が増加する経路:チエノピリジン系(チクロピジン,クロピドグレル,プラスグレル),シロスタゾール
  3) セロトニン受容体(5-HT2A 受容体) → イノシトール三リン酸の経路:サルポグレラート
  ……の 3 タイプ。

23 アスピリン以外の抗血小板薬

表1 抗血小板薬と抗凝固薬の術前休薬期間と作用持続時間

薬剤	ターゲット	その結果	作用発現まで	術前の休薬期間	作用持続時間
アスピリン	COX	PG・TXA_2産生増加	4時間/15分	7日～	10日
チクロピジン	ADP受容体($P2Y_{12}$)	cAMP増加	1.2日	7日～	10日
クロピドグレル	ADP受容体($P2Y_{12}$)	cAMP増加	2日	7日～	10日
プラスグレル	ADP受容体	cAMP増加	1時間	7日～	10日
シロスタゾール	PDE III	cAMP増加	3時間	2日～	2日
ベラプロスト	AC活性化	cAMP増加	1時間	1日～	8時間
リマプロスト	AC活性化	cAMP増加	1時間	1日～	3時間
サルポグレラート	5-HT_{2A}受容体	IP_3系の阻害	1時間	1日～	12時間
ワルファリン	VKOR	II・VII・IX・X因子活性化阻害	1日	5日～	5日
ダビガトラン	トロンビン	フィブリン産生阻害	1時間	1日～	1日
ヘパリン	AT III活性化	トロンビン・Xa因子などを阻害	3分	4時間～	4時間

作用発現までの時間を定義することは難しく，個体ごとのばらつきも大きい．およその目安を示す．
アスピリンの作用時間は，腸溶錠を普通に経口服用したとき/口腔内で破砕したとき．
AC：アデニル酸シクラーゼ，5-HT：ヒドロキシトリプタミン(セロトニン)，
VKOR：ビタミンK2,3-エポキシド還元酵素(vitamin K2,3-epoxide reductase)

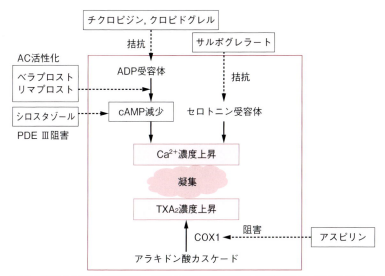

図1 抗血小板薬の作用経路．矢印の実戦は凝固亢進，破線は拮抗・阻害を示す．

□ 血小板内 Ca^{2+} 濃度が上がると凝集，下がれば凝集抑制が基本。しかし，それぞれの経路は互いに絡み合い，物質ごとの相互作用も複雑である。異なる経路から薬剤が作用しているイメージは必要だが，詳細を記憶する必要はない。

A　チクロピジン（パナルジン®）

□ 一時はアスピリンと並ぶメジャーな抗血小板薬だった。
□ 抗血小板薬としての立場はチクロピジンのほうが早く，すでに100年の歴史をもつ。アスピリンの抗血小板作用は1964年に発見された。

■ プロフィール
□ 作　用：血小板凝集抑制
□ 適　応：
　1）虚血性心疾患
　2）慢性閉塞性動脈硬化症（ASO）
　3）虚血性脳血管障害
□ 投与量：経口
　▶ 虚血性心疾患と脳血管障害ではパナルジン® 2～3錠/日 分2～3，ASOでは3～6錠/日 分3
□ 副作用：肝障害が有名。これは多い。顆粒球減少症，血小板減少や血栓性血小板減少性紫斑病（TTP），出血。出血は，副作用でなく主作用というべきか。

■ 作用機序
□ アスピリンとチエノピリジン系はどこが違う？
□ チエノピリジンの薬理作用は，
　1）ADP受容体のうち$P2Y_{12}$受容体に拮抗して，抑制性G蛋白によるアデニル酸シクラーゼ活性抑制を阻害する。これによりアデニル酸シクラーゼ活性は亢進する。
　2）その後，血小板のcAMPが増えて，血小板内の遊離 Ca^{2+} 濃度は低下し，各種の血小板凝集惹起因子による凝集反応が抑えられる。この変化は不可逆的。
□ アスピリンは，
　● トロンボキサンA_2（TXA_2）の生成に必要なシクロオキシゲナーゼ（COX）を阻害し，TXA_2低下によって血小板凝集抑制効果を発揮する。

■ 使い方，考え方
□ 末梢血管ではチクロピジンの作用が優れており，下肢 ASO ではチクロピジンを優先する。クロピドグレルもこの適応をもつ。
□ アスピリンとチクロピジンを用いて脳梗塞の再発予防効果を比較した TASS（Ticlopidine-Aspirin Stroke Study 1989）では，チクロピジンがアスピリンよりも良い結果を得ている。
□ では，冠動脈ではアスピリンかというと，血行再建術後はチエノピリジン系とアスピリンとが併用される時期がある（抗血小板薬2剤併用療法：DAPT）。
□ アスピリンの抗血小板作用は1時間以内に現れ始めるが，チクロピジンとクロピドグレルのチエノピリジン系では1〜2日かかるという点で，緊急時の選択にはアスピリンあるいは両者の併用が欠かせない面もあった。
□ しかし，血小板凝集作用が2時間ほどで期待できるプラスグレルでも DAPT が行われるのは，強力な抗血小板作用への期待である。
□ 投薬中止後の作用消失に1週間かかるところは，アスピリンとチエノピリジン系は似ている。
□ TTP や顆粒球減少は投与開始2カ月以内が要注意。その期間は，2週間ごとに血算・生化学検査が求められている。

B クロピドグレル（プラビックス®）

■ プロフィール
□ 作　用：副作用を少なくしたチクロピジン型薬剤。ADP 受容体（P2Y$_{12}$）阻害による血小板凝集抑制
□ 適　応：
　1）虚血性心疾患，特に PCI が行われる患者：2007 年に ACS に適応となり，2011 年には安定狭心症や心筋梗塞後のPCIへの適応が追加された。
　2）虚血性脳血管疾患
　3）2012 年に末梢動脈疾患における血栓・塞栓形成の抑制の適応
□ 投与量：
　▶ PCI に先立って ACS（不安定狭心症，非 ST 上昇心筋梗塞）にクロピドグレル 300 mg を1回投与
　　維持量 75 mg 分 1。アスピリンと併用
　▶ 虚血性脳血管障害の再発予防には 75 mg/日
□ 副作用：頻度は低いが，肝機能障害・TTP・無顆粒球症

■ 使い方，考え方
- CLASSICS 試験(2000)では，ステント治療が行われた症例で，「クロピドグレル＋アスピリン」と，「チクロピジン＋アスピリン」が比較された。一次エンドポイントはクロピドグレル群で 4.6％，チクロピジン群は 9.1％。副作用はクロピドグレル群で少なかった。
- ACS のステント治療後は「チエノピリジン系＋アスピリン」を 12 カ月，待機的 PCI 後は 6 カ月が基本的な DAPT 期間。

■ プロトンポンプ阻害薬(PPI)との併用
- 2009 年に FDA は，「クロピドグレルを活性代謝物に変える肝代謝酵素 CYP2C19 をオメプラゾールが阻害する」ので「クロピドグレルとオメプラゾールは一緒に使わないほうがよい」とアナウンスした。
- 活性代謝産物，抗血小板作用のいずれも 50％ほどに低下し，両剤の服用時間をずらしても同様である。しかし，FAST-MI 試験(2011)では，CYP2C19 の遺伝子型によらず，梗塞後にクロピドグレルを投与されている患者への PPI の併用は，イベント発生率に影響は与えなかった。

■ クロピドグレル抵抗性
- クロピドグレルでもう 1 つ話題になったのは，「クロピドグレル抵抗性」。この抵抗性は P2Y$_{12}$ 受容体への作用の個体差ではなく，活性代謝物の産生量のばらつきによると言われる。
- ACS での PCI 後の経過と CYP2C19 の遺伝子多型との関連が検討されており (Paré G. N Engl J Med 2010)，3 カ所の一塩基多型がスクリーニングされている。この観察では，機能喪失型の多型を有していても，プラビックスでイベントは低下しており，プラビックスを投与する価値がないわけではない。ところが，機能獲得型の多型ではイベント回避率が向上していた。遺伝子的に，特にプラビックスのメリットが大きい患者がいることになる。

C プラスグレル(エフィエント®)

■ プロフィール
- 作　用：薬効に個体差の少ないチクロピジン型薬剤。ADP 受容体(P2Y$_{12}$)阻害による血小板凝集抑制
- 適　応：虚血性心疾患のみ
- 投与量：
  ▶ PCI に先立って ACS(不安定狭心症，非 ST 上昇心筋梗塞)にエフィエント® 20 mg を経口投与

維持用量として 1 日 1 回 3.75 mg
  当初はアスピリンと併用，やがて単独投与
- □ 副作用：出血，TTP

■ **作用機序**
- □ ADP 受容体($P2Y_{12}$)阻害。
- □ 抗血小板凝集抑制効果の発現が速い。チエノピリジン系はどれもプロドラッグなので，吸収されたあとに代謝の手間をかけないと作用は現れない。そのプロセスに，従来の 2 剤は CYP が関与する経路が 2 カ所あるが，プラスグレルは 1 カ所で済む（萩原克宣．Drug Delivery System 2015）。
- □ 吸収の速さなどの要素もあるが，CYP が絡むと個体差も大きく，ここが活性代謝産物を得るまでの時間差のおもな理由として挙げられている。

■ **使い方，考え方**
- □ DAPT の期間にしろ，その後の単独療法にしろ，クロピドグレルかプラスグレルになる。

D　シロスタゾール（プレタール®）

■ **プロフィール**
- □ 作　用：抗血小板薬なのに血管拡張作用もある。
- □ 適　応：
  1）虚血性脳血管障害
  2）閉塞性動脈硬化症（ASO）
  - JCS 2015 には「症候性 ASO における脳卒中の二次予防（クラスⅡa）」として挙げられている。ASO の症状緩和も期待できるので，脳卒中の既往がなくても使う。
  - クロピドグレルが現れる前，PCI 前後にチクロピジンが副作用で使用できないときは，代わりにシロスタゾールが用いられた。副作用は少なくないが，多くは中止すれば消える。
- □ 投与量：
  ▶ プレタール® 100 mg 錠 2 錠/日 分 2
- □ 副作用：心拍数が上昇する。ときに動悸感が強く，使い続けられない。少量から使い始めることも勧められる。それ以外の副作用の頻度がよくわからない。

■ 作用機序
□ PDEⅢ阻害薬。cAMPの代謝が遅延するので，血小板と血管平滑筋細胞のcAMPが増加する。血小板のcAMP増加 → 細胞内 Ca^{2+} 濃度低下 → 血小板凝集反応低下，ADPやセロトニンの放出抑制。
□ cAMP増加は，膜リン脂質からのアラキドン酸遊離を抑えて，TXA_2 産生も少なくする。血管平滑筋のcAMP増加は血管拡張に作用する。
□ 洞結節にもcAMP上昇の影響があるから，洞レートが上がる。

■ 使い方，考え方
□ おもにASOに使う。虚血性脳疾患にも使うが，今は虚血性心疾患では使わない。なぜなら，心拍数が上昇することは虚血性心疾患の慢性期管理としてはマイナスになるから。
□ 洞不全症候群に使うと心拍数が増える。この使い方はかなり高頻度に行われる。やったことがなくても試してよい。

E　サルポグレラート（アンプラーグ®）

■ プロフィール
□ 作　用：血管収縮抑制＋抗血小板作用
□ 適　応：ASOに伴う潰瘍，疼痛および冷感などの虚血性諸症状の改善
□ 投与量：
　▶ アンプラーグ® 100 mg錠 3錠/日 分3
□ 副作用：出血，動悸など。特異的なものはない。

■ 作用機序
□ セロトニン受容体（5-HT2A）拮抗薬。その昔，血清（serum）のなかに血管トーヌスを上昇させる物質が見つかったので，セロトニンと呼ぶことになった。1948年に構造式も判明。
□ セロトニンは，直接には血小板凝集を引き起こさない。ADPやコラーゲンが引き金を引く血小板凝集の盛り立て役になる。アンプラーグがADPなどによる血小板凝集そのものを抑えるわけではないし，血管拡張作用があるわけでもない。
□ 血管収縮を緩和する。セロトニンによって血小板凝集が促進され，下肢動脈が収縮している患者には向いている。個々の患者で動脈の器質的狭窄と機能的収縮が病態にどう関わっているか，試しに投薬してみればわかる。
□ セロトニンは血液凝固と血管収縮で関与するが，中枢神経系での働きのほうがよく知られている。

■ 使い方，考え方
□ ASO で症状があるときに好都合。間欠性跛行があったり潰瘍ができたりしているのに，侵襲的治療のやりようがないときにありがたい。全身への影響は少なく，プレタールの動悸のように高頻度に認める副作用が少ない。
□ 国際的に広く使われている薬剤ではないが，他剤との併用ができて，安全に使える。間欠性跛行の原因が脊柱管狭窄症であっても，アンプラーグは有効。

24 モルヒネ

塩酸モルヒネ(モルヒネ塩酸塩®)

- 急性心不全にはときどき使われる。
- 有効なケースもあるが，馴れていないと思い出してもらえない。

A プロフィール／塩酸モルヒネ(モルヒネ塩酸塩®)

- □ 作　用：ちょっと独特な鎮痛効果
- □ 適　応：
  1) AMIのときの強い痛み
  2) 急性心不全
- □ 投与量：
  ▶ 1アンプル(1 ml)に10 mg。静注で用いる
  　側管から1 mlを10倍に薄めて，2 ml投与
  - 15分くらいの間隔で増量する。経験が少なければ急性期は総量5 mgあたりまで。この上限に客観的な根拠はない。
  - 投与量は鎮痛効果と呼吸抑制の程度を考慮して決める。1日20〜30 mg程度にとどめるのが無難。
- □ 副作用：呼吸抑制，麻痺性イレウス，悪心，嘔吐

B 使い方，考え方

- □ AMIの鎮痛に用いられる。心不全のときにも使う薬剤だが，あわてていると思いつかない。
- □ なぜ，モルヒネを使うのか？
  - 心血管系への影響がほとんどない
  - 心筋の酸素需要を増やさない
  ……という説明がなされている。

- モルヒネは急性肺水腫の治療に使われる。末梢血管の拡張による酸素消費の緩和もあるが，鎮静によりカテコラミンレベルや交感神経活動を抑えて，後負荷軽減から肺うっ血の改善を期待する。急性心不全ではほかに選択しうる薬剤があり，予後改善効果は証明されていないため，国内では急性心不全にどんどん使われるわけではない。
- ATTEND Registry（2013）での使用頻度は2.1％。ただし，重症心不全の緩和治療を対象とした調査では87％に使用されている（Kuragaichi T. Circ J 2018）。
- AMIではもう流行らないと思っていたら，海外でPCIが行われたST上昇型前壁梗塞症例では，57％にモルヒネが使用されている（CIRCUS Study 2018）。

C 具体的な使い方

- モルヒネは若年者には効きにくく，高齢者では効きすぎる。痛みが強ければ，呼吸中枢は抑制されにくい。
- 中枢の受容体（μ受容体）に作用して鎮痛効果を発揮する。痛みの残る状態でも，μ受容体の刺激は気分を良くする働きがある。ということは，少しくらい痛みがあっても患者は我慢できるということになる。モルヒネの投与量は痛みが消える量ではなく，患者が痛みを許容できる範囲にするという発想で決まる。
- モルヒネは鎮痛効果のほかに，
  - 激しい咳嗽発作の治療
  - 激しい下痢症状や手術後の腸管ぜん動運動の抑制

  ……という適応もある。
- この適応こそ，モルヒネの副作用にあたる。モルヒネで注意すべき副作用は……
  - 呼吸抑制
  - 麻痺性イレウス
  - 悪心・嘔吐
- 呼吸抑制とは，橋・延髄の呼吸中枢でCO_2に対する感受性が低下することによる。この副作用はあまり生じないので，強調しないほうがいいような気もする。
- AMI患者の鎮痛治療に際して，まずモルヒネ中毒に至ることはない。もし，うっかりたくさん投与されモルヒネ中毒（昏睡，縮瞳，呼吸抑制）がみられたら，ナロキソン®（0.2 mg/アンプル）が著効するという。

▶ ナロキソン® 0.2 mgを静注，不十分なら数分後に0.2 mgを追加

半減期は 60 分で，モルヒネの 180 分より短い
□ 悪心・嘔吐は，モルヒネが投与されているかどうかにかかわらず出現する。通常はアトロピンで対処する。アトロピンを投与すれば，しばらく心拍数が上昇する。何かを得ようとすれば，何かを失う。
　▶ アトロピン硫酸塩® 1/2～1 アンプルを静注

索　引

（薬剤の商品名は一般名の項目に含む）

【トライアル／レジストリー】

ACCORD BP　231
ACTIVE-W　79
ADHERE Registry　148, 166
AF-CHF　73
AFFIRM　73, 123
ALARM-HF　166
ALLAY　282
ALLHAT　175, 229, 235, 278, 334
ALTITUDE　282
AMIOVIRT　324
ATLAS ACS 2-TIMI 51　4
ATMOSPHERE　175
ATTEND Registry　24, 145, 148, 151, 265, 371
AVID　120, 123, 324

BPLTTC　287

CAPE　278
CAPRIE　40
CAST　65, 314
CHF-STAT　122
CIBIS I　178, 269
CIBIS II　178
CIBIS III　178
CIRCUS　371
CLASSICS　366
COMMANDER HF　356
COMPASS　4, 354, 355
COPERNICUS　179
COSMOS　40
COURAGE　38

DAPT 1　8
DIG　255
DIG サブ解析　174, 255
DRS　44

ELITE II　185

EMIAT　322
EMPASIS-HF　340
EPHESUS　340
EPOCH　174, 176, 263
ESVEM　123
EUROPA　41
EVEREST　332

FAST-MI　366

GESICA　122, 325
GISSI-3　28, 294
GRACE　28

HF-ACTION　180
Hokusai-VTE　221
HOPE　41

IMPACT　121
IMPROV-FIT　40
INTERCEPT　44
IONA　298

J-BAF　95
J-CHF　181
J-Land　318
J-MELODIC　186
J-RHYTHM　349
J-WIND　265, 298
JACSS　28
JPAD　361
JPPP　361
JSAP　39

MASS II　38
MDC　269
MDPIT　182
MIRACLE　35
MOCHA　179, 269
MUCHA　181

ONTARGET 287

PACIFIC 3
PARADIGM-HF 189
PEACE 41
PEACEサブ解析 41
PICO 259
PRAISE 174, 182, 278
PRAISE II 174, 182, 278
PRASFIT-ACS 7
PRECISE 269
PRECISE-IVUS 40
PREVENT 278
PROGRESS 290
PROMISE 259

RACE II 97
RALES 187, 338
RE-ALIGN 353
RE-LY 351

SALT1 332
SALT2 332
SCD-HeFT 120, 122, 325
SHIFT 177
SPRINT 231
SWORD 123

TASS 365
TORIC 338

US Carvedilol HF 269
USCHFS 179

V-HeFT I 175, 294
V-HeFT II 294
VALIANT 26
VALUE 278

Xamoterol in Severe Heart Failure Study 259

【欧文索引】

ACE阻害薬/ARB/RAS抑制薬 3, 233, 283, 339
　——AMIとACS 25
　——安定(労作性)狭心症 41
　——おもな薬剤 288
　——急性心不全 149
　——降圧作用 286
　——高血圧 234
　——心筋保護作用 286
　——腎保護作用 287
　——大動脈解離 217
　——使い分け 287
　——副作用 288
　——併用 175
ADH(antidiuretic hormone) 331
AHCM(apical hypertrophic cardiomyopathy) 195
AMI(acute myocardial infarction) 3
APD(action potential duration) 71
ARVC(arrhythmogenic right ventricular cardiomyopathy) 190
ASD(atrial septal defect) 206
ASO(arteriosclerosis obliterans) 225
ATP製剤(アデホス® L) ix, 107
AVNRT(atrioventricular nodal reentrant tachycardia) 103, 111
AVRT(atrioventricular reciprocating tachycardia) 103

Bernoulliの法則 142
BNP 146
Brugada症候群 300
Buerger病 225

Ca^{2+}過負荷 122, 176, 270
Ca^{2+}感受性 49, 176, 262
Ca^{2+}トランジェント 253, 262
Ca^{2+}ハンドリング 172, 177
cardiac failure 134
CHADS2スコア 73, 78
CHA2DS2-VAScスコア 73, 78
CHDF(continuous hemodiafiltration) 161
CYP3A4 340

索引　375

DAPT(dual antiplatelet therapy)　8
DCM(dilated cardiomyopathy)　190
DcT(E波減速時間)　152
DOAC(direct oral anticoagulants)　347
Dukeの診断基準　201
Dダイマー　219

ECUM(extracorporeal ultrafiltration)　161
electrical storm　19

FKBP(FK506 binding protein)12.6　177
Forrester分類　134, 152
Framingham研究　178

H_2受容体拮抗薬　128, 360
hANP(human atrial natriuretic peptide)　xii, 24, 264
HAS-BLEDスコア　73
HCM(hypertrophic cardiomyopathy)　190
HFmrE(HF with mid-range EF)　141
HFpEF(heart failure with preserved EF)　137, 141
HFrEF(heart failure with reduced EF)　141, 173, 184
His束　56
HIT(heparin-induced thrombocytopenia)　343
HNCM(hypertrophic non-obstructive cardiomyopathy)　194
HOC(hypertrophic obstructive cardiomyopathy)　191

IABP(intra-aortic balloon pumping)　161
ICD　50, 324
IE(infectious endocarditis)　199

Killip分類　134

LDLコレステロール　40
LVAS(left ventricular assisting system)　161

Na^+チャネル遮断薬　90, 106, 311　→ I群抗不整脈薬も参照
narrow QRS tachycardia　103, 328
NO　297
Nohria分類　136
NPPV(noninvasive positive pressure ventilation)　133, 140, 145
NT-pro BNP　146

$P2Y_{12}$受容体　7, 362
PAF(paroxysmal AF)　73
PAI-1(plasminogen activator inhibitor 1)　30
PAT with block　257
PCPS(percutaneous cardiopulmonary support)　161
PDE(phosphodiesterase)　249
PDE-5阻害薬　11
PDEⅢ阻害薬　23, 147, 368
　——経口　260
　——静注　248
PT-INR　349
PTA(percutaneous transluminal angioplasty)　226
Purkinje線維　19, 127

QT延長　61, 82, 95, 111, 119, 312, 325
QT延長症候群(LQTS)
　——3型(LQT3)　308
　——後天性　127
　——先天性　316
Q波梗塞　44, 65, 314

RCM(restrictive cardiomyopathy)　190

SERCA2(sarcoendoplasmic reticulum Ca^{2+}-ATPase)　177
SIADH(バソプレシン分泌過剰症/抗利尿ホルモン分泌異常症候群)　331
Sicilian Gambit分類　299
Stanford分類　213
Starlingの法則　156
stressed volume　141
ST上昇　48
ST上昇型心筋梗塞(STEMI)　3, 29
Swan-Ganzカテーテル　134, 140

Ta 波　36
torsades de pointes　x, 127, 325
tPA　xiii, 221
triggered activity（撃発活動）　59, 125
TRPV4（transient receptor potential vanilloid 4）　136

unstressed volume　141

vascular failure　134
Vaughan-Williams 分類　299, 316
von Willebrand 因子（vWF）　359, 362
VSD（ventricular septal defect）　206
VT/VF　15, 19, 307, 322　→心室細動，心室頻拍も参照

warm shock　244
warning arrhythmia　14, 307
wide QRS tachycardia　113
　——アミオダロン　117
　——交感神経　119
　——ニフェカラント　118
　——慢性期の治療　120
WPW 症候群　77
　——顕性　90, 104, 110
　——不顕性　104, 111

【和文索引】

あ

アジルサルタン（アジルバ®）　283
アスピリン（バイアスピリン®, バファリン®）　3, 6, 358
アスピリン・ジレンマ　359
アゼルニジピン（カルブロック®）　279
アゾセミド（ダイアート®錠）　336
アデノシン　107
アデノシン感受性心室頻拍　126
アテノロール（テノーミン®）　102, 235, 267, 317
アデホス®　125
アドレナリン（ボスミン®）　xiii
アドレノメデュリン　171
アトロピン（硫酸アトロピン®）　x, 27
アナフィラキシー　xiii, 360
アピキサバン（エリキュース®）　352
アプリンジン（アスペノン®）　61, 83, 84, 111, 309
アミオダロン（アンカロン®）　3, 61, 84, 111, 167, 195, 320
　——AMI と ACS　17
　——経口　321
　——心室頻拍と wide QRS tachycardia　117
　——心不全　325
　——静注　x, 17, 323
　——投与中の甲状腺機能検査　323
アムロジピン（アムロジン®, ノルバスク®）　174, 233, 237, 277
アリスキレン（ラジレス®）　281
アルドステロン　289
アルドステロンエスケープ　285
アルドステロン拮抗薬（カリウム保持性利尿薬）　174, 187, 338
アルドステロンブレークスルー　285
α 遮断薬　175, 236
α 受容体　242, 269
アルブミン　26, 144, 161
アンジオテンシン受容体ネプリライシン阻害薬（ARNI/エンレスト®）　183, 189
アンチトロンビンⅢ（ATⅢ）　342
安定（労作性）狭心症　36, 230, 278, 360

索 引 377

異型狭心症　45, 279
イソプロテレノール/イソプレナリン（プロタノール®）　x, 52, 57, 169
イダルシズマブ（プリズバインド®）　351
一硝酸イソソルビド（アイトロール®）　11, 293
一酸化窒素（NO）　291
イトラコナゾール（イトリゾール®）　340
イバブラジン　178, 183
イミダプリル（タナトリル®）　283
イルベサルタン（アバプロ®，イルベタン®）　283
飲水制限　174, 332
陰性変時作用　44, 275, 328
陰性変力作用　63, 83, 106, 143, 275, 304, 311, 328

右室梗塞　24, 158
右心不全　24, 140
うっ血性心不全　136
右房圧　143, 159

エイコサペント酸エチル（エパデール®）　227
エスモロール　120
エゼチミブ（ゼチーア®）　40
エドキサバン（リクシアナ®錠）　352
エナラプリル（レニベース®）　234, 286
エプレレノン（セララ®）　338
エンカイニド　65
エンドセリン　171

オルプリノン（コアテック®）　xi, 164, 251
オルメサルタン（オルメテック®）　283

か
解離性大動脈瘤　xii
拡張型心筋症（DCM）　113, 122, 135, 142, 190
拡張障害　143, 250
下大静脈（IVC）径　143, 159
下大静脈フィルター　220

活性化全血凝固時間（ACT）　223, 342
活性化部分トロンボプラスチン時間（aPTT）　33, 220, 223, 342
活動電位持続時間（APD）　71, 118, 306, 320
カテーテルアブレーション　67, 75, 92, 121
カテコラミン　3, 21, 147, 171
　――静注　240
カテコラミン誘発性多形性心室頻拍（CPVT）　314, 316
カデュエット®配合錠　42
カプトプリル（カプトリル®）　26, 283
下壁心筋梗塞　5, 20
カリウムチャネル開口薬　296
カリウム保持性利尿薬　174, 187, 338
　→アルドステロン拮抗薬も参照
顆粒球減少症　364
カルシウム拮抗薬　40, 46, 174, 274
　――RAS抑制薬との併用　236
　――おもな薬剤　275
　――高血圧　232
　――不安定狭心症　34
　――分類と特徴　274
　――慢性心不全　182
　――慢性心房細動　98
　――Ⅳ群抗不整脈薬　327
カルベジロール（アーチスト®）　25, 35, 181, 267, 271, 316
カルペリチド（ハンプ®）　xii, 24, 147, 165, 264
間欠性跛行　226, 369
肝障害　7, 309, 322, 364
感染　27, 143
感染性心内膜炎（IE）　199
乾燥ヒト血液凝固第Ⅸ因子製剤　348
カンデサルタン（ブロプレス®）　283
冠動脈拡張　170, 292, 296
貫壁性梗塞　27
冠攣縮（スパズム）　43, 45, 229, 276

気管支喘息　19, 26, 70, 182, 269, 315, 360
器質的心疾患　76, 120
偽性心室頻拍　77, 90
気道閉塞　289
キニジン　84, 300

脚ブロック　53, 114
急性冠症候群（ACS）/急性心筋梗塞（AMI）　3, 29, 142, 198, 360, 370
急性心不全　11, 133, 248, 370
　──Forrester 分類　134
　──Forrester 分類＋佐々木の分類　152
　──HFrEF と HFpEF　141
　──cardiac failure と vascular failure　134
　──Nohria 分類　136
　──unstressed volume と stressed volume　141
　──クリニカルシナリオ　139
　──原因と増悪因子　142
　──ジギタリス　256
　──使用される薬剤　147
　──不整脈の合併　166
急性心膜炎　196
狭心症　296
　──安定（労作性）　36, 230, 278, 360
　──異型　45, 279
　──不安定（UA）　4, 12, 29
強心薬　163, 170, 192
　──急性心不全　147
　──経口　259
　──慢性心不全　176
胸痛　9, 46, 48, 212, 218
虚血性心筋症　142
虚血性心疾患　viii, 267, 358, 364

クリニカルシナリオ　139
クロピドグレル（プラビックス®）　3, 6, 39, 365
クロピドグレル抵抗性　366

経口強心薬　259
経口抗凝固薬　347
経食道心エコー　68
経皮的心肺補助（PCPS）　161
血管拡張薬　133, 147, 150, 192, 214
血管作動薬　170
血管収縮　23, 170, 284
血管内脱水　26, 143
血管内ボリューム　139, 143, 152, 159, 161
血小板凝集　359

血栓性血小板減少性紫斑病（TTP）　7, 364
血栓塞栓症　67, 73, 78
　──発作性心房細動（PAF）　87
　──予防　347
血栓溶解療法　30, 220
限外濾過（ECUM）　133, 161

降圧薬　229, 232
抗うつ薬　128
抗潰瘍薬　27
高カリウム血症　289, 339
高カルシウム血症　335
恒久型ペースメーカ　52, 56
抗凝固薬　175
　──経口　347
　──術前休薬期間と作用持続時間　363
抗凝固療法　88, 220
　──歯科治療　350
　──心房粗動（AFL）　68
　──発作性心房細動（PAF）　79
抗菌薬　27, 128, 203
高血圧　73, 142, 212, 228, 267, 276, 335
　──経口降圧薬の併用　232
　──治療　230
　──二次性　236
　──臨床背景と使いたい薬剤　228
高血圧緊急症　xii, 231
高血圧性心不全　135
抗血小板薬　31, 355, 358
　──AMI と ACS　6
　──アスピリン以外　362
　──作用経路　363
　──術前休薬期間と作用持続時間　363
抗血小板薬 2 剤併用療法（DAPT）　8, 365
抗血小板療法　39, 86
抗血栓療法　86, 355
抗コリン作用　303
甲状腺疾患　76, 142, 321
抗真菌薬　128, 349
拘束型心筋症（RCM）　190
高度/完全房室ブロック　55
高ナトリウム血症　157, 174, 331
高尿酸血症　337

抗ヒスタミン薬　128
抗不整脈薬　175
　──Ⅰ群薬　16, 71
　──Ⅰa群　82, 128, 131, 299
　──Ⅰb群　82, 131, 306
　──Ⅰc群　65, 72, 82, 109, 131, 311
　──Ⅱ群（β遮断薬）　316
　──Ⅲ群　83, 131, 320
　──Ⅳ群（カルシウム拮抗薬）　83, 327
　──発作性心房細動（PAF）　81
抗利尿ホルモン（ADH）　171, 331
抗リン脂質抗体症候群　218
高齢者　5, 16, 78, 141, 234, 254, 289, 309, 337, 352
呼吸抑制　9, 371
コレステロール吸収阻害薬　40
コンプラビン®　8

さ

サイアザイド系利尿薬　187, 234, 334
催不整脈作用　63, 84, 243, 301, 322, 330
佐々木の分類　152
左室拡張末期圧（LVEDP）　142
左室拡張末期容積（LVEDV）　142, 155, 158
左室（中隔下位）起源　114
左室肥大　229
左心耳血栓　88
左心補助装置（LVAS）　161
サルコイドーシス　55
サルポグレラート（アンプラーグ®）　227, 368

ジギタリス　84, 91, 167, 174, 252
　──急性心不全　256
　──心不全に有効か？　255
　──副作用　254
　──発作性心房細動　257
　──慢性心不全　256
　──慢性心房細動　98
　──レートコントロール　256
ジギタリス中毒　254, 257
シクロオキシゲナーゼ（COX）　364
ジゴキシン（ジゴキシン®，ジゴシン®）　x, 252
脂質異常症　40, 230
持続的血液濾過透析（CHDF）　25, 133, 161
ジソピラミド（リスモダン®）　ix, 61, 83, 109, 111, 192, 302
失神　219
ジピリダモール（ペルサンチン®）　107
シベンゾリン（シベノール®）　61, 83, 111, 192, 304
収縮期血圧　12, 21, 115, 140, 157, 170, 179, 214
消化器症状　254, 301, 307, 351
硝酸イソソルビド（ISDN：ニトロール®，フランドル®）　viii, 12, 33, 147, 293, 294
硝酸薬　xii, 3, 21, 40, 48, 175, 291
　──AMIとACS　10, 28
　──静注薬　294
　──舌下錠と吸入薬　293
　──耐性　292
　──長時間作用型経口薬　293
　──不安定狭心症（UA）　32
静注PDEⅢ阻害薬　248
静注カテコラミン　240
　──受容体への作用と生理作用　247
　──副作用　246
静脈拡張　10, 139, 170, 292
食塩摂取量　286
除細動　19, 117, 131, 324
女性　141, 218, 337
ショック　xiii, 213, 289, 343, 360
徐脈性不整脈　51
徐脈頻脈症候群　51, 76
ジルチアゼム（ヘルベッサー®）　viii, xii, 34, 47, 98, 111, 215, 233, 274, 329
シルデナフィル（バイアグラ®）　11
シルニジピン（アテレック®）　233, 279
シロスタゾール（プレタール®）　54, 227, 367
腎機能低下/腎不全　143, 156, 230, 235, 289, 311, 336, 351
心筋炎　142, 196
心筋梗塞　28, 286, 341, 361
　──Q波　44, 65, 314
　──ST上昇型（STEMI）　3, 29

――右室　24, 158
――下壁　5, 20
――貫壁性　27
――急性（AMI）　3, 5, 29, 142, 198, 370
――高位側壁　5
――陳旧性　28, 65, 113, 230, 314
――非 Q 波　44, 65
――非 ST 上昇型（NSTEMI）　3, 29
心筋症
　――拡張型（DCM）　113, 122, 142, 190
　――拘束型（RCM）　190
　――心尖部肥大型（AHCM）　195
　――肥大型（HCM）　142, 190, 320
　――非閉塞性肥大型（HNCM）　194
　――閉塞性肥大型（HOCM）　142, 191
心筋保護作用　286
心係数　134
心原性ショック　145, 160
人工弁　200, 353
心室期外収縮（PVC）　14, 59
　――DC 抵抗性　320
心室細動（VF）　129, 262　→VT/VF も参照
心室中隔欠損（VSD）　206
心室内伝導障害　114
心室頻拍（VT）　113, 129, 262　→VT/VF も参照
　――アデノシン感受性　126
　――アミオダロン　117
　――右脚ブロック＋左軸偏位　114, 124
　――カテコラミン誘発性多形性（CPVT）　314, 316
　――交感神経　119
　――左脚ブロック＋右軸偏位　114, 125
　――左室起源　123
　――ニフェカラント　118
　――瘢痕部関連リエントリー性　122
　――ベラパミル感受性　328
　――慢性期の治療　120
　――無脈性　320
　――流出路起源　113, 123, 125

心静止　129
心尖部肥大型心筋症（AHCM）　195
心臓突然死　4, 29, 50
心タンポナーデ　198, 213
心拍出量　21, 135, 148, 156, 169, 245
深部静脈血栓症　341, 347
心不全　xi, 229, 267, 336, 345
　――AMI と ACS　20
　――HFmrEF　141
　――HFpEF　137, 141
　――HFrEF　141, 173, 184
　――アミオダロン　325
　――右　24, 140
　――うっ血性　136
　――急性　11, 133, 248, 370
　――高血圧性　135
　――慢性　171, 248
心房期外収縮（PAC）　59
心房細動（AF）　52, 67, 114, 129, 141, 207, 229, 303, 311, 318, 320, 350, 361
　――永続性　75
　――抗凝固療法　355
　――持続性　75
　――長期持続性　75
　――非弁膜性　208, 354
　――発作性　75
　――慢性　75, 97
　――レートコントロール　328
心房性ナトリウム利尿ペプチド（ANP）　171, 265
心房粗動（AFL）　66, 114, 129, 318
　――急性期治療　69
　――予防的治療　71
　――レートコントロール　256, 328
心房中隔欠損（ASD）　206
心房内リエントリー性頻拍（IART）　103
心房頻拍（AT）　114, 129
腎保護効果　156, 233, 279, 287

睡眠時無呼吸症候群　143, 184
スタチン　40, 49
　――AMI と ACS　25
　――不安定狭心症（UA）　35
ステント血栓症　8
スピロノラクトン（アルダクトン®）　338

索引 381

精神安定剤　61,62
赤色血栓　4,30
セロトニン受容体(5-HT$_{2A}$)拮抗薬　368
全身性うっ血　136
全身性エリテマトーデス(SLE)　301
前壁(中隔)梗塞　5
せん妄　16,306
前立腺肥大症　230

早期後脱分極　128
僧帽弁狭窄症　76,207
僧帽弁閉鎖不全症　76,209
ソタロール(ソタコール®)　61,111,123,326

た

対側性変化　5
耐糖能異常　335
大動脈解離　212
大動脈内バルーンパンピング(IABP)　161
大動脈弁狭窄症　76,210
大動脈弁閉鎖不全　76,211
タダラフィル(ザルティア®)　11
脱水　25
ダビガトラン(プラザキサ®)　350

チエノピリジン系　7,39,364
遅延後脱分極　122,270
チオペンタール(ラボナール®)　xiii
チクロピジン(パナルジン®)　364
中心静脈圧　143
直接経口抗凝固薬(DOAC)　4,74,221,347
　——人工弁　353
　——選択　354
　——発作性心房細動(PAF)　86
直接トロンビン阻害薬　350
陳旧性心筋梗塞　28,65,113,230,314
鎮痛　370

低アルブミン血症　143,144
低カリウム血症　17,119,254,335
低カルシウム血症　336
低血圧　160,166,289

低血糖　303
低分子ヘパリン(フラグミン®)　221,346
低マグネシウム血症　254,335
デノパミン(カルグート®)　261
Ｘa因子　346
Ｘa阻害薬　352
電気収縮解離　129
電気的除細動/カルディオバージョン　88,129,167

動悸感　69,89,98,219
洞徐脈　51,328
洞調律化　67,87
洞停止　51
糖尿病　5,41,226,230,272,361
洞頻脈　229
洞不全症候群　51
洞房ブロック　51
洞房リエントリー性頻拍(SART)　103
動脈拡張　23,148,170,292
動脈収縮　170
ドカルパミン(タナドーパ®)　261
特発性心室頻拍　113
ドパミン(イノバン®)　xi,21,147,240,245
ドブタミン(ドブトレックス®)　xi,21,147,240,245
トラセミド(ルプラック®)　336
トリクロルメチアジド(フルイトラン®)　187,334
トルバプタン(サムスカ®)　148,331
トロポニンＣ　263
トロポニンＴ　6,31,197
トロンビン阻害薬(アルガトロバン®)　344
トロンボキサンA$_2$(TXA$_2$)　364

な

内因性交感神経刺激作用(ISA)　179,269
内皮由来血管弛緩因子(EDRF)　45,292
ナトリウム利尿薬　334
ナドロール(ナディック®)　317

ニカルジピン(ペルジピン®)　xii, 214, 232, 278
ニコランジル(シグマート®)　viii, 33, 42, 48, 147, 296
二束ブロック　53, 56
ニトログリセリン(ニトロペン®, ミリスロール®, ミオコールスプレー®)　viii, xii, 6, 32, 147, 157, 293, 294
　　——AMIとACS　11
　　——大動脈解離　215
ニフェカラント(シンビット®)　ix, 17, 72, 118, 324
ニフェジピン(アダラート®)　47, 182, 233, 276
尿量　157

ネシリチド　166, 265
ネフローゼ症候群　336

脳血管障害/脳卒中　230, 361
脳梗塞　68, 74, 79, 351
脳性ナトリウム利尿ペプチド(BNP)　171
ノルアドレナリン(ノルアドレナリン®)　xi, 22, 147, 240, 244

は

肺うっ血　10, 24, 135, 144, 155, 174, 207, 244, 249
敗血症性ショック　244
肺血栓塞栓症/肺塞栓症　xiii, 143, 218, 341, 354
　　——tPA　221
　　——ヘパリン　220, 345
肺高血圧　250
肺水腫　145, 371
肺動脈拡張　170, 249
肺動脈楔入圧(PCWP)　134, 142
白色血栓　4, 30
播種性血管内凝固(DIC)　341
バソプレシンV_2受容体拮抗薬　148, 174, 331　→トルバプタンも参照
バルサルタン(ディオバン®)　26, 183, 283

非Q波梗塞　44, 65
非ST上昇型心筋梗塞(NSTEMI)　3, 29
非侵襲的陽圧呼吸(NPPV)　145
非ステロイド系消炎鎮痛薬(NSAIDs)　143, 197, 339, 358
ビソプロロール(メインテート®, ビソノテープ®)　26, 35, 100, 111, 181, 267, 317, 319
肥大型心筋症(HCM)　142, 190, 320
　　——閉塞性(HOCM)　142, 191
　　——非閉塞性(HNCM)　194
ビタミンK拮抗薬　347
ヒドロコルチゾン(水溶性ハイドロコートン®)　xiii
非弁膜症性心房細動　354
ピモベンダン(アカルディ®)　262
ピルシカイニド(サンリズム®)　61, 83, 91, 111, 192, 312
ピルメノール(ピメノール®)　61, 84, 111, 305
貧血　143
頻脈性不整脈　166, 301, 318

不安定狭心症(UA)　4, 12, 29
　　——ヘパリン　345
フィブリン　31
フォンダパリヌクス(アリクストラ®)　221
副交感神経　76
副伝導路　77, 103, 108, 114
浮腫　335
　　——血管　289
　　——全身性　155, 174, 184
　　——肺胞性　145
不整脈　ix, 142, 254, 267
　　——AMIとACS　14
　　——急性心不全　166
不整脈原性右室心筋症(ARVC)　121, 190
ブプレノルフィン(レペタン®)　viii, 10
ブメタニド(ルネトロン®錠)　336
プラーク破綻　4
ブラジキニン　283
プラスグレル(エフィエント®)　3, 6, 39, 366
プラスミノーゲン活性化因子インヒビター1(PAI-1)　30

索 引 383

フレカイニド（タンボコール®） 53, 61, 65, 83, 90, 313
プロカインアミド（アミサリン®） ix, 61, 83, 108, 111, 301
フロセミド（ラシックス®） xii, 25, 157, 336 →ループ利尿薬も参照
プロタミン硫酸塩 341
プロトンポンプ阻害薬（PPI） 360, 366
プロパフェノン（プロノン®） 61, 84, 111, 315
プロプラノロール（インデラル®） xii, 70, 192, 216, 267, 317
プロポフォール（ディプリバン®） xiii

ベアメタルステント（BMS） 8
閉塞性血栓血管炎（TAO） 225
閉塞性動脈硬化症（ASO） 225, 272, 364
閉塞性肥大型心筋症（HOCM） 142, 191
ペースメーカ 50, 94
β遮断薬 3, 19, 41, 48, 61, 62, 70, 84, 119, 267
　——AMIとACS 25
　——Ca^{2+}リーク 270
　——おもな薬剤と特徴 268
　——急性心不全 149
　——効果の持続時間 270
　——高血圧 235
　——脂溶性/水溶性 235, 270
　——選択 271
　——大動脈解離 217
　——特徴づける要素 268
　——Ⅱ群抗不整脈薬 316
　——不安定狭心症（UA） 34
　——副作用 269
　——発作性心房細動（PAF） 85
　——慢性心不全 176
　——慢性心房細動 98
　——離脱症候群 272
β受容体
　——$β_1$ 23, 169, 242, 249, 260, 269, 316
　——$β_2$ 49, 169, 243, 269
ベナゼプリル 237
ベニジピン（コニール®） 48, 233, 279

ヘパリン ix, xiii, 6, 31, 341
　——AMIとACS 13
　——作用機序 342
　——出血 343
　——治療中の凝固能の評価 342
　——肺血栓塞栓症 220, 345
　——不安定狭心症 33, 345
ヘパリン起因性血小板減少症（HIT） 343
ベプリジル（ベプリコール®） 61, 62, 84, 95, 111, 128, 274, 329
ベラパミル（ワソラン®） ix, 61, 69, 84, 91, 98, 105, 192, 274, 327
ベラパミル感受性VT 127, 328
ベラプロスト（ドルナー®） 227
ペリンドプリル（コバシル®） 290
変行伝導 114
弁膜症 142, 200, 206

房室回帰性頻拍（AVRT） 103
房室結節伝導 98, 105
房室結節二重伝導路 103
房室結節リエントリー性頻拍（AVNRT） 103
房室ブロック 20, 52, 55, 328
ホスホジエステラーゼ（PDE） 23, 249
発作性上室頻拍（PSVT） 103, 114, 314, 328
　——メカニズム不明 111
　——予防 109
発作性心房細動（PAF） 53, 73, 89, 314
　——抗血栓療法 86
　——抗不整脈薬 81
　——ジギタリス 257
　——洞調律化と血栓塞栓症 87
　——β遮断薬の併用 85
　——ワルファリンと直接経口抗凝固薬（DOAC） 86
発作性房室ブロック 57

ま

マグネゾール 128
麻酔 xiii, 119, 131
末梢血管収縮 244

末梢循環　135, 153
麻痺性イレウス　9, 371
マルチチャネル遮断薬　320, 330
慢性心不全　171, 248
　　──ACE 阻害薬/ARB　175
　　──カルシウム拮抗薬　182
　　──強心薬　176
　　──ジギタリス　256
　　──β 遮断薬　176
　　──薬物治療　173
慢性心房細動　75, 97
　　──治療薬の選択　98
　　──併用療法　99
　　──レートコントロール　97, 256

水利尿薬　331
ミダゾラム(ドルミカム®)　xiii
未分画ヘパリン　13
ミルリノン(ミルリーラ®)　xi, 147, 164, 250

無顆粒球症　7, 260
ムスカリン受容体　303

迷走神経　20, 27, 57, 76, 303
メキシレチン(メキシチール®)　19, 62, 83, 307
メトクロプラミド(プリンペラン®)　27
メトプロロール(セロケン®)　267, 271

モルヒネ(塩酸モルヒネ®)　viii, 3, 9, 27, 148, 370
モンテプラーゼ(クリアクター®)　xiii, 221

や

薬剤性心筋障害　142

薬剤溶出ステント(DES)　8

融合収縮　114
輸液　138, 152, 160

ら・わ

ランジオロール(オノアクト®)　x, 19, 70, 120, 167, 216, 267, 318

リアノジン受容体(RYR)　172, 177, 270, 314
リエントリー　66, 71, 74, 103, 113, 127
リズムコントロール　73, 81
リドカイン(キシロカイン®)　ix, 3, 15, 83, 116, 306
利尿薬　133, 163, 192
　　──AMI と ACS　24
　　──カリウム保持性　174, 187, 338
　　──急性心不全　147
　　──サイアザイド系　187, 234, 334
　　──水　331
　　──ループ　174, 235, 332, 336
リバーロキサバン(イグザレルト®)　4, 352
硫酸マグネシウム(マグネゾール®)　x
流出路起源心室頻拍　113, 123, 125

レートコントロール　69, 73, 97, 210, 252, 256, 328
レニン-アンジオテンシン系(RAS)　171
レニン阻害薬　175, 281

ロサルタン(ニューロタン®)　283

ワルファリン(ワーファリン®)　74, 86, 347, 353

＜著者略歴＞
村川 裕二　帝京大学医学部附属溝口病院第4内科 教授
1981年　東京大学医学部医学科卒業
1983年　東京大学第2内科入局
1987年　医学博士
　　　　Johns Hopkins 大学 Department of Biomedical Engineering
1989年　関東中央病院内科
1991年　東京大学第2内科/循環器内科 助手
2003年　帝京大学医学部附属溝口病院第4内科 助教授
2004年より現職

・著書・訳書として，『ECG ケースファイル』(共著)，『不整脈治療薬ファイル』第2版(単著)，『循環器病態学ファイル』第2版(共著)，『サブウェイ循環器病ファイル』(編)，『エクスプレス循環器病ファイル』(編)，『ECG ブック』第3版(共訳)(いずれも MEDSi 刊)。

循環器治療薬ファイル
薬物治療のセンスを身につける　第3版　定価：本体7,000円+税

2002年 1 月30日発行　第1版第1刷
2012年 3 月 8 日発行　第2版第1刷
2019年 3 月13日発行　第3版第1刷 ©
2021年 7 月23日発行　第3版第2刷

著　者　村川裕二
　　　　むらかわゆうじ

発行者　株式会社 メディカル・サイエンス・インターナショナル
　　　　代表取締役　金子 浩平
　　　　東京都文京区本郷1-28-36
　　　　郵便番号113-0033　電話(03)5804-6050

印刷：三報社印刷/表紙装丁：トライアンス

ISBN 978-4-8157-0151-2　C3047

本書の複製権・翻訳権・上映権・譲渡権・貸与権・公衆送信権(送信可能化権を含む)は(株)メディカル・サイエンス・インターナショナルが保有します。
本書を無断で複製する行為(複写、スキャン、デジタルデータ化など)は、「私的使用のための複製」など著作権法上の限られた例外を除き禁じられています。大学、病院、診療所、企業などにおいて、業務上使用する目的(診療、研究活動を含む)で上記の行為を行うことは、その使用範囲が内部的であっても、私的使用には該当せず、違法です。また私的使用に該当する場合であっても、代行業者等の第三者に依頼して上記の行為を行うことは違法となります。

JCOPY 〈出版者著作権管理機構 委託出版物〉
本書の無断複写は著作権法上での例外を除き禁じられています。
複写される場合は、そのつど事前に、出版者著作権管理機構(電話 03-5244-5088, FAX 03-5244-5089, info@jcopy.or.jp)の許諾を得てください。